DR. CLAUDIA ELLERT

LONG COVID

WEGE ZU NEUER STÄRKE

Mit Texten von Janette Schroeder und
unter Mitarbeit von Susanne Wirtz

INHALT

VORWORT

Liebe Leserin, lieber Leser,

Long Covid ist kein Spaziergang. Das Krankheitsbild kann sich in mehr als 200 Symptomen zeigen und ist in der Medizin noch wenig bekannt. Allerdings lernen wir alle – ob Mediziner, Therapeuten oder Betroffene – jeden Tag dazu und entdecken neue Wege im Umgang mit den Folgen einer Coronainfektion und ihrer Bewältigung. Diese Wege möchte ich Ihnen vorstellen.

Mein Leben vor Covid bestand aus Acht- bis Zehn-Stunden-Tagen in der Klinik, Rufdienst an jedem dritten Tag, Bereitschaftsdiensten an den Wochenenden, sportlichem Ausgleich auf dem Rennrad und dem Wunsch, Mann und Kindern gerecht zu werden, ohne meine sozialen Kontakte zu vernachlässigen. Langeweile sieht anders aus. Platz für Selbstfürsorge? Nur beim Sport. Ein Rädchen im Mahlwerk unserer Leistungsgesellschaft. Persönliche Identifikation über »höher, schneller, weiter« und darüber, Menschen zu helfen, tagtäglich für sie da zu sein.

Dann, an einem Freitag, dem 13., stehen mit einem fünf Millimeter langen roten Strich von einem Augenblick zum anderen alle Uhren still. Das Leben findet urplötzlich außerhalb meiner Realität statt. Anfangs war ich darauf fokussiert, an diesem Leben festzuhalten: Homeoffice und der Versuch, meine Arbeit wieder aufzunehmen. Spätestens während der Reha die Erkenntnis, dass die bisherige Normalität einer neuen Realität weichen muss. Aber zugleich der Gedanke: Vielleicht ist es ja nicht das Schlechteste, Altgewohntes gegen Neues zu tauschen? Könnte ja auch eine Chance sein.

Die folgenden Monate sind davon geprägt, neue Perspektiven zu entwickeln: Gespräche suchen, Informationen sammeln, mit meiner Geschichte an die Öffentlichkeit gehen und meine Glaubwürdigkeit als Ärztin nutzen, um Aufmerksamkeit für das Thema Long Covid zu erzeugen. So habe ich ein ambulantes Angebot für Long-Covid-Betroffene initiiert und bin mit der Betroffeneninitiative »Long Covid Deutschland« politisch aktiv geworden – immer meinen Idealen folgend, Patienten auf Augenhöhe zu begegnen, gemeinsam mit ihnen Lösungen zu erarbeiten, sie zu befähigen, ihre Erkrankung zu verstehen, und pragmatische Wege zu finden, mit ihr umzugehen. Ich bin sicherlich längst nicht am Ende dieser Reise angekommen. Es erfordert immer wieder Mut und Vertrauen in mich selbst, gewohnte Strukturen zu verlassen und andere Wege zu beschreiten. So sehe ich »Wege zu neuer Stärke«, den Untertitel meines Buchs, als Ermutigung, ein neues, vielleicht ganz anderes Leben anzunehmen.

Ich bin mir im Klaren darüber, dass die Möglichkeiten, Neues zu entwickeln, von dem Ausmaß der krankheitsbedingten Einschränkungen abhängen. Für schwer Betroffene, die ans Haus oder Bett gefesselt sind, geht es oft ums pure Überleben. Sie müssen ihre Energie für grundlegende Tätigkeiten wie Kochen, Zähneputzen oder Duschen aufsparen. So sind meine Geschichte und die Geschichten anderer Betroffener nur als das zu verstehen, was sie sind: ganz persönliche Erfahrungen. Sie stellen naturgemäß einen begrenzten, nicht allgemeingültigen Ausschnitt des Lebens mit Long Covid dar. Nichtsdestotrotz hoffe ich, durch sie vielen Menschen mit Long Covid Motivation und Hoffnung geben zu können.

Warum alles, was mir nach diesem Freitag, dem 13., passiert ist, nichts mit Aberglauben zu tun hat, sondern auf wissenschaftlich zu erklärenden Mechanismen beruht, möchte ich in diesem Buch aufzeigen. Kommen Sie mit mir auf eine Reise, die Long Covid in all seinen Facetten verständlich macht. Dieses Buch will Sie dazu befähigen, Ihre eigenen Beschwerden – oder auch die naher Angehöriger oder Freunde – zu verstehen. Ich möchte Ihnen helfen, die häufigsten Symptome richtig einzuordnen, indem ich die Krankheitsmechanismen erläutere, die Long Covid zugrunde liegen. Ich möchte Sie in die Lage versetzen, Ihre Symptome beschreiben zu können, damit Sie die Behandlung finden, die Sie brauchen. Ich werde dabei von meinen eigenen Erfahrungen berichten, aber auch Erkenntnisse einfließen lassen, die ich in der Betreuung von Menschen, die von Long Covid betroffen sind, gesammelt habe. Darüber hinaus stelle ich Ihnen Therapieansätze vor, die bei den unterschiedlichsten Symptomen Entlastung, Linderung und im allerbesten Fall Heilung bringen können. Schauen Sie sich bitte unbedingt die Seiten über Belastungsintoleranz und Pacing an. Das sind die zentralen Themen, wenn es um den Umgang mit Long Covid geht.

Ich wünsche Ihnen alles Gute auf Ihrem Weg!
Ihre

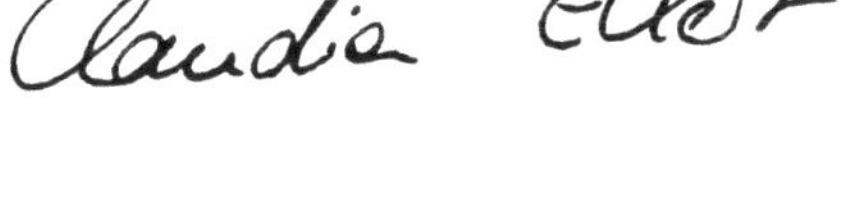

1

WAS IST LONG COVID?

Nach einer Infektion mit dem SARS-CoV-2-Virus kommt es zu Covid-19, einer Erkrankung, die bei Weitem nicht nur die Atemwege betrifft, sondern den ganzen Organismus. Einige der Erkrankten entwickeln im Anschluss Long Covid. Der beste Schutz gegen diese Krankheiten sind Aufklärung und Prävention.

LONG COVID

Die neue, rätselhafte Krankheit

Sie hatten sich mit dem Coronavirus infiziert und kommen seither nicht mehr richtig auf die Beine? Sie leiden inzwischen unter zahlreichen Beschwerden, finden keine rechte Hilfe und fühlen sich darüber hinaus nicht richtig ernst genommen? Je mehr Sie über Long Covid, über Ihre Symptome und die Behandlungsmöglichkeiten wissen, desto besser werden Sie mit Ihrer Situation umzugehen lernen, wie die Autorin dieses Buchs, Frau Dr. Claudia Ellert, im Interview erklärt. Sie ist selbst von Long Covid betroffen und will über dieses komplexe Krankheitsbild aufklären.

Warum sind Sie Expertin für Long Covid geworden?

Claudia Ellert: Als Ärztin finde ich die Beschäftigung mit dem Thema Long Covid extrem spannend. Ich möchte die Folgen einer Covid-19-Erkrankung verstehen, Krankheitsmechanismen nachvollziehen und somit Betroffenen helfen können. Allerdings verbindet mich neben aller medizinischer Expertise auch eine höchst persönliche Erfahrung mit dem Thema, denn ich selbst leide heute noch an Symptomen von Long Covid – nach einer milden Covid-19-Erkrankung im November 2020, die mehr oder weniger einem zweiwöchigen grippalen Infekt glich.

Wie äußert sich Long Covid bei Ihnen?

Ich fühle mich schneller und übermäßig erschöpft und bin geistigen und körperlichen Belastungen generell nicht mehr so gewachsen wie vor der Erkrankung. Ich bin also deutlich von meinen früheren körperlichen und kognitiven Leistungsgrenzen entfernt. Was letztlich dazu führte, dass ich bis heute als Chirurgin nur eingeschränkt arbeitsfähig bin. Ich sehe meine Long-Covid-Erkrankung als lebensverändernde Situation, weil vieles von dem, worüber ich mich definierte, weggebrochen ist. Ich erlebe tiefe Einschnitte in meiner beruflichen Laufbahn, aber auch in meinem Privatleben. Dazu gehört in meinem Fall, dass ich alle sportlichen Aktivitäten ruhen lassen muss,

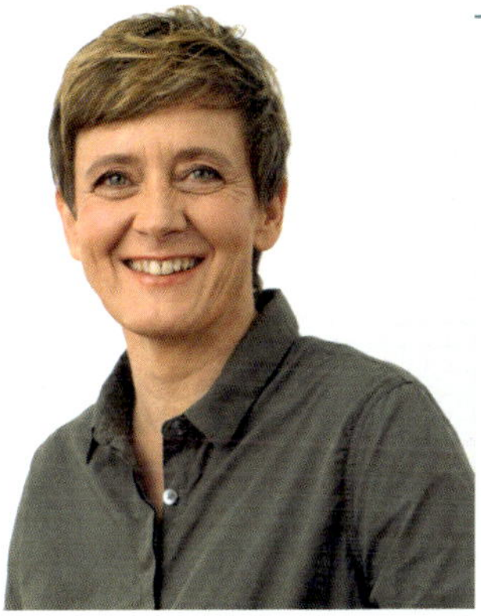

mit denen ich bisher meine Freizeit gefüllt und in denen ich Ausgleich gefunden habe. Das macht auch was mit dem eigenen Selbstverständnis.

Wann haben Sie bemerkt: Jetzt ist alles anders?

Es gab keine Stunde null. Das ist meist ein schleichender Prozess, bis man die Realität so wahrnimmt und akzeptiert, wie sie ist. Zumal ein milder oder auch beschwerdefreier Covid-19-Verlauf häufig dazu verführt, die Sache gedanklich schnell abzuhaken. Langfristige Beschwerden müssen nicht von Beginn an bestehen. Sie können sich auch innerhalb von Wochen und Monaten herausbilden. Manche Symptome sind bereits mit der Akuterkrankung vorhanden, andere entwickeln sich später – teilweise erst nach einer Phase ohne jegliche Beschwerden.

Wie sind Sie damit umgegangen?

Nachdem ich eine stationäre Rehabilitationsmaßnahme in Anspruch genommen hatte und merkte, dass eine zügige Rückkehr in den gewohnten beruflichen Alltag nicht möglich war, bin ich relativ schnell aktiv geworden – also im Rahmen meiner Möglichkeiten. Ich war noch nie jemand, der es sich gern auf der Couch bequem macht, selbst wenn ich es heute öfter tue – oder tun muss – als früher. Sobald ich dazu in der Lage war, habe ich an der Klinik, an der ich als Oberärztin tätig bin, ein regionales Betreuungsangebot für Long-Covid-Patienten ins Leben gerufen, mit überwältigendem Erfolg. Wir haben inzwischen lange Wartelisten. Die Nachfrage ist enorm. Das Ganze ist eingebunden in ein regionales Netzwerk aus niedergelassenen Ärzten und Therapeuten. Außerdem bin ich maßgeblich bei »Long COVID Deutschland«

aktiv, der einzigen Betroffeneninitiative in Deutschland, die auch politische Entscheidungsträger berät, wie zum Beispiel das Gesundheitsministerium. Sie sehen also, alles ist anders als vorher – aber mir ist definitiv nicht langweilig. Im Gegenteil: Es gibt viel zu tun! Long Covid hat mich quasi zu einer ungeplanten biografischen Wende gezwungen.

Warum gehen Sie mit dem Thema Long Covid an die Öffentlichkeit?

Als Ärztin und betroffene Long-Covid-Patientin habe ich den Vorteil, dass ich die Gegebenheiten und Probleme aus beiden Perspektiven kenne. Außerdem kann ich die Symptome und Krankheitsmechanismen so beschreiben und einordnen, dass sie sowohl für Mediziner als auch für medizinische Laien nachvollziehbar sind. Heute bin ich in universitäre Projekte eingebunden, die Versorgungskonzepte für Long-Covid-Patienten entwickeln. Das ist sehr wichtig. Hier kann ich meine Erfahrungen als Betroffene bestens mit meiner Expertise aus der Gefäßmedizin verbinden. Außerdem habe ich als Ärztin, die Long Covid selbst erlebt, eine ganz besondere Glaubwürdigkeit, was das Thema betrifft – und die nutze ich, damit die Menschen, die an Long Covid erkrankt sind, nicht in Vergessenheit geraten!

Wie viele Menschen haben Post oder Long Covid?

In Anlehnung an die Zahlen der Weltgesundheitsorganisation WHO müssen wir davon ausgehen, dass etwa zehn Prozent der Menschen, die eine Covid-19-Erkrankung hatten, Post oder Long Covid bekommen. Für Deutschland selbst gibt es keine eigenen Zahlen, sodass wir auf Werte aus anderen Ländern zurückgreifen müssen. Nationale und internationale epidemiologische Studien berichten über lang anhaltende Beschwerden bei 20 bis 40 Prozent der von Covid-19 Betroffenen. Doch diese Zahlen sind schwer übertragbar und zudem Schwankungen durch den Impfstatus einer Bevölkerung und Virusvarianten unterworfen. Die Impfung zum Beispiel senkt das Risiko für Long Covid statistisch – leider jedoch nicht im erhofften Ausmaß. Manche Menschen entwickeln nach einer Impfung Beschwerden, die denen von Long Covid sehr ähnlich sind. Das Phänomen wird mittlerweile als Post-Vac-Syndrom bezeichnet. Das größte Problem sehe ich in der anhaltenden Einschränkung vieler Patienten, die noch im erwerbstätigen Alter sind. Studien legen nahe, dass sich viele von ihnen nicht ausreichend erholen und auch nach zwölf Monaten noch in ihrer Arbeitsfähigkeit eingeschränkt sind. Wenn man sich mit den Beschwerden gerade dieser Patienten näher befasst, zeigen sich

Überschneidungen mit dem Krankheitsbild Myalgische Enzephalomyelitis/ Chronisches Fatigue-Syndrom, kurz ME/CFS. Long Covid ist eine immense Belastung für den Einzelnen, aber auch für unser Sozialsystem und für den ohnehin gebeutelten Arbeitsmarkt. Hinzu kommt, dass überproportional viele Betroffene in Gesundheits- und Lehrberufen tätig sind. Das macht die Lage in Krankenhäusern, Arztpraxen und Schulen nicht besser.

Was haben Long Covid und ME/CFS miteinander zu tun?

Sie können sich Long Covid als Oberbegriff für alle Beschwerden vorstellen, die nach einer Covid-19-Erkrankung auftreten können. Eine der Folgeerkrankungen ist, wie bereits erwähnt, ME/CFS, ein chronisches Krankheitsbild, das wir bereits als Folge anderer Infektionserkrankungen kennen. Es geht mit einer mitunter ausgesprochen schlechten Lebensqualität einher. Ein Teil der von Long Covid Betroffenen erfüllt die Diagnosekriterien für ME/CFS. Wie groß der Anteil ist, kann aktuell nur schwer beziffert werden. Schätzungen gehen davon aus, dass es etwa zehn bis 20 Prozent der Long-Covid-Patienten sind. Was auffällt, wenn man sich den Verlauf über zwölf Monate anschaut, ist der hohe Anteil derer, die sich nach Covid-19 nicht erholen. Dabei handelt es sich überwiegend um junge Menschen, die chronisch krank sind und mit relevanten Einschränkungen im Alltäglichen zurechtkommen müssen. Kennzeichnend für ME/CFS ist die Belastungsintoleranz, auf die ich im Buch ausführlich eingehen werde *(siehe Seite 98–103)*. Sie ist als zentrales Symptom in der Überschneidung von Long Covid zu ME/CFS zu betrachten.

Bekommen Long-Covid-Patienten die Hilfe, die sie brauchen?

Bedauerlicherweise ist unser Gesundheitssystem bisher wenig bis gar nicht auf diese Fälle eingestellt. Das liegt an der fehlenden Expertise zu postviralen Krankheitsbildern. Das heißt: Uns fehlen wissenschaftliche Langzeitstudien, praktische Erfahrungen und allgemein anerkannte Behandlungskonzepte und Therapieformen. Und es liegt daran, dass die Diagnose und Behandlung von Long-Covid-Patienten sehr zeit- und damit auch kostenaufwendig ist, weil sie viele Symptome zeigen können und häufig mehrere Organe gleichzeitig betroffen sind. Im Augenblick agiert unser Gesundheitssystem an der Grenze der Belast- und Machbarkeit. Deshalb fehlt es an Zeit, Geld und Personal, um sich einem vermeintlich neuen Krankheitsbild zu widmen. Ein Kreislauf mit fatalen Folgen.

Wie erleben Sie Ihre Behandlung – und welche Forderungen leiten Sie daraus ab?

Ich halte die Erfahrungen, die ich persönlich mache, nicht für repräsentativ. Ich habe da sicherlich einen Kollegenbonus und kann mir aussuchen, bei wem ich mich in Behandlung begebe. Ich weiß aber, dass das größte Problem der Betroffenen ist, dass sie mit ihren Beschwerden oft nicht ernst genommen werden.

Absolut wichtig ist daher erstens, dass Long Covid als Erkrankung Aufmerksamkeit bekommt und bekannt wird. Menschen, die eine Covid-19-Erkrankung erleben, müssen darüber informiert sein, welche Folgen die Erkrankung haben kann. Niedergelassenen Ärzten muss in Form von Leitlinien, Diagnose- und Therapiestandards die Behandlung der Vielzahl der Patienten so einfach wie möglich gemacht werden. Dazu braucht es einerseits für Betroffene und andererseits für Behandler Aufklärung zu einem Krankheitsbild, zu dem keine flächendeckende Expertise besteht. Deshalb: Je mehr Öffentlichkeit das Thema bekommt, desto besser.

Aktuell stoßen viele Betroffene noch auf Unverständnis und müssen sich häufig für Einschränkungen rechtfertigen, die sie ohnehin täglich an ihre Grenzen bringen.

Welche Schritte empfehlen Sie Betroffenen?

Allen, die vermuten, von Long Covid betroffen zu sein, rate ich zunächst, ihre Hausärztin oder ihren Hausarzt aufzusuchen. Sie werden idealerweise die notwendigen Untersuchungen und Therapien veranlassen. Darüber hinaus ist Wissen von Vorteil: Je mehr die Patienten über Long Covid wissen, je besser sie informiert sind, desto fruchtbarer ist die Kommunikation mit den Menschen, die ihnen helfen können. Selbsthilfegruppen wie »Long COVID Deutschland« leisten hier sehr gute Aufklärungsarbeit und können den Betroffenen das Gefühl geben, nicht allein zu sein und vor allem, sich das alles nicht nur einzubilden. Und natürlich kann ich jedem die Lektüre dieses Buchs empfehlen, das einen klar verständlichen Überblick über die vielfältigen Erscheinungsformen von Long Covid bietet und erfolgversprechende Therapieansätze vorstellt.

Je mehr die Betroffenen wissen, umso zielführender ihre Behandlung?

Ja, weil die Symptome für Menschen, die nicht betroffen sind, nur sehr schwer zu verstehen und nachzuvollziehen sind – das gilt auch für Mediziner.

Je genauer die Betroffenen ihre Symptome und Beschwerden beschreiben können, desto besser werden sie verstanden – und desto passgenauer werden die verordneten Therapien ausfallen. Für alle Betroffenen gilt außerdem: Wenn sie wissen, was sie brauchen und welche Hilfen es gibt, können sie diese gezielt aufsuchen und in Anspruch nehmen.

Was möchten Sie mit diesem Buch erreichen?

Ich möchte die Wissenslücken füllen, die durch die fehlende Expertise aufseiten von Ärzten und Therapeuten bestehen. Ich möchte den von Long Covid betroffenen Menschen eine echte Möglichkeit eröffnen, sich in den verständlichen Schilderungen wiederzufinden, um sie so zu befähigen, ihre Beschwerden zu verstehen, einzuordnen und konkret wiederzugeben. Es wird gern behauptet, Long Covid sei diffus und nicht objektivierbar. Doch so ist es nicht! Ich skizziere in diesem Buch die Beschwerdebilder so eindeutig, dass eine Ärztin oder ein Arzt sie nicht vom Tisch wischen kann. In diesem Sinne kann das Buch auch Ärzten und Therapeuten als Basis zum besseren Verständnis der Erkrankung dienen und ihnen die tagtäglichen Einschränkungen aufzeigen, mit denen die Betroffenen zu kämpfen haben. Ich möchte Wege aufzeigen, wie Symptomverschlechterungen bei Menschen, die von Long Covid betroffen sind, effektiv vermieden werden können.

Und nicht zuletzt möchte ich – anhand meiner eigenen Geschichte – zeigen, wie ich es geschafft habe, auch mit Long Covid ein erfülltes Leben zu führen.

Welche Therapieformen gibt es bei Long Covid aktuell?

Im Prinzip beruht die Therapie bei Long Covid bisher nahezu gänzlich auf Selbsthilfe. Damit meine ich: Als Patient können und müssen Sie selbst aktiv werden, um mit der Situation klarzukommen. Bis es gezielte Medikamente und klinische Verfahren zur Behandlung von Long Covid gibt, ruht die Therapie im Wesentlichen auf vier Säulen:

- dem medizinischen Wissen darüber, wie man eine Verschlimmerung von Symptomen verhindern kann,
- der Suche und dem Finden geeigneter ärztlicher und therapeutischer Begleitung,
- der Stärkung der eigenen Resilienz oder psychischen Widerstandskraft
- und einem individuellen Selbstmanagement.

Was haben Sie durch Long Covid gelernt?

Auf medizinischer und sozialer Ebene: dass der Umgang mit Behinderung in unserer Gesellschaft definitiv verbesserungswürdig ist. Denn Long Covid ist de facto Behinderung. Darüber hinaus weiß ich jetzt, wie immens groß die Bedeutung von Aufklärung über Gesundheitsthemen ist. Ein völlig vernachlässigtes Feld. Wir können im Grunde nur teure Apparatemedizin. Die aber hat ihre Grenzen.

Und auf ganz persönlicher Ebene würde ich sagen: Es gibt abseits eines ausgeprägten Leistungsdenkens ein absolut erfülltes Leben – auch mit körperlicher Einschränkung. Ich habe durch Long Covid so viele interessante Menschen kennengelernt und mich auf völlig neue Themen eingelassen. Ich finde das extrem inspirierend und es hilft mir über das, was nicht mehr geht, gut hinweg.

Rehabilitation bei Long Covid bedeutet?

… nicht immer Heilung. Klassische und etablierte Rehabilitationskonzepte stoßen bei Long Covid an ihre Grenzen und können im schlechtesten Fall zu einer Verschlimmerung der Erkrankung führen. Für einen Teil der Betroffenen kann Rehabilitation bedeuten, die eigenen neuen Grenzen der Leistungsfähigkeit zu erkennen, anzuerkennen und zu lernen, mit ihnen klarzukommen. Sie können sich also mithilfe von Rehabilitationsmaßnahmen mental sowie auf der Ebene des Selbstmanagements in ihrem Leben neu ausrichten. Für andere Betroffene wiederum kann die Rehabilitation tatsächlich zu einer umfassenden Verbesserung ihrer körperlichen und kognitiven Leistungsfähigkeit führen.

Ihre Top-3-Ratschläge im Umgang mit Long Covid sind?

Erstens: Die neuen Grenzen anerkennen. Nicht dagegen anrennen.
Zweitens: Keine starre Planung der eigenen Fortschritte nach dem Motto »Es muss eine kontinuierliche Steigerung geben«. Der Frust, wenn Sie Ihre Ziele nicht erreichen, ist einfach zu groß und Sie kommen schnell in eine Überforderung. Das ist kontraproduktiv.

Daher drittens: Immer erst Symptomfreiheit erlangen, ehe der Aktivitätslevel gesteigert oder die Belastungsgrenze nach oben verschoben wird.

#LONGCOVID

Die Folgen von Corona gehen viral

Der Begriff Long Covid entstand nicht auf Grundlage wissenschaftlicher Betrachtungen, wie man vielleicht erwarten würde, sondern wurde am 20. Mai 2020 als Twitter-Hashtag einer Betroffenen »geboren«: Die Medizinhistorikerin Dr. Elisa Perego berichtete erstmals unter dem Hashtag #LongCovid[1] über anhaltende Probleme nach ihrer Covid-19-Erkrankung. Aus dieser ersten Beschreibung auf Twitter entstand eine Bewegung unter Betroffenen, die seither ihre Beschwerden schildern und sich austauschen.

Mittlerweile haben sich weltweit Betroffeneninitiativen gegründet, die entscheidend dazu beitragen, die Folgen einer SARS-CoV-2-Infektion zu benennen und zu definieren. Das ist ein Novum in der Medizingeschichte: Nie zuvor hatten Betroffene die Möglichkeit, ein Krankheitsbild in dieser unglaublichen Geschwindigkeit millionenfach zu beschreiben. Nie zuvor hatten Wissenschaftler und Mediziner die Chance, gemeinsam mit Betroffenen so schnell ein Verständnis für ein neues Krankheitsbild zu entwickeln. Die Möglichkeiten, über die beide Seiten durch den Austausch in den sozialen Netzwerken verfügen, sind als bisher einzigartig anzusehen.

Long Covid wird publik

Es dauerte noch bis in den Spätsommer 2020, bis das Thema Long Covid sichtbaren Niederschlag in der Medienberichterstattung fand. Die Weltgesundheitsorganisation WHO übernahm den Begriff im Herbst 2020 in ihrer Beschreibung der Folgen von Covid-19. Eine erste Veröffentlichung über die möglichen Langzeitwirkungen der Pandemie durch die WHO erfolgte Anfang 2021.[2] Das Deutsche Ärzteblatt titelte im November 2020: »Long COVID: Der lange Schatten von COVID-19«.[3] Eine erste größere Studie aus Wuhan, China, fand bei 76 Prozent der an Covid-19 erkrankten Studienteilnehmer noch nach sechs Monaten mindestens ein anhaltendes Symptom.[4] Mit 60 Prozent am häufigsten wurde dabei Fatigue (übermäßige Erschöpfung) genannt. Eine österreichische Untersuchung an Tauchern aus dem Sommer 2020 konnte Veränderungen des Lungengewebes nachweisen – auch nach milden Verläufen.[5] Es waren vor allem Sportmediziner, die zu diesem frühen Zeitpunkt darauf hingewiesen haben, dass sich dokumentierte Krankheitsverläufe nach einer SARS-CoV-2-Infektion deutlich von denen anderer Viruserkrankungen unterscheiden. Ihnen fiel auf, dass junge, zuvor sportlich aktive Menschen auch nach milden Verläufen teilweise nur sehr verzögert zu ihrer vorherigen Leistungsfähigkeit zurückkehrten. Sie berichteten aber auch über eine Gruppe von Betroffenen, die gar nicht mehr zu körperlicher Aktivität zurückkehren konnten. Zusätzlich mehrten sich Berichte, die von Todesfällen bei zu früher Wiederaufnahme körperlichen Trainings handelten, bei denen das Herz eine Rolle spielte.

Sportler waren die Ersten, die erhebliche Leistungseinbußen bemerkten.

Ein Artikel aus der »New York Times« vom 17. November 2020 ist mir besonders in Erinnerung geblieben.[6] Grundtenor war, man könne nach einer Covid-19-Erkrankung nicht intuitiv ins Training zurückkehren. Anders als nach anderen Viruserkrankungen würde das nicht funktionieren. Das Problem seien die eventuellen Schäden an Blutgefäßen, Herz und Lungen und ein erhöhtes Risiko für die Bildung von Blutgerinnseln, selbst nach einem milden Krankheitsverlauf.

Long Covid im Fokus der Wissenschaft

Seit nunmehr über zwei Jahren versucht man in der Medizin, die Folgen einer Covid-19-Erkrankung zu verstehen. Eine große Herausforderung besteht allein in der schieren Anzahl der Beschwerden: Aktuell sind mehr als 200 Symptome unter Long Covid zusammengefasst. Das zeigt einerseits, wie vielfältig die Beschwerden sein können, andererseits aber auch, wie schwer man sich damit tut, das Krankheitsbild exakt zu definieren: Die Erkrankung betrifft verschiedenste Organsysteme, teilweise sind die Beschwerden nur schwer von Allgemeinsymptomen wie Müdigkeit, Kopfschmerzen oder Schwindel abzugrenzen, zudem bestehen Unterschiede in den Krankheitsverläufen von hospitalisierten und nicht hospitalisierten Patienten *(siehe Seite 30–31)*. All das macht es schwierig, Long Covid so zu definieren, dass jede Patientengruppe in ihren Unterschieden und Gemeinsamkeiten Beachtung findet. Inzwischen werden die Patientengruppen in den Studien zunehmend differenzierter betrachtet. Long Covid ist nicht Long Covid! Ich denke, dass man schon bald Biomarker und Symptomkonstellationen so miteinander wird verknüpfen können, dass Untergruppen definiert und gezielt diagnostiziert und behandelt werden können.

Ist Long Covid wirklich neu?

Um es vorab klarzustellen: Long Covid ist alles andere als eine neue Krankheit. Postvirale Krankheitsbilder kennen wir in der Medizin seit Langem. Insbesondere nach Infektionen mit dem Influenzavirus (wie bei der Spanischen Grippe 1918, der Russischen Grippe 1977/78 und der Schweinegrippe 2009/10), dem Epstein-Barr-Virus (dem Erreger des Pfeifferschen Drüsenfiebers) und dem Auftreten von Betacoronaviren (ursächlich für die SARS-Pandemie 2002/03 und MERS (Middle East Respiratory Syndrom; ab 2012) wurden neben Todesfällen bei vielen, vor allem jüngeren Patienten Phasen lang andauernder Rekonvaleszenz (Genesungszeit) beschrieben.

Die Schilderungen der gesundheitlichen Langzeitfolgen durch diese Infektionen ähneln sich. Das macht ein Vergleich entsprechender Studien deutlich. Leider haben wir es versäumt, uns in den vergangenen Jahrzehnten mit postinfektiösen Krankheitsbildern in einem Maße auseinanderzusetzen, das uns jetzt im Rahmen der aktuell vorherrschenden Pandemie weiterhelfen könnte. Mit anderen Worten: Trotz dieser Vorerfahrungen stehen uns kaum Therapieansätze für die Behandlung dieser postviralen Krankheitsbilder zur Verfügung.

Die Definition von Long Covid

Die erste Leitlinie zu Post und Long Covid der Arbeitsgemeinschaft der Wissenschaftlichen Medizinischen Fachgesellschaft AWMF erschien am 12. Juli 2021. Sie wird laufend aktualisiert (S1-Leitlinie Post-COVID/Long-COVID). Eine gut verständliche Version für Betroffene und Angehörige finden Sie auf der Website der AWMF *(siehe Seite 212)*. Aktuell werden die Langzeitfolgen einer Covid-19-Erkrankung unter verschiedenen Begriffen beschrieben. Im deutschen Sprachraum hat man eine formale Trennung zwischen Long-Covid- und Post-Covid-Syndrom (kurz: Long Covid und Post Covid) vorgenommen. Diese beruht einzig auf der zeitlichen Zuordnung der Beschwerden und ihrem Abstand zur Covid-19-Erkrankung *(siehe Gra-*

fik unten). Die Trennung zwischen den beiden Begrifflichkeiten Long und Post Covid ist nicht scharf. Die Begriffe werden im Grunde synonym verwendet. Im Rahmen von wissenschaftlichen Fragestellungen hat sich der Begriff des Post-Covid-Syndroms durchgesetzt. In der angloamerikanischen Literatur werden Sie von Post-acute Sequelae of Covid-19 (PASC), Chronic Covid Syndrome (CCS), Post-acute Covid Syndrome (PACS) oder Covid-19 Long-hauler lesen.

Von der Ansteckung zu Long Covid und zum Post-Covid-Syndrom

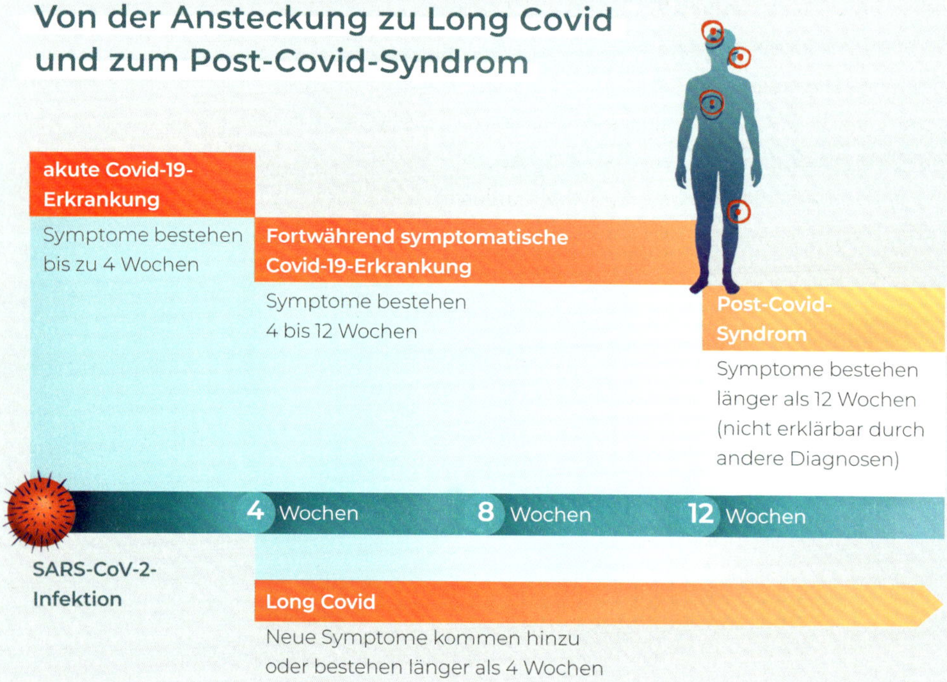

Zeigen sich die Symptome der akuten Covid-19-Erkrankung bis zu zwölf Wochen, klingen dann aber wieder ab, handelt es sich um eine **fortwährend symptomatische Covid-19-Erkrankung.** Bestehen die Symptome nach der Akuterkrankung länger als vier Wochen oder kommen neue Symptome hinzu, spricht man von **Long Covid.** Symptome, die länger als drei Monate anhalten und im Zusammenhang mit Covid-19 stehen, fallen unter die Bezeichnung **Post-Covid-Syndrom.**

Die Begriffe Long Covid und Post-Covid-Syndrom werden ab dem dritten Monat der Erkrankung synonym verwendet. Eine echte inhaltliche Unterscheidung besteht nicht. Das führt leider oft zu Verwirrung. Ich habe mich daher entschieden, im Buch von Long Covid zu sprechen. Long Covid ist die Bezeichnung, die in den Medien und unter den Betroffenen gebräuchlich ist. In der wissenschaftlichen Literatur werden Sie meist vom Post-Covid-Syndrom lesen.

Die Phase der Akuterkrankung Covid-19 wird mit einer Dauer von vier Wochen definiert. Bei vielen Betroffenen kommt es nach dieser Zeit zu einer Besserung der Beschwerden und sie werden wieder gesund. Es gibt aber Menschen, die deutlich länger mit gesundheitlichen Problemen nach der akuten Erkrankung zu tun haben. Beschwerden, die anschließend entweder anhalten oder neu auftreten und nicht anders als durch die Covid-19-Erkrankung erklärt werden können, prägen den chronischen Verlauf.

In einigen Fällen allerdings treten die Beschwerden nach einem symptomfreien Akutverlauf erst mit einer Verzögerung von Wochen oder Monaten auf. Ganz typisch für Long Covid ist es, dass nicht alle Symptome gleichzeitig einsetzen. Einige Symptome bestehen früh, andere machen sich erst später im Verlauf der Erkrankung bemerkbar. Zudem treten die Beschwerden in Wellen auf, sodass wir die Erkrankung als chronischen Zustand verstehen müssen, der unter bestimmten Belastungen immer wieder aufflammt. Daher wechseln Phasen, in denen man relativ frei von Beschwerden und Symptomen ist, mit Phasen eines ausgeprägten Krankheitsgefühls.

STECKBRIEF: CORONAVIRUS

Verbreitungswege und Möglichkeiten der Eindämmung

Im Dezember 2019 ist das neuartige Coronavirus auf einem Markt in Wuhan, China, wahrscheinlich von einer Fledermaus erstmals auf einen Menschen übertragen worden und hat ihn infiziert. Von dort aus verbreitete sich der Wildtyp, die ursprüngliche Variante des Virus, blitzschnell auf der ganzen Welt und löste die Coronapandemie aus. Inzwischen hat sich der Erreger von Covid-19 mehrmals verändert.

Die Weltgesundheitsorganisation WHO gab dem neuartigen Coronavirus im Februar 2020 den Namen SARS-CoV-2. Diese Abkürzung steht für Schweres Akutes Respiratorisches Syndrom-Coronavirus-Typ2. Die durch dieses Virus ausgelöste akute Erkrankung wurde von der WHO als Covid-19 (Corona virus disease 2019) bezeichnet und im März 2020 als pandemisch eingestuft. Die chronische Folgeerkrankung heißt Long Covid.

Seit dem erstmaligen Auftreten des neuartigen Coronavirus wurde immer wieder der Vergleich mit dem Influenzavirus bemüht, der die (echte) Grippe auslöst, um die Krankheitslast dieses bisher völlig unbekannten Virus zu beschreiben. Dieser Vergleich ist jedoch teilweise irreführend und hilft nicht immer weiter, denn bei SARS-CoV-2 handelt es sich nicht um ein »normales« Grippevirus, sondern um ein sogenanntes Betacoronavirus, das mit SARS-CoV-1 eng verwandt ist – einem Virus, das, von Südchina ausgehend, in den Jahren 2002 und 2003 die SARS-Pandemie ausgelöst hat.

Die Coronaviren wurden in den 1960er-Jahren entdeckt und sind bei Säugetieren und Vögeln weitverbreitet. Unter ihnen gibt es sieben Arten, die auf den Menschen übertragen werden und bei diesen Erkrankungen auslösen können – in aller Regel sind das allerdings meist harmlose Erkältungskrankheiten. Bei SARS-CoV-1, MERS-CoV und SARS-CoV-2 allerdings ist es anders.

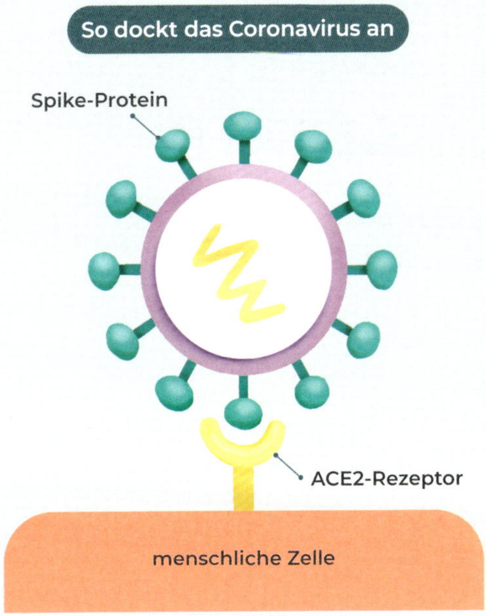

Schlüssel-Schloss-Prinzip

SARS-CoV-2 ist kugelförmig und hat einen Durchmesser von durchschnittlich 0,00013 Millimetern. Die Spike- oder Stachel-Proteine auf seiner Hülle sind seine »Schlüssel«, mit deren Hilfe es über die ACE2-Rezeptoren auf den Wirtszellen in die Zellen und damit in Organe und Organsysteme eindringen kann.

Betacoronaviren – Spike-Proteine – ACE2-Rezeptoren

SARS-CoV-1, MERS-CoV und SARS-CoV-2 gehören zur Gruppe der Betacoronaviren und haben erst kürzlich ihre tierischen Wirte verlassen, um auf den Menschen überzugehen. (Das zeigt übrigens nebenbei, wie problematisch eine zu große Nähe des Menschen zu Wildtieren sein kann.) Sie nutzen das sogenannte Spike-Protein, ein virales Oberflächenprotein, um in die Zellen ihres Wirts einzudringen. Dieses muss man sich wie einen Schlüssel vorstellen, der auf der Oberfläche des Virus sitzt und das Schloss zur Tür der Wirtszelle aufschließen kann *(siehe Grafik oben)*.

Dieses Schloss auf der Oberfläche der Wirtszelle ist ein anderes Protein, der ACE2-Rezeptor. Besonders viele ACE2-Rezeptoren finden sich in den Atemwegen, den Gefäßinnenwänden (Endothelzellen), den Herzmuskelzellen (Myokardzellen), auf den Saumzellen des Dünndarms (Enterozyten) und in den Nieren. Diese breite Verteilung von ACE2-Rezeptoren im menschlichen Organismus erklärt, warum SARS-CoV-2 kein reines Atemwegsvirus ist, sondern viele andere Organsysteme befallen kann. Es gibt einfach zu viele Eintrittspforten in die Zellen des menschlichen Körpers. Das macht die Besonderheit des neuartigen Coronavirus SARS-CoV-2 aus und unterscheidet es von gewöhnlichen Erkältungsviren.

Aus der Zeit nach der SARS-CoV-1- und der MERS(Middle East Respiratory Syndrom)-Pandemie stammen Beschreibungen über anhaltende Krankheitssymptome bei einer Vielzahl der Betroffenen. Die dokumentierten Symptome traten danach bei ungefähr 30 Prozent der infizierten Menschen auf und ähneln den Langzeitfolgen nach einer SARS-CoV-2-Infektion. Da es sich um verwandte Viren mit vergleichbaren Krankheitsmechanismen handelt, verwundert es nicht, dass wir aktuell Langzeitbeschwerden in ähnlichen Größenordnungen verzeichnen.

Unterschiedliche Ansteckungszeiten

- **SARS-CoV-1:** Warum haben SARS-CoV-1 und MERS-CoV nicht so hohe Infektionszahlen hervorgerufen, wie wir sie jetzt bei SARS-CoV-2 sehen? Auch SARS-CoV-1 ist 2002/03 pandemisch, das heißt weltweit aufgetreten. Allerdings erkrankten zwischen dem 1. November 2002 und dem 31. Juli 2003 lediglich 8096 Personen. In Deutschland kam es zu neun registrierten Fällen (Quelle: statista). Der Ausgangspunkt der Pandemie war auch damals China. Die meisten Infektionen wurden in der Folge auf dem asiatischen Kontinent verzeichnet.

  Die Eindämmung gelang damals gut, weil Patienten erst in der zweiten Woche der Erkrankung ansteckend waren, also zu einem Zeitpunkt, an dem sie bereits deutliche Symptome entwickelt hatten. Erkrankte ohne Symptome (asymptomatische Virusträger) gab es nicht, sodass einfache Mittel genügten, um die Pandemie einzudämmen und eine unkontrollierte Ausbreitung zu verhindern. Die Letalität, also das Verhältnis von Todesfällen zur Zahl der klinisch erkrankten Personen, von SARS-CoV-1 wird auf elf Prozent geschätzt. Etwa 20 Prozent der erkrankten Personen benötigten eine intensivmedizinische Behandlung.

- **Influenza:** Bei den Viren, die eine echte Grippe (Influenza) auslösen, handelt es sich um eine ganz andere Gruppe von Viren, sogenannte Orthomyxoviren. Diese Erreger rufen immer wieder Epidemien und Pandemien hervor. Bekannteste Influenza-Pandemien waren die Spanische Grippe, die zwischen 1918 und 1920 weltweit zwischen 50 und 100 Millionen Menschen das Leben gekostet hat, die Asiatische Grippe 1957/58, an der geschätzt 20 Prozent der Weltbevölkerung erkrankten, und zuletzt die sogenannte Schweinegrippe (Pandemie H1N1 2009/10), die Anfang 2009 von Mexiko ausgehend eine vergleichsweise milde Pandemie auslöste und im August 2010 von der WHO für beendet erklärt wurde.

Die Influenza tritt saisonal auf, zeigt also ein deutlich jahreszeitabhängiges Vorkommen in den Wintermonaten. Die Inkubationszeit, die Zeit von der Ansteckung bis zum Auftreten erster Symptome, beträgt nur ein bis zwei Tage. Somit ist der Zeitraum, in dem man unwissentlich andere Menschen anstecken kann, relativ kurz.

- Bei **SARS-CoV-2** liegt genau hier der wesentliche Unterschied. Bei dem neuen Coronavirus beträgt die Inkubationszeit je nach Virusvariante zwischen vier und sechs Tagen. Wir haben es also mit einem relativ langen Zeitraum zu tun, in dem eine infizierte Person unwissentlich andere Menschen anstecken kann. Erschwerend kommt hinzu, dass ein Teil der Infizierten keinerlei Symptome entwickelt, aber nichtsdestotrotz ansteckend ist. In dem Moment, in dem Menschen Symptome einer Covid-19-Erkrankung entwickeln, wird die Eindämmung der Ausbreitung durch einfache Maßnahmen wie Isolation beziehungsweise Quarantäne einfacher.

Erkrankte ohne Symptome verbreiten das Virus unwissentlich.

- **MERS** wurde 2012 erstmals auf der Arabischen Halbinsel nachgewiesen. Hier ist der Übertragungsweg ein anderer: Das Virus geht vom Dromedar auf den Menschen über. Übertragungen von Mensch zu Mensch sind möglich, wurden aber außerhalb von Krankenhäusern selten beobachtet. Bis zum September 2019 gab es weltweit 2468 bestätigte Fälle. Die Erkrankung hat eine Sterblichkeit von 35 Prozent.

Das neuartige Coronavirus mutiert

Während ihrer Verbreitung verändern sich Viren immer wieder zufällig, weil sich ihr Erbgut wandelt. Auf diese Weise passen sie sich der Umwelt und ihren Wirten an, was ihr Überleben und ihre weitere Verbreitung sichert. Die Wahrscheinlichkeit zur Mutation entwickelt sich proportional mit ihrer Verbreitung. Die wichtigsten Varianten von SARS-CoV-2 nach der Wildform, die von China ausging, hießen Beta (B.1.351-Linie; ging von Südafrika aus), Gamma (P.1; ging von Brasilien aus), Delta (B.1.617.2; ging von Indien aus) und Omikron (B.1.1.529; ging vom Süden des afrikanischen Kontinents aus).

Was ist was?

Das gehäufte Auftreten einer Erkrankung, die zeitlich und räumlich begrenzt ist, nennt man **Epidemie.** Dazu gehörten die Pest, die Cholera und die Grippeepidemie 2017 in Deutschland.

Das ständige Auftreten einer Erkrankung, die zwar räumlich begrenzt, aber zeitlich unbegrenzt vorkommt (wie etwa Malaria), bezeichnet man als **Endemie.**

Eine **Pandemie** ist eine neu und weltweit auftretende Erkrankung, die zeitlich begrenzt ist, wie etwa die Spanische Grippe (1918–1920), Aids (1983 bis heute), SARS-CoV-2 (2002–2003) und SARS-CoV-2 (2019 bis heute). Pandemien entstehen immer dann, wenn neuartige Viren auf eine immunologisch »naive« Bevölkerung treffen: Naiv bedeutet in diesem Zusammenhang, dass der Mensch bisher keinen Kontakt mit dem Virus hatte und deshalb keine Immunität entwickeln konnte.

Jede Variante eines Virus kann neue Probleme bereiten: Sie kann ansteckender sein als die Vorgängerversion, andere Hauptsymptome zur Folge haben sowie den Impfschutz oder die erworbene Immunität unterlaufen. Es kann aber auch sein, dass neue Virusvarianten weniger Probleme machen und besser zu behandeln sind. Es sind also Veränderungen in jede Richtung möglich. Um eine pandemische Lage zu beenden, muss man dafür sorgen, dass sich das Virus nicht weiter unkontrolliert ausbreitet und immer mehr Menschen infiziert und krank macht.

Die Ausbreitung des Virus stoppen

Die Fähigkeit eines Virus, sich zu verbreiten, wird durch die Reproduktionszahl R beschrieben. Sie sagt aus, wie viele Menschen durch eine infizierte Person durchschnittlich angesteckt werden. Durch geeignete Maßnahmen gelingt es, den R-Wert zu senken. Die Maßnahmen orientieren sich an den Besonderheiten und den Übertragungswegen des speziellen Virus. SARS-CoV-2 ist ungefähr doppelt so ansteckend wie ein Influenzavirus *(siehe Kasten Seite 25)*. Konkret bedeutet das für SARS-CoV-2, dass 100 Infizierte 200 bis 250 Personen anstecken. Die Basisreproduktionszahl R0 geht von einer Bevölkerung aus, die noch keinen Kontakt mit dem Virus hatte, also keine Immunität aufweist. Zusätzlich geht sie davon aus, dass bisher keinerlei Maßnahmen zur Eindämmung getroffen worden sind. Es ist also klar, dass sich die Reproduktionszahl im Verlauf einer Pandemie ändert. Dies geschieht beispielsweise durch allgemeine Hygienemaßnahmen, Maskentragen, Impfungen und Abstandsregeln bis hin zu Ausgehverboten, Isolation, Homeoffice-Regelungen und so weiter. Im Verlauf der Pandemie baut sich in der Bevölkerung langsam eine Immunität auf, die den R-Wert zusätzlich senkt: Hat eine ausreichende Menge an Personen in einer Bevölkerung eine Immunität erworben – entweder durch Impfung oder eine Infektion –, spricht man von Herdenimmunität. Ein anderer Einflussfaktor auf den R-Wert sind Virusvarianten.

Auf diese Weise ändert sich die Reproduktionszahl permanent. Sie ist aber dennoch ein geeigneter Parameter, um die Dynamik der Pandemie zu beurteilen und darüber zu entscheiden, ob Maßnahmen erweitert oder neu getroffen werden müssen beziehungsweise gelockert werden können.

Ziel ist es, den R-Wert unter 1 zu senken, um die Pandemie in ihrer Ausbreitung zu stoppen. In diesem Fall würde eine infizierte Person nur noch maximal eine weitere Person anstecken und einige Erkrankte würden niemanden mehr anstecken. Je besser es gelingt, die Reproduktionszahl zu senken, desto schneller kommt das Infektionsgeschehen zum Erliegen.

Reproduktionszahlen im Vergleich

SARS-CoV-2	R2 bis R2,5
SARS	R4
Influenza	R1 bis R2
Ebola	R2
Pocken	R3
Polio (Kinderlähmung)	R4 bis R6
Mumps	R10 bis R12
Keuchhusten	R15 bis R17
Masern	R16 bis R18

Je mehr Menschen frühzeitig wissen, dass Sie sich mit SARS-CoV-2 infiziert haben und sich umgehend in Quarantäne begeben, desto weniger Menschen können sie anstecken. Deshalb sind Testungen so wichtig. Neben den Selbsttests und den Bürgertests, die leider nicht alle Infektionen erkennen, liefern PCR-Tests sehr zuverlässige Ergebnisse. Wird ein PCR-Test gemacht, erfährt man neben dem Ergebnis »positiv« oder »negativ« auch den sogenannten Ct-Wert. Er gibt Aufschluss über die Messzyklen innerhalb einer Probe, die durchgeführt werden mussten, um das Coronavirus nachzuweisen. Mit jedem Messzyklus werden Virusbestandteile so lange vervielfältigt, bis sie nachweisbar sind, weshalb bei einer hohen Virenlast nur wenige Messzyklen notwendig sind. So wird ein positiver PCR-Test mit einem Ct-Wert über 30 in der Regel als »nicht mehr ansteckend« gewertet.

An der Inzidenz lässt sich ablesen, ob die Verbreitung des Virus voranschreitet oder abflaut.

Bei den Olympischen Winterspielen in Peking 2022 galt ein Ct-Wert von 35 als Grenze für die Teilnahme oder die Nichtteilnahme und Quarantäne. Der Grund: Die Virenlast ist extrem niedrig, weil 30 oder mehr Messzyklen erforderlich waren, um das Virus überhaupt nachzuweisen, und damit eine Weitergabe der Infektion an andere sehr unwahrscheinlich ist.

Die Inzidenz ist in der Medizin ganz allgemein eine Zahl, die die Häufigkeit des Auftretens einer bestimmten Erkrankung wiedergibt. Die Inzidenz gibt die Rate der Neuerkrankungen wieder und wird auf einen Zeitraum und eine Personengruppe bezogen. Im Rahmen des Pandemiemanagements veröffentlicht das Robert-Koch-Institut RKI regelmäßig die Sieben-Tage-Inzidenz pro 100 000 Einwohner. Wenn es also heißt, die Inzidenz liegt bei 245, bedeutet das, es sind in den vergangenen sieben Tagen (Zeitraum) unter 100 000 Einwohnern (Personengruppe) 245 positiv auf eine SARS-CoV-2-Infektion getestet worden. Für andere Erkrankungen mit geringerer Häufigkeit ist die Jahresinzidenz bezogen auf 100 000 Einwohner gebräuchlich.

UNSER IMMUNSYSTEM

Wie sich unser Körper gegen Viren, Bakterien und andere Eindringlinge wehrt

Über das Immunsystem wird seit dem Beginn der Pandemie viel gesprochen. Die wenigsten von uns wissen jedoch, wie es funktioniert. Das ist schade, weil es faszinierend ist, welche Möglichkeiten unser Körper zu unserem Schutz entwickelt hat.

Die Aufgabe unseres Immunsystems ist es, uns vor krank machenden Einflüssen von außen, aber auch in unserem Inneren zu schützen, denn unser Organismus ist permanent Bakterien, Viren und anderen Krankheitserregern ausgesetzt. Es muss daher in der Lage sein, diese Substanzen zunächst zu erkennen und im zweiten Schritt zu bekämpfen und zu eliminieren. Da wir im Laufe unseres Lebens immer wieder mit ähnlichen Einflüssen konfrontiert sind, hat unser Immunsystem zudem die Fähigkeit, sich solche Substanzen zu merken. Es kann dann sehr schnell effektive Mechanismen zur Abwehr bereitstellen. Grundsätzlich verfügt unser Immunsystem also über verschiedene Abwehrmechanismen: anatomische Barrieren und die angeborene Immunabwehr sowie die erworbene Immunabwehr.

Die anatomischen Barrieren finden sich im Bereich der Körperoberfläche und Schleimhäute: Unsere Haut, die Schleimhäute der Nase, der oberen Atemwege und die Magenschleimhaut sind in der Lage, Eindringlinge mechanisch abzuwehren. Dazu bilden sie Schleim, der beispielsweise Keime bewegungsunfähig macht. Ihre Unversehrtheit ist die Voraussetzung dafür, dass diese erste Verteidigungslinie uns erfolgreich vor krank machenden Erregern schützt. Unterstützt werden diese mechanischen Barrieren von chemischen Substanzen (Enzymen) wie etwa der Magensäure.

Zur angeborenen Immunabwehr gehören Fresszellen (Makrophagen, Monozyten, neutrophile Granulozyten). Diese werden durch chemische Botenstoffe angelockt, sobald Eindringlinge die anatomischen Barrieren unserer Abwehr überwunden haben. Fresszellen gehören zu den weißen Blutzellen (Leukozyten), sie bekämpfen Eindringlinge, indem sie diese verdauen (Phagozytose). Die Arbeit der Fresszellen wird von Eiweißen unterstützt, die in einer Kettenreaktion die Abwehr verstärken: das sogenannte Komplementsystem. Ein Ergebnis der Arbeit unserer Fresszellen ist die Präsentation von Bestandteilen des Eindringlings – etwa eines Virus – auf der Oberfläche der Fresszellen. Dies dient der Identifizierung kranker, abgestorbener, entarteter oder eben körperfremder Zellen. Durch diese sogenannte Antigenpräsentation sind sie nun für das erworbene Immunsystem sichtbar und können spezifisch bekämpft werden *(siehe weiter unten).*

Auch die natürlichen Killerzellen sind Teil unseres angeborenen Immunsystems: Sie fahnden insbesondere nach Zellen, deren Oberflächen verändert sind (Tumorzellen, virusinfizierte Zellen) und lösen diese mithilfe von Zellgiften (Zytokinen) auf. Eine weitere Ursache für das Aktivwerden der angeborenen Immunantwort können Wunden sein. Dazu zählen auch »innere Wunden« wie beispielsweise Verletzungen unserer Gefäßinnenwände (Endotheliitis) – eine häufige Folge von SARS-CoV-2-Infektionen.

Die erworbene Immunabwehr ist etwas langsamer und kommt erst zum Einsatz, wenn Erreger die mechanischen Barrieren und das angeborene Immunsystem überwunden haben. Es bildet mithilfe von T- und B-Lymphozyten eine erregerspezifische Abwehr aus: Antikörper, die Fremdsubstanzen unschädlich machen, indem sie sich auf deren Oberflächen setzen und diese markieren. Auf diese Weise präsentieren sie den Fresszellen unseres angeborenen Immunsystems die unerwünschten Eindringlinge. Gedächtniszellen, die im Rahmen von vorangegangenen Abwehrreaktionen gebildet wurden, stehen jederzeit schnell zur Verfügung, falls es später erneut zu einer Infektion mit dem gleichen oder einem ähnlichen Erreger kommen sollte.

Immunabwehr von SARS-CoV-2

Im Fall von SARS-CoV-2 ist die effektivste Andockstelle für Antikörper das Spike-Protein auf der Virusoberfläche *(siehe Seite 21).* Gelingt es dem Antikörper hier anzudocken, passt der »Schlüssel«, mit dem das Virus Eintritt in unsere Zellen findet, nicht mehr ins »Schloss« auf der Oberfläche der Wirtszelle. Man spricht daher auch von einem neutralisierenden Antikörper. Finden nun im Rahmen von Mutationen Veränderungen an Teilbereichen des Spike-Proteins statt, kann das zu einer verminderten Effektivität der zuvor gebildeten Antikörper führen. Kreuzimmunität besteht, wenn Antikörper eine Wirkung gegen verschiedene Virusvarianten aufweisen, oder aber Antikörper, die gegen andere endemisch auftretende Coronaviren gebildet wurden, eine Wirkung auf SARS-CoV-2 haben. Zehn bis 14 Tage braucht das erworbene Immunsystem, um mit hartnäckigen Erregern fertigzuwerden. Schafft es dies nicht, schreiten die Schäden in den Geweben weiter fort.

So wehrt sich unser Körper gegen Viren, Bakterien und Co.

Das angeborene Immunsystem …	Das erworbene Immunsystem …
reagiert als Erstes auf Eindringlinge, nachdem diese die mechanischen Barrieren überwunden haben wird unverzüglich aktiv gegen Fremdkörper und Krankheitserreger sowie bei Verletzungen	ist gegen bestimmte Krankheitserreger und veränderte Körperzellen aktiv richtet sich gezielt gegen spezielle Erreger und wird daher als **spezifische** Abwehr bezeichnet
aktiviert das erworbene Immunsystem, indem es ihm das Antigen (den Fremdkörper) präsentiert	lernt, Erreger zu identifizieren, merkt sich das Gelernte und entwickelt ein immunologisches Gedächtnis (Gedächtniszellen)
reagiert auf alle Eindringlinge gleich, weshalb es als **unspezifisch** bezeichnet wird besteht aus Fresszellen, Eiweißen und natürlichen Killerzellen	**Humorale** (lösliche) Immunantwort besteht aus B-Lymphozyten, die im Blut zirkulierende Antikörper produzieren und Gedächtniszellen ausbilden Zelluläre (zellgebundene) Immunantwort besteht aus T-Lymphozyten, die in Geweben und Lymphknoten zu finden sind
	Immunität beruht auf der Fähigkeit des Immunsystems, ein Gedächtnis zu entwickeln. Deshalb haben Schutzimpfungen eine hohe Wirksamkeit und verhindern Erkrankungen.

WER IST BETROFFEN?

Long Covid tritt meist nach einer milden Covid-19-Erkrankung auf

---

Wenn es um Long Covid geht, haben wir es mit zwei völlig verschiedenen Patientengruppen zu tun, die wir in der Betrachtung anhaltender Beschwerden klar trennen müssen. Der Grund: Erstens finden sich in den beiden Gruppen ganz unterschiedliche Personenkreise. Zweitens unterscheiden sich deren Folgebeschwerden grundsätzlich. Wir werden Menschen mit anhaltenden Beschwerden nach einer SARS-CoV-2-Infektion daher danach einteilen, ob sie im Rahmen einer Covid-19-Erkrankung stationär im Krankenhaus behandelt wurden – oder nicht.

Unter den Patienten mit einem schweren Verlauf ihrer Covid-19-Erkrankung (hospitalisiert) finden sich vornehmlich Männer, über 60-Jährige und Menschen mit Vorerkrankungen. Für diese Gruppe der Betroffenen ist die Zeit nach der Akuterkrankung durch die Schwere der Erkrankung sowie der Behandlung geprägt: Sie leiden unter den Folgen von Organschäden und der eventuell langen Beatmungszeiten im künstlichen Koma. Diese Patienten brauchen naturgemäß lange, um sich zu erholen. Herz-, Lungen- oder Nierenschäden und Schäden des Gehirns sowie peripherer Nerven können nach einem schweren Verlauf und einer intensivmedizinischen Behandlung bestehen bleiben und zu Einschränkungen der Funktion der entsprechenden Organe und Organsysteme führen.

Die Folgen einer Covid-19-Behandlung auf der Intensivstation lassen sich mit denen nach anderen schweren, für das Überleben kritischen Erkrankungen wie beispielsweise einer Sepsis vergleichen und werden unter dem Begriff Post-Intensiv-Care-Syndrom (PICS) zusammengefasst. Ehemalige Intensivpatienten benötigen aufgrund körperlicher und kognitiver Funktionsstörungen sowie seelischer Belastungen (etwa durch das durch die Krankheit ausgelöste Trauma) eine lange Zeit, um wieder in einen normalen Alltag zurückzufinden.

Neuen Studien zufolge leiden unter den hospitalisierten Covid-19-Patienten nach einem Jahr bis zu 70 Prozent unter anhaltenden Beschwerden. Rehabilitationsmaßnahmen, wie wir sie von anderen schweren Erkrankungen kennen, helfen hier, wieder ins Leben zurückzufinden. Sie wollen eine Verbesserung der körperlichen Leistungsfähigkeit und der kognitiven Fähigkeiten erreichen und die Verarbeitung der Erkrankung und ihrer Folgen auf seelischer Ebene unterstützen. Nicht alle intensivmedizinisch betreuten Patienten werden die Leistungsfähigkeit wiedererlangen, die sie vor der Covid-19-Erkrankung hatten. Vorerkrankungen und das Alter spielen dabei eine Rolle. Prinzipiell können für diese Personengruppe aber etablierte Konzepte der Rehabilitation erfolgversprechend angewendet werden. Die Anzahl der Betroffenen macht unter den Long-Covid-Patienten zehn bis maximal 20 Prozent aus.

Aus der Mitte des Lebens gerissen

In die Gruppe der Betroffenen nach einem milden oder mittelschweren Verlauf der Covid-19-Erkrankung (nicht hospitalisiert) fallen vornehmlich Frauen, 20- bis 60-Jährige und Menschen ohne Vorerkrankungen. Sie macht 80 bis 90 Prozent der von Long Covid betroffenen Personen aus. Es ist diese zweite Gruppe von Betroffenen, die uns als Mediziner und Therapeuten beim Verständnis und der Entwicklung von Therapiekonzepten vor große Herausforderungen stellt. Es sind die jungen Patienten. Menschen, die völlig gesund aus ihrem Leben herausgerissen werden, die nach einem leichten oder mittelschweren Verlauf über Monate oder lebenslang ihr gewohntes Leistungsniveau nicht wieder erreichen. Leistungssportler, die ihre Karriere beenden müssen. Jugendliche und junge Erwachsene, die ihre Ausbildung abbrechen müssen. Kinder, deren Kraft nicht ausreicht, um einen Schulalltag zu bewältigen. Mütter, die in der Betreuung ihrer Kinder an ihre Grenzen geraten. Es sind diejenigen, die während ihrer akuten Covid-19-Erkrankung keinen Kontakt zu einem Krankenhaus hatten, sondern häufig nur mit Symptomen eines grippalen Infekts, also milden Symptomen, die Zeit der Isolation verbracht haben. Sie wollen nach überstandener Infektion zurück in ihr Leben, können aber nicht.

Die meisten Leser werden sich in der Beschreibung dieser zweiten Gruppe wiederfinden. Diese deutlich größere Gruppe von Menschen erfährt gleichzeitig viel weniger Verständnis für ihre Beschwerden. Von Ärztinnen und Ärzten, die sie konsultieren, hören sie häufig Sätze wie: »Ich kann nichts finden. Alle Werte sind normal«, »Haben Sie einfach ein bisschen Geduld, das wird schon wieder«, »Wahrscheinlich sind Sie durch die Umstände der Pandemie gestresst« oder »Denken Sie nicht so viel über Ihren Zustand nach, gehen Sie spazieren oder bewegen Sie sich einfach mal ein bisschen mehr«. Mit etwas Glück finden Sie in Ihrem persönlichen Umfeld Menschen, die Ihnen Verständnis entgegenbringen, allerdings werden auch diese kaum in der Lage sein, Ihre Beschwerden nachzuvollziehen.

Die alltäglichen Einschränkungen, mit denen Long-Covid-Patienten zu leben haben, sind für alle etwas Neues. Für die Betroffenen ebenso wie für deren Angehörige, Ärzte und Therapeuten. Auch wenn bekannt ist, dass es nach Viruserkrankungen wie beispielsweise dem Epstein-Barr-Virus zu Krankheitsbildern wie postviraler Fatigue *(siehe Seite 76)* und ME/CFS *(siehe Seite 104–115)* kommen kann, weiß man noch wenig über diese Folgeerkrankungen. Es gibt kaum wissenschaftliche Veröffentlichungen dazu. Bei Erkrankungen wie etwa der Multiplen Sklerose, die mit ähnlicher Häufigkeit auftreten, ist die Studienlage deutlich besser. Das führt leider dazu, dass breites Wissen und fundierte Aufklärung fehlen und die betroffenen Menschen oft auf Hilf- und Ratlosigkeit treffen.

Dieses Buch will in erster Linie Betroffenen und Angehörigen Worte und Beschreibungen für die erlebten Beschwerden an die Hand geben. Es soll ihnen erleichtern, ihre Symptome einerseits selbst zu verstehen, andererseits verständlich zu erklären.

Die Opfer der Coronaviruspandemie in Deutschland (Stand 6. Juli 2022)

Infektionsfälle	→	28,7 Millionen
Verstorben	→	141 519
CFR*	→	0,5
Hospitalisiert	→	582 727
Todesfälle	→	170 (auf 100 000 Einwohner)

* Die Case-Facility-Rate, also das Verhältnis der Todesfälle zu den Infektionsfällen, ist ein Maß für die Krankheitsschwere

DIE BESTE PRÄVENTION

Die Ansteckung mit dem Coronavirus SARS-CoV-2 vermeiden

Die effektivste Maßnahme, um Long Covid zu verhindern, ist und bleibt, eine Ansteckung mit dem SARS-CoV-2-Virus zu vermeiden. Denn leider kann sich niemand sicher sein, infolge einer Infektion oder Erkrankung keine anhaltenden Beschwerden zu entwickeln.

Heute wissen wir, dass Frauen häufiger betroffen sind als Männer und dass die vermehrt betroffene Altersgruppe die 20- bis 60-Jährigen sind. Es gibt Hinweise dafür, dass Diabetes mellitus die Wahrscheinlichkeit für Long Covid erhöht. Bei wem sich im Rahmen der Akuterkrankung mehr als fünf Symptome zeigen, erkrankt häufiger an Long Covid. Schwer Erkrankte entwickeln öfter Long Covid. Doch dieses Wissen hilft uns wenig bei der Verhinderung von Long Covid, denn die hier skizzierte Personengruppe ist zu groß, um spezielle Maßnahmen treffen zu können. Im Grunde kann es jeden von uns treffen. Aufgrund der hohen Ansteckungsfähigkeit des Virus und sich zügig neu entwickelnder Virusvarianten werden wir uns auch künftig mit hohen Infektionszahlen konfrontiert sehen.

Masken schützen effektiv vor Corona

Wir haben es mit einem Virus zu tun, das in Tröpfchenform, aber auch aerogen übertragen wird. Das bedeutet, nicht nur in der Ausatemluft beschleunigte Tröpfchen tragen zur Übertragung bei. SARS-CoV-2 wird ebenso in erregerhaltigen Schwebstoffen von Mensch zu Mensch übertragen. Aerosole fallen bei Weitem nicht so rasch zu Boden wie Tröpfchen. Je nach Größe können sie über Stunden in der Raumluft verbleiben und sich verteilen.

Die Übertragung erfolgt darüber hinaus leichter, wenn wir Luft mit Beschleunigung ausatmen, etwa beim Singen, Schreien oder Husten. Doch auch der Aufenthalt in geschlossenen Räumen mit wenig Luftbewegung

Wie es mir ging

Die Diagnose

Es ist Freitag, der 13. November 2020. Gegen Mittag spüre ich ein leichtes Kratzen im Hals. »Es fühlt sich irgendwie komisch an. Anders, als ich es von bisherigen Erkältungen kenne. Na ja, wer weiß. Wird schon wieder verschwinden.« Das sind meine ersten Gedanken. Doch die Halsbeschwerden verschwinden in den kommenden Stunden nicht. Am folgenden Morgen ist das Kratzen zwar nicht schlimmer geworden, nichtsdestotrotz beschließe ich, eine Covid-19-Erkrankung auszuschließen. Das ist zum damaligen Zeitpunkt alles andere als einfach – PCR-Tests stehen nur streng definierten Patientengruppen zu, Antigen-Schnelltests sind seinerzeit noch nicht frei verfügbar. Doch es gelingt mir, im Krankenhaus einen Schnelltest machen zu lassen. Positiv! Ich sehe mein Gefühl bestätigt: In meinem Körper passiert etwas anderes, etwas Neues, etwas mir bisher Unbekanntes.

Die Gedanken über mein Befinden weichen pragmatischen Überlegungen zum nun erforderlichen Verhalten: Was ist als Nächstes zu tun? Wie setzen wir die notwendige Isolation zu Hause um? Wie kommen mein Mann und die Kinder an die notwendigen Tests? Den kurzen Impuls, auf dem Heimweg noch schnell Brötchen beim Bäcker zu kaufen, unterdrücke ich schweren Herzens.

führt dazu, dass sich selbst beim ruhigen normalen Atmen Virus in der Raumluft ansammelt. Bei ausreichender Kontakt- oder Aufenthaltszeit im selben Raum kommt es entsprechend leicht zur Übertragung. Selbst wenn drei Meter Abstand eingehalten werden, dauert es keine fünf Minuten, bis sich ein Mensch ansteckt, der nicht gegen SARS-CoV-2 geimpft ist und in der Atemluft eines mit Corona infizierten Menschen steht.[7] Wenn beide keine Maske tragen, liegt die Wahrscheinlichkeit bei nahezu 100 Prozent.

Aus diesen Tatsachen lassen sich Maßnahmen ableiten, die die Wahrscheinlichkeit einer Übertragung reduzieren können:

- auf Abstand achten,
- Aufenthaltszeiten in geschlossenen Räumen auf ein Minimum begrenzen,
- Raumlufthygiene: Lüften, Luftfilter, UV-Licht-Systeme,
- Maske tragen.

FFP2-Masken sind erwiesenermaßen absolut wirksame Mittel, um eine Ansteckung mit Coronaviren zu vermeiden. Tragen eine infizierte und eine nichtinfizierte Person bei einem Treffen beide gut sitzende FFP2-Masken, »beträgt das maximale Ansteckungsrisiko nach 20 Minuten selbst auf kürzester Distanz kaum mehr als ein Promille«, heißt es in einer Studie des Max-Planck-Instituts. Bei schlecht sitzenden Masken steigt die Wahrscheinlichkeit für eine Infektion auf etwa vier Prozent, bei OP-Masken auf zehn Prozent.[8]

Impfungen senken das Risiko für Long Covid

Das Thema Impfungen im Zusammenhang mit Long Covid wird immer wieder diskutiert und ist Gegenstand von Erhebungen im Rahmen epidemiologischer Befragungen und Studien. Fest steht, dass die zügig vorhandenen Impfstoffe die Dynamik der Pandemie und insbesondere die Schwere der Akuterkrankungen zum Positiven verändert haben. Die künstliche Immunisierung vieler Menschen mithilfe der Impfstoffe trug dazu bei, dass Kontakte mit dem SARS-CoV-2-Virus und seinen Varianten seltener zu schweren Krankheitsverläufen führten. Zudem halfen und helfen die Impfstoffe, eine steigende Immunität in der Bevölkerung aufzubauen. Sie sorgen auch dafür, dass SARS-CoV-2 weniger häufig übertragen wird. Untersuchungen legen nahe, dass die Viruslast bei geimpften Menschen im Falle einer Infektion niedriger ist als bei ungeimpften. Damit sinkt die Wahrscheinlichkeit, andere Menschen anzustecken. Impfungen sind damit nicht nur Selbst-, sondern auch Fremdschutz.[9] Zusätzlich gibt es Hinweise, dass die Entwicklung anhaltender Beschwerden von der Viruslast im Rahmen der Primärinfektion abhängig ist. Hohe Viruslast – höheres Risiko für Long Covid.[10] Dies würde im Umkehrschluss bedeuten: Reduziert die Impfung die Viruslast, sinkt das Long-Covid-Risiko.

Anhand der aktuell vorliegenden Daten kann man sagen, dass geimpfte Menschen ein geringeres Risiko haben, Long Covid zu entwickeln. Völlig ausgeschlossen ist es aber leider nicht. Wahrscheinlich ist das Risiko im Vergleich zu ungeimpften Personen ungefähr halbiert. Das heißt, wir müssen weiterhin mit einem gewissen Risiko für Long Covid leben. Vor diesem Hintergrund ist es sinnvoll, eine Coronainfektion möglichst zu verhindern.

Die Covid-19-Erkrankung ausheilen lassen

Ist es dennoch zu einer Ansteckung gekommen, sollten Sie anerkennen, dass die Genesung von einer Covid-19-Erkrankung längere Zeit in Anspruch nimmt als bei einer gewöhnlichen Erkältungskrankheit. Weil das Blut- und Gefäßsystem mit beteiligt sind, benötigen die verursachten Schäden länger, bis sie ausgeheilt sind. Das bedeutet: Auch wenn sich die Symptome bereits abgeschwächt haben oder sogar völlig vorüber sind, müssen Sie sich schonen, um eine Chronifizierung zu verhindern. Wie weit die Genesung fortgeschritten ist, kann man unter anderem am Ruhepuls erkennen, der bei gesunden

Wie es mir ging

In Quarantäne

Ab sofort wohne, arbeite und schlafe ich im Gästezimmer: zwölf Quadratmeter, ein Kinderschreibtisch, ein Stuhl, ein Bett, ein Schränkchen. Aufenthalte im Wohnzimmer und in der Küche nur noch mit Maske. Auch am Esstisch halte ich zu allen Abstand und sitze selbst bei null Grad Celsius Außentemperatur direkt am weit geöffneten Fenster. So gelingt es zu verhindern, dass ich meinen Mann und meine Kinder anstecke. Sicherlich ist dies neben meiner nicht allzu hohen Viruslast der Tatsache geschuldet, dass Ansteckungen innerhalb eines Haushalts bei der Wildvariante des SARS-CoV-2-Virus nicht annähernd so häufig waren, wie sie bei allen folgenden Virusvarianten (etwa Delta, Omikron) sein werden. Dazu kommt eine gehörige Portion Glück. Glück, weil eine infizierte Person bereits einige Tage vor dem Auftreten von Symptomen und dem Nachweis der Infektion ansteckend ist, also die Viren unbemerkt über ihre Ausatemluft weitergibt.[11]

Menschen im Mittel 60 Schläge pro Minute beträgt. Einen wissenschaftlich relevanten Nachweis dafür, dass die Reaktion des Körpers auf eine Infektion mit SARS-CoV-2 nach einer Impfung deutlich kürzer ist als bei ungeimpften Menschen, ergaben die Auswertungen der Vitaldaten der Corona-Datenspende-App 2.0 des Robert-Koch-Instituts RKI.[12] Demnach erreicht der Ruhepuls von geimpften im Vergleich zu nicht geimpften Erkrankten in 60 statt in 120 Tagen seinen Ausgangswert: ein Zeichen dafür, dass der Körper nach der künstlichen Immunisierung durch die Impfung leichter mit dem Virus klarkommt – es schneller und effektiver bekämpft.

Geben Sie sich die Zeit, sich von der Erkrankung zu erholen. Verzichten Sie zunächst auf ein leistungsorientiertes Training. Akzeptieren Sie eine Einschränkung Ihrer allgemeinen Leistungsfähigkeit. Tipps zur Wiederaufnahme von sportlicher Aktivität nach Covid-19 finden Sie ab Seite 145.

Ruhepuls nach einer SARS-CoV-2-Infektion

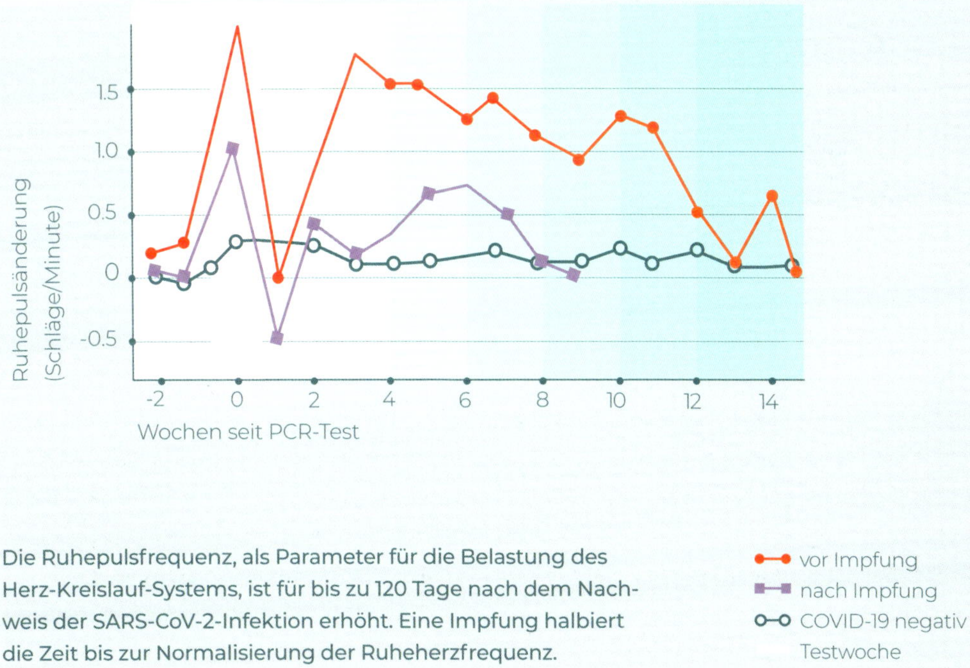

Die Ruhepulsfrequenz, als Parameter für die Belastung des Herz-Kreislauf-Systems, ist für bis zu 120 Tage nach dem Nachweis der SARS-CoV-2-Infektion erhöht. Eine Impfung halbiert die Zeit bis zur Normalisierung der Ruheherzfrequenz.

Sie können damit die Wahrscheinlichkeit, dass sich anhaltende chronische Probleme entwickeln, deutlich reduzieren. Vertrauen Sie objektiven Kriterien wie der Schlafqualität und dem Herzfrequenzverlauf. Diese sind über Smartwatches oder Fitnesstracker leicht zu erheben und helfen, die Rückkehr zu gewohnten Aktivitäten anzupassen. Ihre Intuition allein ist im Fall von Covid-19 kein guter Ratgeber!

Wie es mir ging

Wo habe ich mich bloß angesteckt?

Wie sich bald herausstellt, bin ich Teil des ersten Ausbruchsgeschehens in unserem Krankenhaus: einem Haus mit einem hervorragenden, klaren und transparenten Hygienekonzept, darunter eine seit mehreren Wochen bestehende FFP2-Maskenpflicht. Realität ist aber eben auch, dass sich bei einem hohen Infektionsgeschehen in der Bevölkerung Infektionen selbst in sehr gut geschützten Bereichen nicht verhindern lassen. Menschen, die im Gesundheits- und Pflegedienst tätig sind und direkten Kontakt mit Patienten haben, haben nachweislich das höchste Infektionsrisiko![13]

Den sogenannten Indexpatienten des Ausbruchs haben wir trotz intensiver Kontaktnachverfolgung nie gefunden. Hier zeigt sich ein weiteres relevantes Problem bei der Eindämmung eines Infektionsgeschehens. Nicht nur die Tatsache, dass das Virus einige Tage lang übertragen wird, bevor der Virusträger Symptome entwickelt, ist eine Besonderheit. Auch asymptomatische Virusträger (Personen, die das Virus in sich haben, aber keine Symptome einer Erkrankung entwickeln) verbreiten das Virus und sorgen auf diese Weise für die Aufrechterhaltung von Infektionsketten. Unsere kleine Abteilung ist durch die verpflichtende Quarantäne all meiner Kontaktpersonen schnell halbiert und damit an den Rand der Handlungsunfähigkeit gebracht. Also kommen noch zwei Monitore und der Computer in meine häusliche Quarantänestation. Dank dieses Homeoffice-Arbeitsplatzes kann ich, zumindest in den ersten fünf Tagen meiner Erkrankung, mithelfen, die Abläufe in unserer Abteilung aufrechtzuerhalten.

WIE SIE EINE CHRONIFIZIERUNG VERMEIDEN

Vielleicht haben Sie Ihre Covid-19-Erkrankung kaum bemerkt oder Sie hatten einen milden Verlauf und kaum Symptome? Doch als Sie nach Ablauf der Quarantänefrist Ihr gewohntes Leben wieder aufnehmen, stellen Sie fest, dass Sie bei Tätigkeiten, die bisher keine besondere Belastung darstellten, leichter erschöpfen? Dass Sie schneller außer Atem geraten, sich nicht lange konzentrieren können und sich nach einem völlig normalen Tag wie erschlagen fühlen? Frühe Anzeichen für anhaltende Folgen der Covid-19-Erkrankung können auch Schlafstörungen sein.

- Die wichtigste Maßnahme: Gönnen Sie sich nach überstandener Covid-19-Erkrankung ausreichend viel **Ruhe und Erholung.** Geben Sie Ihrem Körper die Zeit, die er zur Genesung braucht: Warten Sie nach dem Abklingen der Symptome der Covid-19-Erkrankung noch mindestens 14 Tage ab, bevor Sie sich wieder körperlich oder kognitiv stärker belasten.
- Erster Ansprechpartner bei Problemen, die Ihren beruflichen und familiären Alltag beeinträchtigen, ist **Ihre Hausärztin oder Ihr Hausarzt.**
- Sollten Symptome wie Atemnot, Herzstolpern, Brustschmerzen oder neurologische Symptome bestehen, wird sie/er Sie zu **Fachärzten** überweisen.
- Eventuell können **physiotherapeutische Ansätze** wie Atemtherapie oder Ergotherapie sinnvoll sein.
- Besprechen Sie, wie lange eine **Arbeitsunfähigkeit** notwendig ist und wie der Wiedereinstieg in den beruflichen Alltag gelingen kann.
- Gestalten Sie Ihren **beruflichen Alltag** so, dass Sie ihn bewältigen können. Suchen Sie das Gespräch mit Ihrem Vorgesetzten oder Arbeitgeber, um gegebenenfalls Ihren Aufgabenbereich anzupassen. Damit stoßen Sie nicht immer auf Verständnis, andererseits weiß man, dass Präsentismus (Anwesenheit am Arbeitsplatz trotz gesundheitlicher Einschränkung) aus Unternehmenssicht die wirtschaftlich schlechtere Variante ist. Am Ende ist allen mehr damit gedient, dass Sie nach der **Erholung** von der Erkrankung Ihre volle **Leistungsfähigkeit** wiedererlangen. Auch dann, wenn dies einige Wochen in Anspruch nehmen sollte.

Nicht jeder, der nach Covid-19 längere Zeit an Symptomen leidet, wird Long Covid oder ein Post-Covid-Syndrom entwickeln. Die Chance, dass sich Beschwerden zurückbilden, ist gut, wenn Sie bestehende Einschränkungen respektieren. Der Zwang, diese zu übergehen, ist kontraproduktiv und führt im schlechten Fall dazu, dass die Beschwerden chronisch werden.

2

DER GANZE MENSCH IST BETROFFEN

Symptome, die im Rahmen einer Covid-19-Erkrankung oder in ihrer Folge auftreten, könnten vielfältiger nicht sein. Manche entstehen am Anfang der Erkrankung, andere kommen später hinzu und bestimmen den chronischen Verlauf mit. Insbesondere langfristige Beschwerden sind dadurch geprägt, dass sie den gesamten Organismus betreffen. Zu wissen, wie und warum es zu den Symptomen kommt, wird Ihnen helfen, besser mit ihnen umzugehen.

SYMPTOMBILDER

Welche Symptome sind typisch und wie treten sie in Erscheinung

Unter der Krankheitsbezeichnung Long Covid werden mehr als 200 Symptome zusammengefasst. Allein die immense Anzahl verwirrt und macht die Einordnung schwierig. Laut WHO-Definition ist jedes Symptom Covid-19 zuzuordnen, das vor der SARS-CoV-2-Infektion nicht bestand und für welches keine andere Ursache als die Covid-19-Erkrankung zu finden ist.

Wie können Sie persönlich herausfinden, ob Beschwerden mit Covid-19 zusammenhängen oder nicht? Nicht selten werden Auslöser im Zusammenhang mit dem Alter einer Person, mit den Wechseljahren, der Pubertät oder eben pandemiebedingten Stresssituationen als Erklärungsversuche bemüht. Das führt häufig in die Irre, erschwert die korrekte Diagnose und verzögert die Einleitung der angemessenen Maßnahmen. In diesem Kapitel schauen wir uns die Symptome daher der Reihe nach näher an.

Zunächst ist es hilfreich, akut auftretende Symptome von denen zu trennen, die langfristig bestehen können oder erst mit Verzögerung einsetzen. Wir werden feststellen, dass nicht alle Symptome zur gleichen Zeit auftreten. Wenn man die Schilderungen von vielen Hunderttausenden Menschen betrachtet, ergeben sich allerdings typische Muster. Fakt ist, dass der ganze Körper betroffen sein kann, weil das Virus über den ACE2-Rezeptor vielfältige Angriffspunkte findet *(siehe Seite 21)*. Schaffen wir also zunächst ein wenig Ordnung, indem wir häufige Symptome Organsystemen zuordnen. Zu den betroffenen Organsystemen *(siehe Grafik rechts)* gehören:

- die Atemwege und Lunge (Kurzatmigkeit, Husten, Halsschmerzen, Heiserkeit, Nasenschleimhautprobleme, Niesen, Verhärtung des Lungengewebes),
- das gesamte Gefäßsystem (Durchblutungsstörungen, Trombosen, Schwindel),
- das Herz und Herz-Kreislauf-System (Herzrhythmusstörungen, Blutdruck, Brustschmerzen, Engegefühle in der Brust, Herzmuskelentzündungen),

PRAKTISCH ALLE ORGANE KÖNNEN BETROFFEN SEIN

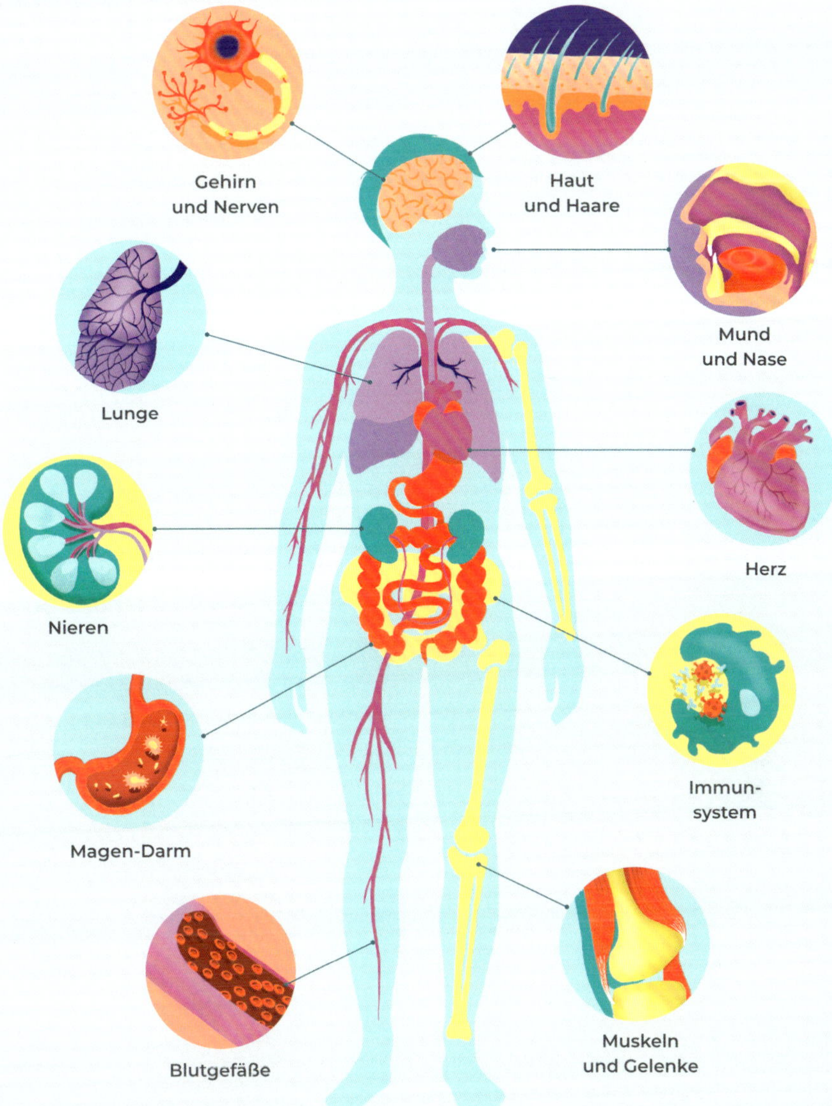

Erbmaterial des SARS-CoV-2-Virus und auch durch das Virus hervorgerufene Veränderungen konnten in praktisch allen Organen und Organsystemen nachgewiesen werden. Es ist daher nicht auszuschließen, dass es bei vielen Covid-19-Patienten zu nachhaltigen Schäden kommt.

- Hals, Nase, Ohren und Augen (Geruchs- und Geschmacksverlust, Halsschmerzen, Husten, Sehstörungen, Tinnitus),
- die Haut (Allergien, Haarausfall und Hautausschläge),
- das Gehirn und das Nervensystem (Ängste, Brain Fog, Depressionen, Gedächtnisprobleme, Kopfschmerzen, Konzentrations- und Schlafstörungen, Schwindel),
- die Nieren (Nierenschwäche),
- der Verdauungstrakt (Appetitlosigkeit, Bauchschmerzen, Durchfall, Übelkeit),
- der Bewegungsapparat (Muskel- und Gelenkschmerzen, Schmerzen in den Beinen, Nervenkribbeln),
- sowie das Immunsystem und der Hormonhaushalt (Autoimmunerkrankungen, Diabetes, Schilddrüsenprobleme).

Typische Symptome während der Covid-19-Erkrankung

Schauen wir uns zunächst die häufigsten Symptome im Rahmen der Akuterkrankung an. Für ein Virus, das über die Atemwege übertragen wird, ist es nicht verwunderlich, dass zuallererst Beschwerden im Bereich der Atemwege und Lunge auftreten: Halsschmerzen, Husten und Atembeschwerden stehen zu Beginn der Erkrankung im Vordergrund. Zusätzlich kommt es zu einer erhöhten Körpertemperatur oder Fieber als Ausdruck der Reaktion des Körpers auf die Viruserkrankung. Zu den frühen Symptomen im Krankheitsverlauf gehören außerdem eine extreme Schwäche und ein Engegefühl in der Brust.

Im Rahmen der Akuterkrankung folgen auf diese frühen Symptome häufig Beschwerden wie Muskel- und Gliederschmerzen, Durchfall, Kopfschmerzen, Einschränkungen von Geruchs- und Geschmackssinn, Schlafstörungen, Herzrasen und Schwindel.

Was passiert nach dem Abklingen der Akutsymptome?

Neben den akut auftretenden Beschwerden, die im Zusammenhang mit dem Virusbefall der Atemwege stehen, gibt es vielfältige Symptome in allen Organsystemen. Diese entwickeln sich oft erst verzögert nach dem Abklingen der Akutsymptome. Dazu gehören Einschränkungen, die unsere Hirnleistungen betreffen und häufig unter dem Begriff Brain Fog zusammengefasst werden, ebenso wie die Belastungsintoleranz oder PEM *(siehe Seite 98–103)*, die als Kardinalsymptom der postviralen Fatigue zu betrachten ist und gleichzeitig die Überschneidung zum Krankheitsbild ME/CFS darstellt *(siehe Seite 104–115)*. Außerdem kann es zu Veränderungen am Herz und an den Gefäßen kommen. Andere häufige Symptome, die erst mehrere Wochen nach der Covid-19-Erkrankung auftreten, sind beispielsweise Haarausfall, neu auftretende Allergien, Tinnitus, Tremor, Muskelschmerzen, Verdauungsstörungen und Hautveränderungen. Das Virus ist also in der Lage, direkt und indirekt Schäden in unserem gesamten Organismus zu verursachen.

Das Virus dringt in die Zellen ein

Um sein Unwesen in den Organen und Geweben seines menschlichen Wirts treiben zu können, nutzt das SARS-CoV-2-Virus den ACE2-Rezeptor als Eintrittspforte in seine Zellen *(siehe Seite 21)*. Diese Rezeptoren finden sich nahezu überall in unserem Körper. Gehäuft nachweisbar sind sie in unseren Atemwegen, den Gefäßwänden, dem Herz, den Nieren und den Harnwegen, dem Verdauungstrakt sowie in einigen Arealen unseres Gehirns. Ist das Immunsystem nicht in der Lage, das Virus zu bekämpfen und unschädlich zu machen, kann es an den unterschiedlichsten Stellen im Organismus Schaden anrichten.

Betrachten wir nun die Entstehung und Entwicklung von Long Covid im Einzelnen, inklusive der wichtigsten daran beteiligten Krankheitsursachen. Sie werden merken, dass die wesentliche Ursache nahezu aller Organveränderungen die Art und Weise ist, wie das Virus in unserem Körper Schäden verursacht. Diese Krankheitsmechanismen *(Pathomechanismen)* entfalten organübergreifend ihre Wirkung. Der Übersichtlichkeit halber betrachten wir die Symptome auf den folgenden Seiten organbezogen.

ATEMWEGE UND LUNGE

Wenn Kurzatmigkeit und Husten zur Belastung werden

Atemnot gehört zu den häufigsten Langzeitfolgen nach einer SARS-CoV-2-Infektion. Jede Zelle unseres Körpers ist auf Sauerstoff angewiesen, um zu funktionieren. Ohne Sauerstoff gehen die Zellen zugrunde. Über die Atemluft führen wir unserem Körper Sauerstoff zu, der über die Lunge und das Gefäßsystem in unseren Organismus gelangt. Pro Atemzug nimmt die Lunge etwa einen halben Liter Luft auf, das sind rund 12 000 Liter pro Tag. Ist die Sauerstoffversorgung des Körpers gestört, hat das zahlreiche gesundheitliche Folgen.

Prinzipiell unterscheidet man obere und untere Atemwege. Zu den oberen Atemwegen gehören Mund, Nase und Rachen. Sie sind das Einfallstor in unseren Körper für Viren, die sich über Aerosole beziehungsweise die Atemluft verbreiten. Hier erfolgt die Vermehrung des Virus, aber auch die erste Abwehr. Gelingt es den Viren, die angeborene Immunabwehr *(siehe Seite 27–29)* zu überwinden, können sie in die unteren Atemwege eindringen und schwerwiegende Veränderungen in unserem Körper bewirken. Die Grenze zwischen oberen und unteren Atemwegen ist der Kehlkopf.

Husten gehört zu einem der häufigsten Symptome einer Covid-19-Erkrankung. Betroffene schildern meist auch nur ein unproduktives Hüsteln, den sogenannten Reizhusten. Gemeint ist damit ein eher trockener Hustenreiz, ohne dass Schleim abgehustet wird. Betroffene empfinden das so, als würde man ihnen mit einem Federkiel über die Kehle streichen. Von anderen grippalen Infekten kennt man einen tiefen, bellenden Husten, der Schleim aus den unteren Atemwegen nach oben befördert.

Die Ausbreitung der Infektion auf die unteren Atemwege wird als Brennen der Lunge wahrgenommen. Manchen Betroffenen kommt es so vor, als würden sie einen Panzer tragen, der sie einengt und der verhindert, dass sich die

Wie kommt es zum Hustenreiz?

Husten ist eigentlich eine **Reaktion unseres Körpers auf Schleim,** der in den Atemwegen gebildet wurde. Durch das Husten soll der Schleim aus den Atemwegen Richtung Rachen- und Mundraum befördert und entfernt werden. Schleim entsteht dann, wenn in unseren Atemwegen eine Entzündung abläuft. Bei den »milden« Fällen einer Covid-19-Erkrankung liegt häufig keine schwerwiegende Beeinträchtigung der Lungenfunktion vor. Es kommt dann lediglich zum **Anschwellen der Schleimhäute,** die unsere Atemwege als Oberfläche auskleiden. Diese Schwellung macht die Atemwege **überempfindlich für kleinste Reize.** Als Reiz können typische Allergene (Pollen, Hausstaub oder Ähnliches) Stress oder Anstrengung wirken. Wir reagieren mit einem Husten oder Hüsteln, das im Prinzip sinnlos ist: Da kein Schleim vorhanden ist, kann das Husten weder eine Wirkung haben noch eine Verbesserung herbeiführen. Es ist anstrengend, verbraucht unnötig Energie und kann sich zu Hustensalven entwickeln, die extrem störend sein können. Es gibt Techniken, die Ihnen helfen können, den **Hustenreiz zu unterdrücken und damit Energie zu sparen** sowie die störenden Hustensalven zu verhindern *(siehe Seite 153)*.

Lungenbläschen ausreichend mit Luft füllen können. Sie beschreiben häufig ein Gefühl, als läge ein großes Gewicht auf ihrem Brustkorb. Bis zu einem Drittel der Menschen, die eine Covid-19-Erkrankung hinter sich gebracht haben, klagen über allgemeine Kurzatmigkeit, ein Beklemmungsgefühl im Brustkorb oder Luftnot in Belastungssituationen. Diese Beschwerden halten teilweise über mehrere Monate an.

Atemmechanik und Atemmuskulatur

Was aber verbirgt sich hinter diesen Beschwerden? Wie kommen sie zustande? Um diese Fragen zu beantworten, ist es hilfreich zu wissen, wie unsere Atmung funktioniert, welche Mechanismen am Vorgang des Einatmens (Inspiration) und des Ausatmens (Expiration) beteiligt sind und wie diese gesteuert werden.

Prinzipiell sind für den Atemvorgang verschiedene Muskeln von Bedeutung. Der wichtigste ist unser Zwerchfell, eine Muskelplatte, die kuppelförmig zwischen Brust- und Bauchraum liegt und beide voneinander trennt. Das Zwerchfell bewegt sich beim Einatmen nach unten Richtung Bauchnabel und vergrößert somit unseren Brustraum. Durch die Anspannung flacht es ab: Aus der Kuppel wird eine flache Platte. Durch den entstehenden Sog dehnen sich die Lungenflügel aus und nehmen Sauerstoff auf. Beim Ausatmen bewegt sich das Zwerchfell wieder nach oben – folglich erschlaffen die Lungenflügel und der Brustraum wird kleiner.

Unterstützt wird das Zwerchfell in seiner Funktion von der Atemhilfsmuskulatur. Diese trägt ebenfalls zur Erweiterung beziehungsweise Verengung des Brustraums bei. Die Atemhilfsmuskulatur befindet sich, ebenso wie das

Atmung und Zwerchfell

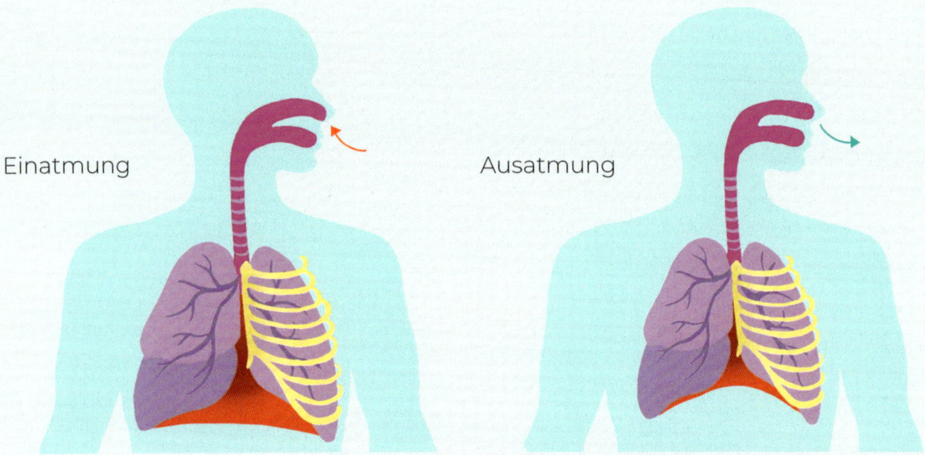

Wenn Sie einatmen (Inspiration), bewegt sich das Zwerchfell nach unten und Brustkorb und Lunge dehnen sich aus. Atmen Sie aus (Expiration), bewegt sich das Zwerchfell nach oben, Brustkorb und Lunge ziehen sich wieder zusammen.

Das Zwerchfell

Das etwa drei bis fünf Millimeter dicke Zwerchfell ist unser **wichtigster Atemmuskel** und trennt zugleich den Brustraum und die Bauchhöhle voneinander. Bei jedem Atemvorgang bewegt es sich ungefähr zehn bis zwölf Zentimeter und das **etwa 20 000-mal am Tag** – bei 12 bis 18 Atemzügen pro Minute. Bis zu 70 Prozent der Luft eines Atemzugs werden unter Ruhebedingungen allein durch das Zwerchfell bewegt. Durch seine Bewegungen unterstützt es auch den Blutkreislauf und mobilisert alle Bauchorgane – wichtig für eine intakte Vedauung.

Zwerchfell, im Brustraum. Zur Atemhilfsmuskulatur gehören außerdem die Muskulatur zwischen den Rippen (also die inneren und äußeren Zwischenrippenmuskeln) sowie die vorderen, hinteren oberen und hinteren unteren Sägemuskeln, die im Brustkorb ansetzen.

Die Mechanik des Atemvorgangs kann man sich gut als Kolbenprinzip vorstellen. Demnach bewegt sich das Zwerchfell beim Einatmen wie ein Kolben (in einer Maschine) nach unten, erzeugt somit einen Unterdruck und einen Leerraum, in den Luft angesaugt wird. Die Lunge selbst hat, nachdem sie den Atemvorgang beendet hat, die Tendenz, sich von selbst wieder zusammenzuziehen. Damit wird das Volumen der Lungenflügel kleiner. Die Atemmuskulatur folgt dieser Tendenz und auch das Zwerchfell bewegt sich nach oben, verkleinert somit den Brustraum – und alle Beteiligten treiben so die Ausatemluft aus den Atemwegen.

Diese Vorgänge werden vom Atemzentrum im Gehirn gesteuert und über Nerven zum Zwerchfell und der Atemhilfsmuskulatur weitergeleitet. Schwierigkeiten beim Atemvorgang können also Probleme auf der Ebene des Atemzentrums im Gehirn, auf der Ebene der Nervenleitung zur Atemmuskulatur oder auch auf der Ebene der Atemmuskulatur selbst zugrunde liegen. Vor diesem Hintergrund kann man sich gut vorstellen, dass für Menschen, die unter einer Belastungsintoleranz *(siehe Seite 98–103)* leiden, allein das Atmen eine kraft- und energieraubende Anstrengung sein kann. Übungen, die dazu führen, dass die Atmung effektiver wird, können helfen, Energie einzusparen *(siehe Seite 148–155)*.

Entzündliche Veränderungen der Atemwege

Neben der Beeinträchtigung der Atemmechanik können auch entzündliche Veränderungen in den Atemwegen zu Störungen der Atmung und des Sauerstoffaustauschs in der Lunge führen.

Am Gasaustausch sind insgesamt ungefähr 300 Millionen Lungenbläschen und die Blutgefäße der Lunge beteiligt. Sauerstoff, der mit der Einatmung die Lungenbläschen erreicht, wird an kleine Blutgefäße (Kapillare), die eng benachbart zu den Lungenbläschen verlaufen, abgegeben. Mit dem Blutstrom wird der Sauerstoff dann zu allen Geweben und Organen unseres Körpers transportiert. Der Sauerstoff- und Kohlendioxidaustausch zwischen Lungenbläschen und Blutgefäßen wird als Diffusion bezeichnet; die Störung dieses Vorgangs als Diffusionsstörung. Störungen im Gasaustausch der Lunge werden mithilfe einer Lungenfunktionsprüfung (LUFU) festgestellt, die Bestandteil jeder pulmologischen Untersuchung ist.

Durch die Abwehrreaktion unseres Körpers auf das Virus kommt es zunächst zu einer Entzündung im Bereich der Atemwege. Entzündung bedeutet in diesem Fall: Die Schleimhäute der Atemwege schwellen an und verengen sich, sodass der Atemvorgang erschwert ist. Die Atemmuskulatur muss mehr Leistung erbringen und benötigt mehr Energie, um die gleiche Menge Sauerstoff in unsere Lungenbläschen (Alveolen) zu transportieren. Zusätzlich setzt sich in den Lungenbläschen Schleim ab, der durch die Entzündungsreaktion entsteht. Dieser wird teilweise durch den Hustenvorgang abgehustet und somit aus den Lungenbläschen entfernt. Gelingt dies nicht vollständig, verkleinert sich die Oberfläche der Lunge, die für den Gasaustausch zur Verfügung steht – bei einem Erwachsenen immerhin ungefähr 100 Quadratmeter. Die Folge: Weniger Sauerstoff gelangt in unser Blut, sodass dem gesamten Organismus weniger »Treibstoff« zur Verfügung steht, aus dem er Energie herstellen kann. All unsere Systeme laufen auf Sparflamme.

Verminderter Gasaustausch in der Lunge

Ein weiteres zentrales Problemfeld einer Infektion mit SARS-CoV-2 ist die Erkrankung der Blutgefäße und die Veränderung in Abläufen der Blutgerinnung *(siehe Seite 65)*. So sind entzündliche Veränderungen der Gefäßinnenwände sowie eine vermehrte Gerinnselbildung in unserem Blut zu beobachten. Beide Mechanismen führen dazu, dass insbesondere kleine Blutgefäße verstopfen und damit entweder vermindert oder überhaupt nicht mehr durchblutet werden. Das hat weitreichende Folgen auf den gesamten Organismus.

Der Gasaustausch in den Lungenbläschen

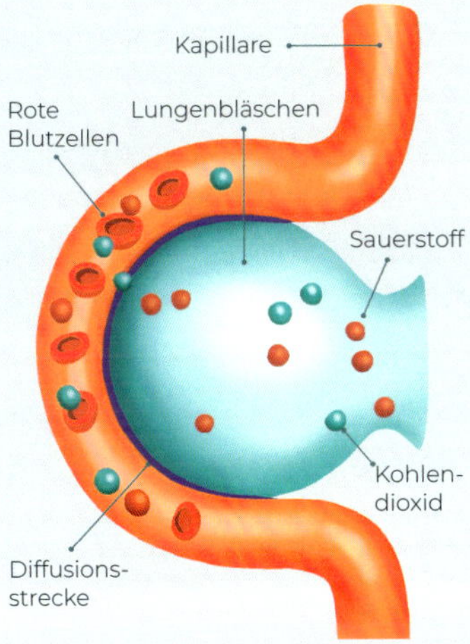

So funktioniert der Gasaustausch in der Lunge: Beim Einatmen erreicht Sauerstoff die Lungenbläschen (Alveolen) und gelangt aus diesen ins Blut, gleichzeitig wird Kohlendioxid aus dem Blut an die Alveolen abgegeben und verlässt beim Ausatmen über die Lunge den Körper.

Im Bereich der Lunge stehen diese Gefäße dann nicht mehr zum Gasaustausch zur Verfügung. Man kann sich gut vorstellen, dass die Atmung als Folge der verminderten Sauerstoffsättigung des Blutes intensiviert wird. Unser Körper nutzt verschiedene Mechanismen, um dieses Defizit auszugleichen. Zunächst steigt die Atemfrequenz, also die Anzahl der Atemzüge pro Minute, nach dem Motto: mehr Atemzüge, mehr Sauerstoff. Die Atemhilfsmuskulatur wird verstärkt eingesetzt, um das Zwerchfell zu unterstützen. So haben Sie beispielsweise beim Bergaufwandern Ihre Atemhilfsmuskulatur bestimmt schon einmal verstärkt eingesetzt: Sie haben dann Ihre Arme in die Seiten gestemmt und so Ihre Atemhilfsmuskulatur unterstützt. Dadurch wird die Atemtiefe verstärkt, weil auch die kleinsten und am weitesten von den großen Atemwegen entfernt liegenden Alveolen in den Sauerstoffaustausch miteinbezogen werden. Allerdings kommt es bei Covid-19 darüber hinaus in den kleinen Blutgefäßen, die die Atemhilfsmuskulatur mit Blut versorgen, zu Durchblutungsstörungen. Dadurch kann zusätzlich zu den Störungen im Bereich der Lunge die Kraft der Atemhilfsmuskulatur reduziert sein.

Ein anderer Mechanismus, den unser Körper nutzt, um den Sauerstoffmangel auszugleichen, ist die Steigerung der Herzfrequenz. Wenn das Herz schneller pumpt, fließt mehr Blut durch den Körper und durch die Blutgefäße der Lunge. Folglich kann mehr Sauerstoff aus den Alveolen aufgenommen und Kohlendioxid aus dem Blut an die Alveolen abgegeben werden.

HERZSYMPTOME

Wenn das Herz rast und stolpert

Veränderungen am Herz nach einer Covid-19-Erkrankung sind nicht untypisch. Was ist los, wenn Ihr Herz plötzlich rast oder stolpert? Ist das gefährlich? Wie können Sie diese Symptome eventuell beeinflussen oder lernen, mit ihnen umzugehen?

Wenn es um unser Herz geht, wird es ernst und wir werden ängstlich. Es ist völlig selbstverständlich, dass das Herz ohne unser Zutun funktioniert, was nichts anderes heißt, als dass es ungefähr 60-mal pro Minute zuverlässig schlägt. Warum es dies tut und ob es das tut, daran verschwenden wir normalerweise keinen Gedanken. Erst wenn wir spüren, dass mit dem Herz irgendwas nicht in Ordnung ist, gerät es in unser Bewusstsein. Herzbeschwerden lösen nicht selten existenzielle Ängste aus. Gefühle wie Kontrollverlust, Ausgeliefertsein und Todesangst verunsichern die Betroffenen zutiefst. Sie fragen sich: Wie lange wird mein Herz noch schlagen? Warum stolpert es? Was bedeutet dieses Stolpern? Hört es irgendwann vielleicht einfach auf zu schlagen? Wenn wir spüren, dass etwas mit dem Herz nicht stimmt, fühlen wir uns bedroht.

Es ist wichtig, Herzbeschwerden unbedingt ernst zu nehmen: Gehen Sie also zum Arzt, um organische Ursachen auszuschließen und für sich selbst einen Weg zu finden, mit diesen Beschwerden umzugehen. Herzbeschwerden können sich in Form von Herzstolpern, Herzrasen, Enge- oder Druckgefühlen auf dem Brustkorb oder Luftnot äußern.

Natürlich spüren auch völlig gesunde Menschen ihr Herz in der einen oder anderen Situation: Wer schon mal zur Haltestelle gesprintet ist, um den letzten Nachtbus noch zu erwischen, weiß, wie es sich anfühlt, wenn einem das Herz »bis zum Hals schlägt«. Wir alle haben ab und zu sogenannte Extrasystolen, also Extraherzschläge. Diese fallen uns unter normalen, gesunden Umständen allerdings nicht auf. Und selbst wenn wir sie doch mal bemerken sollten, messen wir ihnen in der Regel keine Bedeutung bei. Sind wir krank und treten diese Extrasystolen häufiger auf, nehmen wir sie aber als Bedrohung wahr.

So funktioniert das Herz

Unser Herz ist die Zentrale unseres Herz-Kreislauf-Systems, es verbindet den Lungen- mit dem Körperkreislauf. Das Hohlorgan ist von einem kräftigen Muskel umgeben, wiegt 300 bis 350 Gramm und ist in etwa faustgroß. Pro Herzschlag pumpt es circa 70 Milliliter und pro Minute bereits fünf bis sechs Liter Blut durch unseren Körper und versorgt so all unsere Organe und Gewebe mit lebensnotwendigen Nährstoffen und Sauerstoff.

Unser Herz

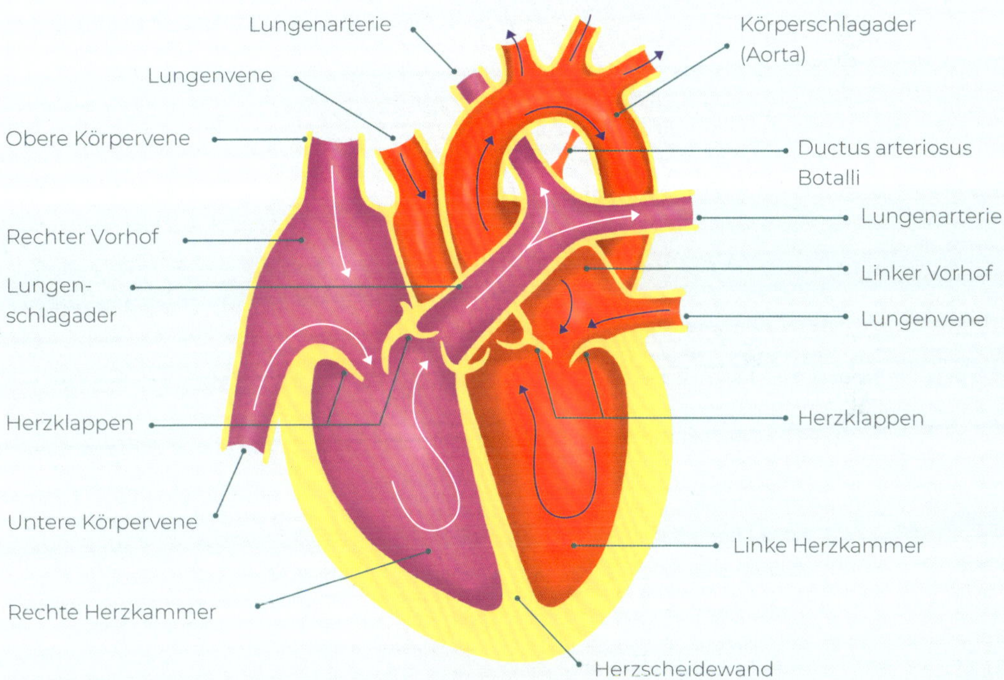

Das Herz sorgt dafür, dass unserem Körper stets ausreichend sauerstoffreiches Blut zur Verfügung gestellt wird. Voraussetzung dafür ist das reibungslose Zusammenspiel seiner Kammern und Klappen, die jederzeit einen gerichteten Blutfluss gewährleisten.

Eine Scheidewand (Septum) teilt das Herz in eine rechte und eine linke Hälfte. Jede Hälfte verfügt über eine Herzkammer (Ventrikel) und einen Vorhof (Atrium). Vorhöfe und Kammern wiederum sind durch Herzklappen (Trikuspidal- und Mitralklappe) voneinander getrennt, die wie Rückschlagventile funktionieren. Durch sie gelangt das Blut von den Vorhöfen in die Herzkammern, kann aber nicht zurückfließen. Auch die Ausgänge beider Kammern werden durch Herzklappen reguliert. Die Pulmonalklappe bildet den Übergang von der rechten Kammer in den Lungenkreislauf, die Aortenklappe den von der linken Herzkammer in den Körperkreislauf. Wichtig ist, dass alle Klappen dicht schließen. Tun sie das nicht – weil beispielsweise eine Klappe oder ihr Halteapparat defekt ist –, kann Blut zurückfließen und es kommt zur Herzschwäche (Herzinsuffizienz).

Die Herzwand ist aus drei Schichten aufgebaut – Endokard, Myokard und Epikard –, die insgesamt 0,5 bis einen Zentimeter dick sind. Die innerste Schicht, das Endokard, besteht wiederum aus drei Schichten. Die glatte Innenfläche, das Endothel, kleidet unsere Herzkammern aus und umhüllt die Herzklappen. Es sorgt dafür, dass das Blut gut über diese Fläche gleiten kann. Sollte es Unebenheiten aufweisen, würden sich Ablagerungen oder Gerinnsel bilden.

Die mittlere Schicht der Herzwand heißt Myokard, eine kräftige Muskelschicht, die im Bereich der linken Kammer bis zu zwölf Millimeter dick sein kann. Sie verrichtet die Pumparbeit des Herzes. Bei der Herzmuskulatur handelt es sich um glatte Muskulatur. Anders als die quer gestreifte Skelettmuskulatur, die wir willentlich ansteuern können, wird die glatte Muskulatur unwillentlich über das vegetative Nervensystem gesteuert. Das Erregungsleitungssystem *(siehe Grafik rechts),* das innerhalb des Myokards verläuft, überträgt dazu die Reize des vegetativen Nervensystems auf das Myokard und steuert somit dessen Pumprhythmus und -kraft.

Das Coronavirus kann das Herz angreifen und in seiner Funktion beeinträchtigen.

Die äußere Schicht der Herzwand ist das Epikard, das als dünne Haut unser Herz mitsamt den Herzkranzgefäßen umhüllt. Es produziert geringe Mengen einer klaren Flüssigkeit, die es ermöglicht, dass sich unser Herz im Herzbeutel (Perikard) bewegen kann.

Das Perikard ist eine Art Beutel, der das Herz beherbergt und es von benachbarten Organen abgrenzt. Eine Entzündung des Herzbeutels (Perikarditis) kann aufgrund entzündlicher Vorgänge am Herz entstehen und mittels Ultraschalluntersuchung (Echo-Kardiografie) diagnostiziert werden,

Das Erregungsleitungssystem des Herzes

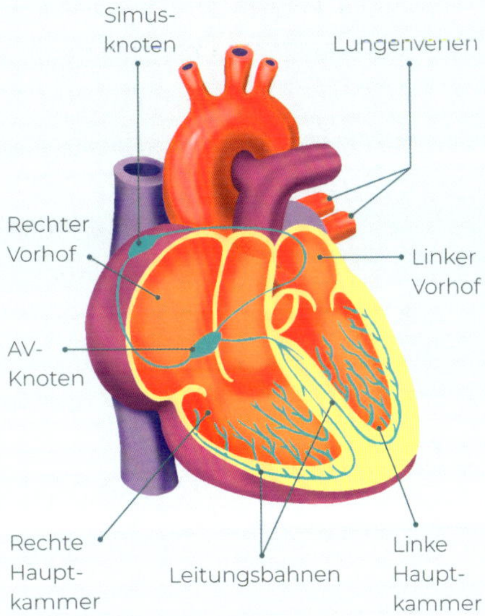

Das Erregungsleitungssystem bekommt seine Impulse über das vegetative Nervensystem. Unser Herzschlag ist also autonom und lässt sich willentlich nicht beeinflussen.

weil sich Flüssigkeit im Herzbeutel feststellen lässt. Sie kann Folge entzündlicher Veränderungen des Herzes sein. Natürlich muss auch das Herz selbst mit Blut versorgt werden. Diese Aufgabe übernehmen die Herzkranzgefäße, die wie ein Netz auf dem Herz liegen.

Das Erregungsleitungssystem des Herzes wird von vielen spezialisierten Zellen gebildet, die elektrische Impulse erzeugen, sowie von Leitungsbahnen, die diese Impulse weiterleiten. Es ist verantwortlich dafür, dass es überhaupt zur Kontraktion des Herzmuskels kommt. Der Sinusknoten ist der Taktgeber dieser elektrischen Erregung. Unter Ruhebedingungen löst er beispielsweise mit einer Frequenz von 60 bis 80 Schlägen pro Minute Impulse aus. Die Abstände zwischen den Impulsen sind bei einem herzgesunden Menschen annähernd gleich. Extrasystolen kommen immer mal vor, werden aber meist nicht bewusst wahrgenommen.

Prinzipiell unterscheidet man zwei Phasen im Ablauf eines Pumpzyklus: die Diastole oder Füllungsphase und die Systole oder Austreibungsphase. Die Diastole ist die Phase, in der sich beide Vorhöfe und die Herzkammern mit Blut füllen. Im rechten Herz ist es das sauerstoffarme Blut aus dem Körperkreislauf, das über die obere und untere Hohlvene in den rechten Vorhof angesaugt wird. Zeitgleich erreicht mit Sauerstoff angereichertes Blut aus dem Lungenkreislauf den linken Vorhof. Aus beiden Vorhöfen gelangt das Blut in die jeweiligen Herzkammern.

Die Systole ist die Phase, in der Blut aus den Kammern in die Kreisläufe ausgestoßen wird. Der rechte Ventrikel pumpt sauerstoffarmes Blut in den Lungenkreislauf, damit es dort mit Sauerstoff angereichert wird. Der linke Ventrikel pumpt »frisches« Blut in den Körperkreislauf. Während der Systole, der Austreibungsphase, sind die Mitral- und die Trikuspidalklappe geschlossen, um ein Rückfließen von Blut aus der Kammer in den Vorhof zu verhindern. Mit zunehmender Entleerung der Kammern sinkt der Druck in ihnen. Die nächste Füllungsphase wird eingeleitet.

Schäden, die SARS-CoV-2 am Herz verursacht

Bei Menschen, die eine SARS-CoV-2-Infektion erleiden, werden gehäuft Veränderungen im Bereich der Herzmuskulatur vorgefunden. Myokarditiden (Herzmuskelentzündungen) sind eine typische Komplikation viraler Infektionen. So verwundert es nicht, dass sie auch bei Covid-19 auftreten. Sie entstehen durch den direkten Virusbefall von Herzmuskelgewebe und die dadurch ausgelöste entzündliche Veränderungen. Herzmuskelentzündungen gehören auch zu den Nebenwirkungen einer Impfung gegen das Coronavirus, sind allerdings sehr selten. Das Risiko, durch die Impfung eine Herzmuskelentzündung zu bekommen, ist um ein Vielfaches niedriger als bei einer SARS-CoV-2-Infektion. Es liegt bei eins bis zehn zu 100 000 Impfungen.[1]

Verschlüsse kleiner Blutgefäße *(siehe Seite 62),* wie sie durch das Coronavirus ausgelöst werden, können auch am Herz Durchblutungsstörungen verursachen und damit den Untergang von Herzmuskelgewebe zur Folge haben. Verschlüsse von Herzkranzarterien führen zu Herzinfarkten, das heißt zur verminderten Durchblutung und zum Untergang von größeren Bezirken der Herzmuskulatur.

Besonders gefährdet sind Patienten, die bereits vor der Covid-19-Erkrankung unter einer Arterienverkalkung oder einer Herzerkrankung gelitten haben. Aber auch zuvor völlig gesunde, junge Menschen entwickeln Veränderungen, die besonders gut mithilfe einer Magnetresonanztomografie (MRT) sichtbar gemacht werden können. Aktuell geht man davon aus, dass dies bei zehn bis 20 Prozent der von Covid-19 betroffenen Menschen der Fall ist. Übrigens: Wie schwer die Akuterkrankung verlaufen ist, ist dabei nicht entscheidend.

Eine weitere Ursache für Herzprobleme ist die autonome Dysfunktion, der wir im Zusammenhang mit Long Covid häufiger begegnen *(siehe Seite 67)* und die in Studien bei dem überwiegenden Teil der Long-Covid- und ME/CFS-Betroffenen *(siehe Seite 104–115)* nachweisbar ist.[2] Dieser Symptomkomplex führt jedoch nicht zu sichtbaren morphologischen Veränderungen am Herz. Unsere Herzfunktionen werden über das vegetative Nervensystem gesteuert, je nachdem, welche Anforderungen gerade an unseren Körper gestellt werden: So sorgt es etwa für die Beschleunigung des Herzschlags, wenn mehr Blut in unseren Muskeln und Organen benötig wird. Bei einem Ungleichgewicht seiner Anteile (Sympathikus und Parasympathikus) kommt es zu Unregelmäßigkeiten und Abweichungen in Anpassungsmechanismen, die abseits unserer willentlichen Steuerung ablaufen. Das kann sich beispielsweise in einer unangemessenen Erhöhung des Herzschlags widerspiegeln. Spürbar und als sehr unangenehm empfunden werden inadäquate – als der Belastung unangemessene – Beschleunigungen des Herzschlags (Tachykardie). Außerdem kann es zu sogenanntem Herzstolpern oder Schwindel kommen *(siehe Seite 86)*.

Die Tatsache, dass diese Beschwerden Folge einer Störung im vegetativen Nervensystem (*siehe Seite 80–85*) sind, eröffnet die Möglichkeit, sie in unserem Sinne positiv zu beeinflussen. Alle Therapieansätze, die eine Wirkung auf das vegetative Nervensystem haben, können helfen, die Beschwerden zu lindern. In aller Regel beeinflussen sie die Aktivität des Vagusnervs und stärken damit den parasympathischen Anteil des vegetativen Nervensystems.

Die Rolle der ACE2-Rezeptoren

Über die besondere Affinität des SARS-CoV-2-Virus zu Organen, die einen hohen Anteil an ACE2-Rezeptoren aufweisen, haben wir bereits gesprochen. Auch Herzmuskelzellen besitzen ausgesprochen viele ACE2-Rezeptoren. Kein Wunder also, dass sich häufig Auffälligkeiten und krankhafte (pathologische) Befunde am Herz von Long-Covid-Betroffenen finden.

Auffallend oft sind Herzbeteiligungen bei Covid-19-Patienten mit schweren Verläufen, die im Krankenhaus behandelt wurden. Je nachdem, welche Patientengruppe man in den Fokus nimmt, zeigen bis zu 80 Prozent Auffälligkeiten am Herz.[3] Es ist davon auszugehen, dass Patienten, deren Akuterkrankung schwer verlief, häufiger solche Auffälligkeiten aufweisen. Allerdings sind auch Patienten mit einem leichten Verlauf so oft betroffen, dass man dies nicht ignorieren kann.

Prinzipiell sind Herzmuskelentzündungen nach viralen Infekten durchaus nicht neu. Es gibt viele Viren, für die entzündliche Veränderungen der Herzmuskulatur typisch sind: Zu den häufigen Erregern einer viralen Myokarditis gehören Adenoviren, das Coxsackie-Virus B, Echoviren, das Epstein-Barr-Virus (EBV), Hepatitis-C-Viren, das Humane Herpesvirus 6 (HHV-6), Influenzaviren A + B, das Parvovirus B19 und Zytomegalieviren (CMV).

Eine Myokarditis (Herzmuskelentzündung) ist darüber hinaus nicht nur die akute Virusinfektion des Herzmuskels, sondern kann auch eine verlängerte beziehungsweise verzögerte Autoimmunreaktion nach einer entsprechenden Infektion darstellen – also Ausdruck eines anhaltenden Entzündungsgeschehens sein. Dieses wird durch Anstrengung jedweder Art getriggert. Von diesen Triggern wird im Kapitel »Belastungsintoleranz« noch ausführlicher die Rede sein *(siehe Seite 98–103)*.

Lassen Sie Herzsymptome untersuchen

Nicht jede Veränderung des Herzschlags ist auf eine Myokarditis zurückzuführen. Vielleicht gehören Sie zu den Menschen, die immer mal wieder Herzbeschwerden spüren. Genauso wie andere Symptome können auch kardiale Beschwerden durch körperliche oder geistige Belastungen ausgelöst werden. Sollten Sie gehäuft spürbare Veränderungen wahrnehmen, ist es angebracht, diese medizinisch abzuklären. Ihre Kardiologin oder Ihr Kardiologe wird mit Ihnen besprechen, welche Untersuchungen sinnvoll sind. Während einer 24-Stunden-EKG-Aufzeichnung können beispielsweise Veränderungen im Herzrhythmus (Arrhythmie, Tachykardie, Bradykardie) nachgewiesen werden. Im Fall einer Herzbeteiligung kann es zu einer Abweichung bestimmter Blutwerte kommen. Ein Belastungs-EKG gibt Hinweise darauf, wie gut ihr Herz-Kreislauf-System auf eine körperliche Belastung reagiert. Eine Ultraschalluntersuchung (Echo-Kardiografie) macht deutlich, wie sich Ihr Herzmuskel bewegt, und kann entzündliche Veränderungen nachweisen.

Mithilfe dieser Untersuchungsmethoden wird man den Ursachen für Ihre Beschwerden auf den Grund gehen. Sollte bei Ihnen eine Myokarditis diagnostiziert werden, ist in aller Regel körperliche Ruhe zur Behandlung ausreichend. Ihre Herzmuskulatur benötigt zur Regeneration eine längere Phase der Erholung, in der Sie sich nicht übermäßig anstrengen sollten.[4]

ENERGIE-STOFFWECHSEL

Total schlapp und keine Energie mehr – was ist da los?

Viele Menschen, die von Long Covid betroffen sind, beschreiben ihren Zustand so oder ähnlich: »Ich fühl mich wie eine 45-jährige Frau im Körper einer 80-Jährigen« oder »Es ist, als hätte jemand meinen Stecker gezogen«. Tatsächlich kommen diese Beschreibungen dem zugrunde liegenden Problem schon sehr nahe.

Stellen Sie sich vor, Ihr Akku ist nie voll geladen, und wenn er leer ist, benötigt er deutlich länger, um einen Ladezustand zu erreichen, der alltägliche Verrichtungen wieder ermöglicht. Bei dieser als Fatique bezeichneten Symptomatik handelt es sich keineswegs um einen Mangel an mentaler Stärke, sondern um einen Mangel an Energie für körperliche Prozesse. Inzwischen kennt man verschiedene Faktoren, die dazu führen, dass es zu Problemen bei der Energiebereitstellung im menschlichen Körper kommen kann. Etwa:

- andauernde Entzündungsaktivitäten im Körper,
- eine verstärkte Neigung zur Blutgerinnung mit der Bildung von Gerinnseln,
- der Verschluss kleinster Blutgefäße des Kapillarbetts, die auch als Mikrozirkulationsstörung bezeichnet wird,
- der verminderte Transport von Sauerstoff und dessen Freisetzung,
- eine Störung der Energiebereitstellung beziehungsweise ATP-Produktion in den Mitochondrien,
- eine Störung des vegetativen Nervensystems (autonome Dysfunktion).

Die genannten Faktoren wirken nicht unabhängig voneinander, sondern bedingen und verstärken sich gegenseitig. Sie sind dafür verantwortlich, dass unser Organismus aus seinem dynamischen Gleichgewicht (der Homöostase) gebracht wird. Die entsehende Fatigue ist letztendlich Ausdruck eines Energiesparmodus, der zum Ziel hat, lebensnotwendige Systeme zu erhalten.

So funktioniert das Gefäßsystem

Unser Blutgefäßsystem besteht zu 20 Prozent aus Arterien, zu 75 Prozent aus Venen und zu fünf Prozent aus Kapillargefäßen. Im Körperkreislauf transportieren die Arterien »frisches«, sauerstoffreiches Blut vom Herz in unsere Organe und Gewebe; die Venen führen »verbrauchtes«, sauerstoffarmes Blut zum Herz zurück. Im Lungenkreislauf sind die Verhältnisse umgekehrt. Hier fließt verbrauchtes Blut in Arterien zur Lunge, um dort Sauerstoff aufzunehmen. Sauerstoffreiches Blut fließt in den Lungenvenen zurück Richtung Herz. Kapillargefäße bilden den Ort des Stoffaustauschs zu den verbrauchenden Organen und Geweben.

➤ Die Arterien

Arterien besitzen kräftige Gefäßwände, die aus drei Schichten bestehen. Die Innenschicht, Intima, wird vom Endothel gebildet. Die mittlere Schicht, Media, entspricht der Muskelschicht der Arterie. Die Adventitia bildet die Haut der Arterien. In ihr verlaufen kleinste Gefäße und Nerven, die für die Versorgung und Steuerung der Arterien zuständig sind.

Die Intaktheit des Endothels ist entscheidend für einen ungehinderten Blutfluss und den Austausch von Nährstoffen und Sauerstoff. Verletzungen dieser Zellschicht, aber auch entzündliche Veränderungen führen dazu, dass das Endothel seinen Aufgaben nicht gerecht werden kann. So können durch Arterienverkalkung Engstellen entstehen und Gerinnungsvorgänge im Blut aktiviert werden, in deren Folge es zu einer eingeschränkten Durchblutung von Organen und Geweben kommen kann.

Die Muskelschicht der Arterien besteht aus glatter Muskulatur, sodass sich diese Gefäße ausdehnen und zusammenziehen können. Die Steuerung erfolgt über das vegetative Nervensystem sowie Rezeptoren der Muskelzellen, an die die entsprechenden Botenstoffe (Neurotransmitter) binden. Der Parasympathikus sorgt dafür, dass sich Arteriolen weiten, der Sympathikus ist dafür zuständig, dass sie sich verengen. Arteriolen sind die kleinen, mit dem Auge eben noch sichtbaren Gefäße, die dem Kapillarbett vorgeschaltet sind. Sie werden auch als Widerstandsgefäße bezeichnet, da sie durch die Eng- oder Weitstellung maßgeblich daran beteiligt sind, unseren Blutdruck zu regulieren. In Notsituationen führt die Verengung der Arteriolen dazu, dass der Gefäßwiderstand und damit der Blutdruck steigen.

In den Arterien herrscht ein Druck von 75 bis 100 Millimeter Quecksilbersäule. Durch die großen Arterien fließt das Blut mit einer Geschwindigkeit von knapp vier Stundenkilometern, je kleiner ihr Durchmesser, desto geringer wird die Fließgeschwindigkeit. Im Kapillarbett hat sich das Gefäßsystem so weit verzweigt, dass der Gesamtquerschnitt der Gefäße maximal erhöht ist. Kapillargefäße sind die kleinsten Gefäße in unserem Körper. Durch die extrem verlangsamte Fließgeschwindigkeit des Bluts bestehen ideale Voraussetzungen zum Stoffaustausch mit Organen und Geweben. So ist der Gesamtquerschnitt im Vergleich zur Aorta (der Hauptschlagader) 800-fach erhöht, die Fließgeschwindigkeit um den Faktor 1000 reduziert.

➤ Die Venen

Nachdem der Stoffaustausch im Kapillarbett erfolgt ist, fließt das jetzt sauerstoffarme Blut durch die Venen zurück zum Herz. Venen sind prinzipiell ähnlich aufgebaut wie Arterien. Da in ihnen niedrigere Druckverhältnisse herrschen (etwa 15 Millimeter Quecksilbersäule), ist die Muskelschicht allerdings nicht so dick. Venenwände gleichen eher dünnen Häuten und sind leicht verletzlich. Als Kapazitätsgefäße enthalten die Venen den größten Teil des Bluts, der in unserem Körper zirkuliert. Bei einem Erwachsenen, der über eine Gesamtblutmenge von fünf Litern verfügt, zirkulieren also drei Liter in den Venen, die in aller Regel benachbart zu den Arterien verlaufen. Die in der Tiefe liegenden Venen sind von Muskulatur umgeben, die beim Transport des Bluts Richtung Herz eine entscheidende Rolle spielt. Diese sogenannte Venenpumpe verbessert also den Rückfluss des Bluts durch die Bewegung dieser Muskeln. Außerdem verhindern Klappen im Inneren der Venen ein Zurückfließen des Bluts. Herznahe Venen besitzen keine Klappen. Hier führen die Druckverhältnisse im Brustraum dazu, dass mit den Atembewegungen Blut »angesaugt« wird und somit weiter Richtung Herz fließen kann.

Spazieren zu gehen ist eine ganz einfache Methode, um die Venenpumpe zu aktivieren.

Gestörter Sauerstofftransport

Wie gelangt der Sauerstoff, den wir einatmen, in unsere Organe und unsere Muskulatur? Und wie wird daraus Energie gewonnen? Schauen wir uns dazu den Weg eines Sauerstoffmoleküls von der Lunge in die Muskulatur an. Mit jedem Atemzug gelangt Sauerstoff aus der Umgebungsluft in die Lunge bis zu ihren kleinsten Verzweigungen, den Lungenbläschen, und über diese ins Blut *(siehe Seite 50–51)*.

Bei einigen Long-Covid-Patienten besteht bereits an dieser Stelle das erste Problem: Ist das Lungengewebe teils zerstört, kann der Anteil an Sauerstoffmolekülen, die über die Atemluft in das Blut übergehen, vermindert sein. Ursache dafür sind neben der direkten Zerstörung von Lungengewebe auch Störungen im Atemablauf *(siehe Seite 49)* und in der Durchblutung der Lunge *(siehe Seite 50)*.

Sauerstoff wird von den roten Blutkörperchen (Erythrozyten) aufgenommen. Diese sind nicht rund wie andere Blutzellen. Da sie in der Reifung ihres Zellkerns beraubt werden, besitzen sie eine bikonkave Form. Dadurch können sie Hämoglobin transportieren und sich verformen, um auch noch durch die kleinsten Gefäße des Kapillarbetts hindurchzupassen. Den an Hämoglobin gebundenen Sauerstoff transportieren sie in alle Organe und Gewebe. Aufgrund einer SARS-CoV-2-Infektion vermindert sich die Verformbarkeit der Erythrozyten und auch ihre Fähigkeit, Sauerstoff zu binden, nimmt ab.[5] Beide Mechanismen führen zu einem Sauerstoffmangel in den Organen und Geweben: Energie kann nur noch auf Sparflamme produziert werden.

Ort des Sauerstoff- und Nährstoffaustauschs

Auf dem Weg vom Herz in die Zielorgane und -gewebe verzweigen sich die Blutgefäße (Arterien) zunehmend und werden immer kleiner. Zusammengenommen bieten diese kleinsten Gefäße ausreichend viel Kapazität für einen großen Teil unseres Blutvolumens. Andererseits kommt es durch die Aufteilung in viele kleine Gefäße zu einer deutlichen Abnahme der Fließgeschwindigkeit des Bluts. Diese niedrige Geschwindigkeit ist notwendig, um einen Austausch von Nährstoffen zu ermöglichen.

Der Austausch von Sauerstoff und Nährstoffen erfolgt im sogenannten Kapillarbett. Hier sind die Gefäße so klein und eng, dass die Erythrozyten sich ein wenig verformen müssen, um auch noch durch feinste Blutgefäße hindurchzupassen. Wie oben bereits erwähnt, scheinen die Erythrozyten diese so wichtige Funktion nach einer SARS-CoV-2-Infektion jedoch anhaltend zu verlieren.[6]

Die niedrige Fließgeschwindigkeit des Bluts im Kapillarbett hat eine weitere relevante Folge. Blut neigt dazu zu gerinnen, wenn es sehr langsam fließt. Da durch die anhaltende Entzündungsreaktion Gerinnungsprozesse in unserem Blut ohnehin verstärkt ablaufen, kommt es insbesondere in kleinen Gefäßen mit langsamen Fließgeschwindigkeiten zur Gerinnselbildung und damit zum Gefäßverschluss. Im Kapillarbett führt dies dazu, dass dieser beträchtliche Teil unseres Gefäßsystems von der Durchblutung und damit der Versorgung »abgehängt« ist.

Sie können sich das Kapillarbett wie ein Flussdelta vorstellen: Ein großer speisender Strom bildet also viele kleinste Seitenarme fächerförmig aus, die sich in das Meer aus Zellen unserer Gewebe und Organe ergießen und diese mit allen notwendigen Nährstoffen versorgen. Stellen Sie sich weiterhin vor, dieses Delta ist an verschiedenen Stellen verschlossen, weil sich kleinste Blutgerinnsel festgesetzt haben und verhindern, dass das Blut frei durch das Delta fließen kann.

Kurzschlüsse entstehen

Was macht nun das Blut mit dem Sauerstoff, wenn es nicht oder nur eingeschränkt in das Kapillarbett fließen kann? Es sucht sich neue Wege, die wir Shunts nennen. Shunts sind Kurzschlussverbindungen, die das Kapillarbett umgehen (*siehe Abbildung Seite 64*). Das Blut sucht sich also einen Kurzschluss zwischen Arterie und Vene und umgeht das Delta, das heißt unser Kapillargebiet. Dadurch fließt es dort vorbei, wo es eigentlich dringend benötigt wird, um Nährstoffe abzuliefern und Stoffwechsel- und Abbauprodukte wegzutransportieren. Die Folge: Energiemangel, der nichts anderes ist als ein Mangel an Sauerstoff und Nährstoffen, die unsere Zellen zur Energieproduktion dringend benötigen.

Geschädigte Gefäßinnenwände

Was unseren Blutkreislauf von einem Flussdelta unterscheidet, ist die Tatsache, dass Blutgefäße durch eine Wand begrenzt sind. Blut fließt also nicht frei in unser Gewebe wie das Wasser eines Flusses ins offene Meer. Die Wände der Arterien bestehen aus drei Schichten. Die innerste Schicht, die Gefäßinnenwand (das Endothel), ist dabei in seiner Intaktheit und Unversehrtheit entscheidend dafür, dass der Austausch der Nährstoffe funktioniert. Die Zellen, die die Gefäßinnenwände bilden, verfügen über ACE2-Rezeptoren, an die das SARS-CoV-2-Virus bindet und über die es in die Zellen eindringen kann *(siehe Seite 21)*. Auf diese Weise schädigt das Virus unsere Gefäße direkt, denn es verursacht anhaltende Entzündungen der Gefäßinnenwände, also Endotheliitis *(siehe Kasten Seite 65)*.

Durch diese Entzündungen wird einerseits der ungehinderte Sauerstoffaustausch zu Organen und Geweben verhindert, andererseits wird aber auch

DIE FOLGEN EINER GESTÖRTEN MIKROZIRKULATION

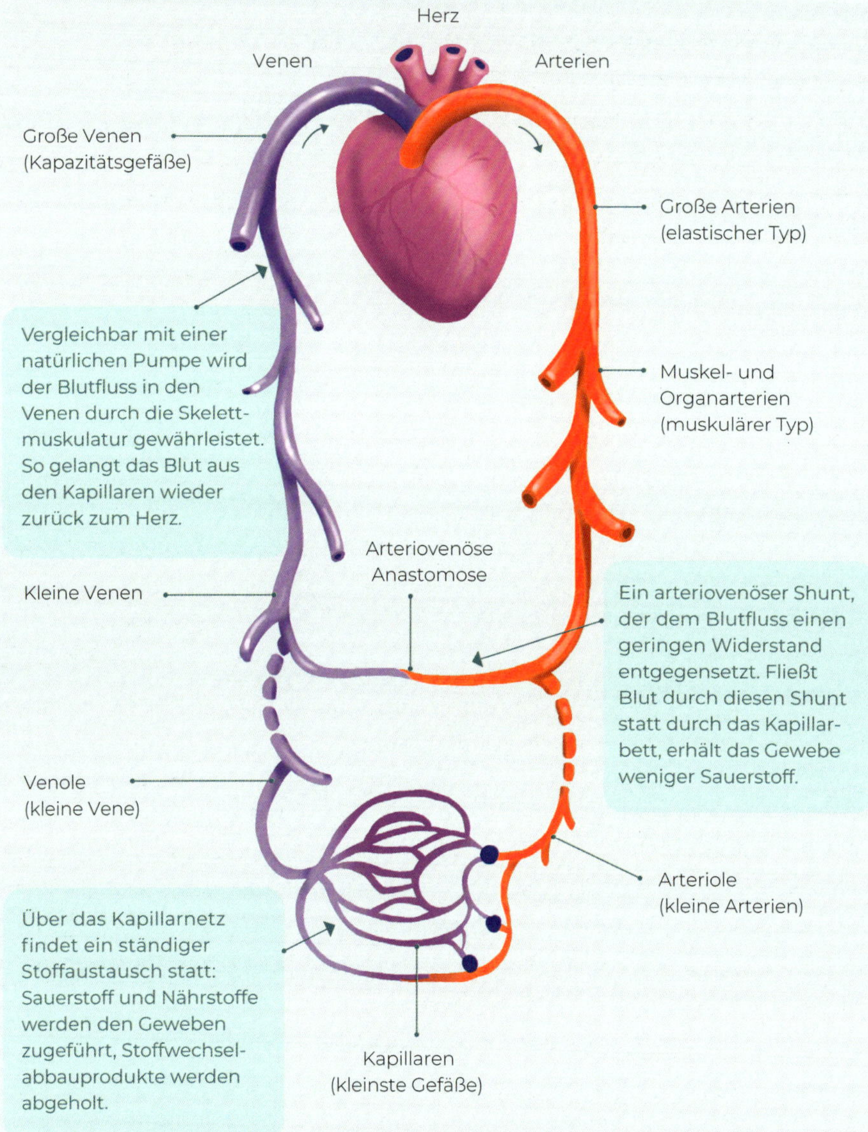

Durch die gestörte Mikrozirkulation kommt es zur Ausbildung eines arteriovenösen Shunts, durch den das Blut das Kapillarbett umgeht, wodurch sich das Sauerstoffangebot im Gewebe verringert und in den großen Venen zu viel Blut zirkuliert.

die Blutgerinnung aktiviert. Diese führt wiederum zu einer vermehrten Gerinnselbildung, in deren Folge der Transport von Nährstoffen und Sauerstoff nur reduziert stattfindet und unser Immunsystem reagiert. Es kommt also zu einem Teufelskreis aus Gefäßschädigung, Gerinnselbildung und Immunaktivierung.

Entzündungen der Gefäßinnenwände sind wahrscheinlich an der Schädigung kleiner Nervenfasern beteiligt, die parallel zu den Blutgefäßen verlaufen. Dadurch kann es zu Störungen der Gefäßregulation komment *(siehe Seite 79)*. Die betroffenen Nervenfasern leiten nicht nur Impulse des vegetativen Nervensystems, sondern auch Schmerzreize. Eine Schädigung der entsprechenden Fasern kann daher zu anhaltenden neuropathischen Schmerzen führen.

Blutgerinnung – Thrombose – Embolie

SARS-CoV-2 greift unser Endothel direkt an, da die Endothelzellen Rezeptoren aufweisen *(siehe Seite 21)*. Es kommt zur **Endotheliitis.** Die Folge: Neben Einschränkungen im Stoffaustausch werden Gerinnungsprozesse angestoßen und das Immunsystem aktiviert.

Von **Thrombose** sprechen wir immer dann, wenn Gerinnsel an einer umschriebenen Stelle in unserem Gefäßsystem entstehen. Prinzipiell kommen Thrombosen sowohl in Venen als auch in Arterien vor, in Venen jedoch häufiger. Ursachen sind veränderte Fließeigenschaften des Bluts sowie entzündliche Prozesse, die unseren gesamten Körper betreffen. Somit sind Thrombosen eine Begleiterscheinung von Krankheitsprozessen. Im Rahmen von Covid-19 begegnen wir ihnen häufig, weil das Virus Veränderungen auf mehreren Ebenen verursacht, die eine Rolle für die Thromboseneigung spielen. Ursache für arterielle Thrombosen sind in aller Regel Verletzungen der Gefäßinnenwand, wie sie etwa bei Arteriosklerose vorkommen.

Embolien sind Gerinnsel, die meist kleinere Blutgefäße verstopfen und zur Minderversorgung des entsprechenden Organgebiets führen. Die ursächlichen Gerinnsel sind normalerweise in den Beinvenen oder aber im Herz entstanden und mit dem Blutstrom geschwommen, bis sie in einer Arterie gelandet sind, durch die sie nicht mehr hindurchpassen.

Schädigung der Mitochondrien

Mitochondrien sind kleine bohnenförmige Gebilde in unseren Zellen, die mithilfe von Sauerstoff Energie herstellen, die wir für alle Abläufe im Körper benötigen. Die Energiegewinnung in den Mitochondrien, die man auch als »Kraftwerke der Zellen« bezeichnet, ist ein hochkomplexer biochemischer Vorgang, an dessen Ende Energie in Form von ATP (Adenosintriphosphat) bereitgestellt wird. Nährstoffe, die dazu benötigt werden, sind Zucker (Glukose) und Fette, die wir über die Nahrung zu uns nehmen. Mitochondrien sind in nahezu allen Körperzellen vorhanden. Ihre Schädigungen sind nicht nur im Rahmen der akuten Covid-19-Erkrankung zu beobachten, sondern noch monatelang danach. Daher scheinen also anhaltende Prozesse, die durch die SARS-CoV-2-Infektion in Gang gesetzt werden, ursächlich zu sein. Bei einer kurzfristigen Schädigung würde man davon ausgehen, dass nach dem normalen Regenerationsyklus von drei Monaten voll funktionsfähige Mitochondrien zur Verfügung stehen würden.

Neben der Tatsache, dass die Mitochondrien zu wenig Sauerstoff zur Energiegewinnung über das Blut erhalten, gibt es inzwischen Hinweise darauf, dass es in der Folge einer SARS-CoV-2-Infektion sogar zu einer Schädigung der Mitochondrien selbst kommen kann. Ein Forscherteam an der Julius-Maximilians-Universität Würzburg hat die Reaktivierung von Herpesviren als Ursache dafür ausgemacht.[7] Besonders im Fokus steht dabei das Humane Herpesvirus 6A (HHV 6A), der Erreger des Drei-Tage-Fiebers. Mit diesem Erreger haben wir in der Kindheit nahezu alle Kontakt gehabt. Viren sind wahre Meister des Versteckspiels. Erkrankungen wie Gürtelrose oder Multiple Sklerose entstehen Jahre nach der ursprünglichen Virusinfektion, die damals zu Windpocken oder Pfeifferschem Drüsenfieber geführt hatte. In der Zwischenzeit schlummert das Virus unbemerkt im Köper. Erst Stresssituationen (wie beispielsweise emotionaler Stress, andere Viruserkrankungen oder auch Unfälle) führen dazu, dass sie »aufwachen« und krank machende Prozesse in Gang setzen.

> Es besteht der Verdacht, dass Viren, die sich jahrelang unbemerkt im Körper versteckt hielten, durch die SARS-CoV-2-Infektion wieder aktiv werden.

Infolge einer SARS-CoV-2-Infektion kann der Energiestoffwechsel *(siehe Seite 144)* also auf mehreren Ebenen im Körper gestört werden. Die Folge: Es gelangt weniger Sauerstoff in Organe und Gewebe. Zusätzlich läuft der eigentliche Prozess der sauerstoffabhängigen Energieproduktion in der Zelle, das heißt der aeroben Glykolyse, nur in reduziertem Umfang ab.

Autonome Dysfunktion

Die anhaltende Entzündungsreaktion im Körper führt zu einem weiteren Phänomen, das den Zustand der Energielosigkeit verstärkt. Ursache dafür ist die sogenannte autonome Dysfunktion, also eine Fehlsteuerung des vegetativen Nervensystems *(siehe Seite 80–85)*.

Alle Blutgefäße werden durch Fasern des vegetativen Nervensystems versorgt: Wie ein feinfaseriges Netz begleiten und umweben diese Nervenfasern Venen und Arterien. Braucht ein Teil unseres Körpers mehr Sauerstoff, weil er verstärkt beansprucht wird, muss er intensiver durchblutet werden. Dies erfolgt durch eine Weitstellung der Arterien (Vasodilatation), die gewährleistet, dass mehr Sauerstoff und mehr Nährstoffe ins Gewebe transportiert werden können. Durch eine Fehlsteuerung des vegetativen Nervensystems bleibt diese Weitstellung jedoch aus und der Mehrbedarf an Blut kann nicht gedeckt werden. Das erklärt aber auch, warum der Körper im Ruhezustand ausreichend mit Sauerstoff und Nährstoffen versorgt ist. Unter anderem deshalb ist es möglich, Beschwerden durch ein niedriges Aktivitätsniveau zu reduzieren *(siehe Seite 130–139)*.

Die in diesem Kapitel geschilderten Mechanismen bedingen und verstärken sich gegenseitig. Die Wechselwirkungen sind vielschichtig und führen letztendlich zu einem Teufelskreis aus

- Entzündung,
- gesteigerter Gerinnungsaktivität,
- Störung des zellulären Energiestoffwechsels
- und autonomer Dysfunktion.

Eine optimale Durchblutung ist jedoch für alle Lebensprozesse unbedingt notwendig. Durchblutungsstörungen können Spuren auf allen Ebenen unserer Organe hinterlassen. Vor diesem Hintergrund ist es leichter zu verstehen, warum der gesamte Körper unter einem »bunten Strauß« an Symptomen leidet, wenn der Energiestoffwechsel gestört ist. Deshalb muss Long Covid auch nicht anhand der einzelnen Symptome, sondern anhand der zugrunde liegenden Prozesse im Körper betrachtet werden. Die einzelnen Symptome sind nichts weiter als Teile eines Puzzles, die nur zusammengesetzt das komplexe Gesamtbild der Erkrankung ergeben.

NICHT NUR NEBEL IM GEHIRN

Konzentrationsstörungen und andere neurologische Probleme

Die Einschränkungen, um die es hier geht, werden wissenschaftlich als kognitive Defizite oder neurokognitive Störungen bezeichnet. Die Angst vor langfristigen Schädigungen des Gehirns durch SARS-CoV-2 ist groß. Sie ist auch nicht gänzlich unbegründet.

Zu den dominierenden Problemen, die viele Menschen nach einer Covid-19-Erkrankung beklagen, gehören mangelnde Gedächtnisleistungen – und die können noch Monate nach der Infektion bestehen:

- Eine pensionierte Grundschullehrerin erzählt, dass sie jeden Satz fünfmal lesen müsse, bevor sie den Inhalt verstanden habe. Sie hat das Lesen, eigentlich ihr liebstes Hobby, jetzt eingestellt.
- Ein 40-jähriger Lehrer meidet größere Menschenansammlungen, weil es ihm zu anstrengend ist, den Gesprächen zu folgen. Er hat sich deshalb aus dem Sozialleben zurückgezogen.
- Ein junger Mann berichtet, er habe gerade einen Job in einer Bank begonnen, könne seit seiner SARS-CoV-2-Infektion nicht mehr im Kopf rechnen.
- Eine junge Frau erzählt von ihrer kürzlich gestarteten wissenschaftlichen Karriere, die an mehreren Problemen zu scheitern droht: Der Weg zur Universität dauert zwei Stunden. Die Bahnfahrt ist körperlich zu anstrengend. Die Strecke per Auto zurückzulegen kommt wegen der fehlenden Konzentrationsfähigkeit nicht infrage. Videokonferenzen, die über eine Stunde dauern, führen zur geistigen Erschöpfung.
- Eine Krankenschwester scheitert an der Aufgabe, die Medikamente für ihre Patienten vorzubereiten. Sie macht immer wieder Fehler.

Was ganz deutlich wird: Diese oder ähnliche Einschränkungen führen zur verminderten Teilhabe – am Arbeitsleben, aber auch am Familien- und

Sozialleben. Brain Fog *(siehe Seite 74–75)* führt zu Einschränkungen, die die Lebensqualität der davon betroffenen Menschen in einem hohen Maße beeinträchtigt und daher häufig als das schwerwiegendste Symptom von Long Covid wahrgenommen wird. Gleichzeitig zeigen aktuelle Studien, dass neurokognitive Defizite zu den Symptomen gehören, die langfristig bestehen bleiben.[8]

Viren können neurologische Probleme verursachen

Bleierne Müdigkeit oder rasches Erschöpftsein im Rahmen von harmlosen viralen Erkältungskrankheiten hat wahrscheinlich jeder Mensch schon einmal erlebt. Zunächst schützt sich unser Körper mit dieser Reaktion vor körperlicher Überlastung. Er zwingt uns mit diesen Symptomen gewissermaßen in eine Isolation. So verhindert er, dass wir andere anstecken, und gibt sich und uns Zeit zur Erholung beziehungsweise Regeneration.

Ebenso sind neurologische Probleme nach Virusinfektionen alles andere als neu. Nach den Influenza-Pandemien 1889 und 1892 (Russische Grippe) sah man gehäuft Probleme der Hirnleistung, aber auch Angstzustände und Psychosen. Nach der Spanischen Grippe (1918 bis 1920) traten überdurchschnittlich viele Fälle der Parkinson-Erkrankung auf. In den der Spanischen Grippe nachfolgenden Jahrzehnten mehrten sich Beschreibungen einer Erkrankung, die als Schlafepidemie oder Europäische Schlafkrankheit (Encephalitis lethargica) in die Medizingeschichte einging. Sie befiel zwischen 1916 und 1950 etwa eine Millionen Menschen weltweit. Ungefähr ein Drittel der Erkrankten starb an den Folgen. Die Ursache für diese Entzündungen von Hirngewebe (Encephalitis) ist bis heute nicht endgültig geklärt. Ein Zusammenhang mit der Spanischen Grippe wird kontrovers diskutiert, das zeitgleiche Auftreten legt diesen dennoch nahe.

Vielleicht haben Sie den US-amerikanischen Film »Zeit des Erwachens« (Originaltitel: »Awakenings«) gesehen, in dem Patienten einer neurologischen Heilanstalt für kurze Zeit aus ihrem Dämmerzustand erwachen. Der Film beruht auf den Erfahrungen von Oliver Sacks, einem britischen Neurologen. Die Patienten sind Überlebende der Europäischen Schlafkrankheit. Die im Film gezeigten Menschen leiden viele Jahre nach der akuten Erkrankung an einer Form der Parkinson-Krankheit mit einer ausgeprägten Muskelsteifheit.

Wie nach den Influenza-Pandemien wurde auch nach SARS-CoV-1 (2002/03) und MERS (2012) jeweils eine Häufung neurologischer Auffälligkeiten beobachtet. Besonders oft wurden Einschränkungen der Aufmerksamkeit, der Gedächtnisleistung und des Konzentrationsvermögens sowie eine Fatigue geschildert.

Ursache für die beobachteten Auffälligkeiten von Hirn- und Gedächtnisleistungen sind unterschiedliche Mechanismen. Sie beruhen einerseits auf einer direkten Viruswirkung, andererseits handelt es sich um Prozesse, die indirekt durch die SARS-CoV-2-Infektion ausgelöst werden. Die indirekten Wirkungen treten in aller Regel zeitlich verzögert zur Akuterkrankung auf. Zu den direkten Wirkungen gehört der direkte Angriff von SARS-CoV-2 auf das Gehirn. Bisher fehlt jedoch der Beweis dafür, dass SARS-CoV-2 Nervenzellen direkt befällt: Das Virus wurde zwar in Hirnhäuten und Innenwänden von Blutgefäßen im Gehirn nachgewiesen, nicht aber in den Nervenzellen selbst. Autopsiebefunde, bei denen Viren in Nervenzellen nachgewiesen wurden, lassen sich nicht zwangsläufig auf Long Covid übertragen, da es im Rahmen schwerer Akuterkrankungen mit tödlichem Ausgang zu einer Schädigung der Blut-Hirn-Schranke kommen kann, die einen Übertritt des Virus vom Blut ins Gehirn ermöglicht.

Überschießende Immunreaktion als indirekte Wirkung

Man geht heute davon aus, dass Veränderungen wie der Verlust an grauer oder weißer Hirnsubstanz durch eine überschießende Immunreaktion oder anhaltende immunologische Prozesse ausgelöst werden. Dabei spielen Zytokine eine wichtige Rolle, also Botenstoffe, die bei einer Reaktion des Immunsystems gebildet werden: Durch die Infektion mit SARS-CoV-2 alarmiert, sorgen Zytokine unter anderem im Gehirn für fehlerhafte Aktivierungen der Gliazellen. Gliazellen machen 50 Prozent unserer Zellen im Gehirn aus und bilden das Stützgerüst für die restlichen 50 Prozent Gehirnzellen, die Neuronen. Sie sorgen aber auch für die Aufrechterhaltung der Blut-Hirn-Schranke, die Versorgung der Neuronen mit Nährstoffen, die Informationsverarbeitung, -weiterleitung und -speicherung und sind im Rahmen der Immunabwehr für die Aufnahme von Fremdstoffen zuständig. Dadurch, dass sie außer Kontrolle geraten, entstehen entzündliche Veränderungen im Gehirn. Somit gerät unser Gehirn als übergeordnetes Organ aus dem Gleichgewicht, was Fehlsteuerungen zur Folge hat. Es kommt beispielsweise zur autonomen Dysfunktion *(siehe Seite 67)*. Diese Fehlsteuerungen bleiben nicht auf unser Gehirn beschränkt, sondern werden über Verbindungen, die zwischen Ge-

DAS GEHIRN VERBRAUCHT VIEL ENERGIE

Obwohl unser Gehirn nur wenig Masse aufzuweisen hat – es sind gerade einmal zwei Prozent unserer Gesamtkörpermasse –, verbraucht es einen großen Teil der uns zur Verfügung stehenden Energie. Ein Fünftel der Energie, die unser Körper täglich benötigt, wird allein von unserem Gehirn eingefordert.

Warum das so ist, wird klar, wenn wir uns anschauen, was unser Gehirn permanent leistet: Es arbeitet ununterbrochen, auch wenn wir das nicht spüren. Es ist die Schaltzentrale, die alle Abläufe in unserem Körper überwacht, kontrolliert, korrigiert und anpasst. Es muss also permanent auf der Hut sein. Das hat seinen Preis. Man geht davon aus, dass unser Gehirn täglich im Schnitt 500 Kilokalorien verbraucht. Diese Energie benötigt es, um Informationen innerhalb der Nervenzellen zu transportieren und zwischen diesen auszutauschen.

Während wir schlafen, regeneriert unser Gehirn

In Phasen intensiven Lernens (Kindheit, Studium, Erlernen einer Sprache) bildet das Gehirn unzählige neue Verbindungen (Synapsen) zwischen den Nervenzellen aus. Nur im Schlaf bekommt es eine Auszeit und kann diese Ruhepause dazu nutzen, seine Abläufe zu optimieren: Jetzt baut das Gehirn Synapsen ab, die nicht mehr benötigt werden. Oder anders ausgedrückt: Wenn sich unser Kopf zunehmend mit Informationen füllt, also neue Synapsen aufbaut, bis er fast zu platzen droht, hilft sich unser Gehirn selbst und baut überflüssige Synapsen ab.

Wir können uns das Gehirn auch wie einen Garten vorstellen, der gepflegt werden muss. Überall wächst und sprießt es. Synapsen entstehen, verbinden Nervenzellen miteinander und lassen prächtige Beete entstehen. Neurotransmitter wie Dopamin und Serotonin übertragen als Botenstoffe Informationen von einer Nervenzelle zur anderen. Doch was ist ein Garten ohne Gärtner? Der Gärtner in unserem Gehirn sind die Gliazellen: Diese pflegen Synapsen, stutzen sie, wenn nötig, und sorgen so für Ordnung. Sie bewahren das Gehirn vor Chaos und einem Zuviel an Verbindungen. Besonders aktiv werden unsere Gliazellen, wenn wir schlafen. »Wer [Nacht für Nacht] nicht genug schläft, gibt seinem Gehirn keine Zeit zum Aufräumen und wird trotz aller Bemühungen immer ineffizienter. Denn ein Spaziergang durch einen dichten Dschungel ist nun mal viel anstrengender und zeitaufwendiger als durch einen liebevoll gepflegten Park.«[9]

Die beste Unterstützung, die Sie Ihrem Gehirn für diese Regenerationsprozesse, also »Aufräum- und Renovierungsarbeiten« bieten können, ist ausreichend viel und gesunder Schlaf. Wie Sie mit speziellen Übungen Ihr Gehirn trainieren können, erfahren Sie ab Seite 165.

hirn und Körper bestehen, auf den Körper übertragen. Eine wichtige Rolle spielt dabei der Vagusnerv (Nervus vagus), der Hauptnerv des parasympathischen Nervensystems.

Unterversorgung der Gehirnzellen

Unser Gehirn ist wie alle anderen Organe auf eine stetige Versorgung mit Sauerstoff- und Nährstoffen angewiesen. Dafür ist zunächst die Sauerstoffaufnahme in der Lunge und der Übertritt des Sauerstoffs in unser Blut wichtig. Anhaltende Atemnot kann daher eine Sauerstoffunterversorgung des Gehirns begünstigen. Durch Veränderungen im Bereich der Blutgefäße und eine gesteigerte Gerinnungsaktivität kann es zusätzlich zu einer Minderversorgung des Gehirns mit Nährstoffen und Sauerstoff kommen. Die gesteigerte Blutgerinnungsaktivität, mit der Covid-19-Erkrankte an allen Organen und Organsystemen konfrontiert werden, kann auch im Gehirn zum Verschluss kleiner Blutgefäße und damit zur Minderdurchblutung von Hirnbereichen führen. Neben den veränderten Eigenschaften der Blutgerinnung spielt dabei der direkte Virenbefall der Gefäßinnenwände eine Rolle *(siehe Seite 63–64)*. Diese Mechanismen führen in Summe häufig dazu, dass einzelne Bereiche des Gehirns von den normalen Stoffwechselvorgängen ausgeschlossen werden. Hirngewebe, das nicht mit Nährstoffen (Glukose) versorgt wird, schrumpft.

Eine Covid-19-Erkrankung kann unabhängig von ihrem Schweregrad zu einem Verlust von Hirnsubstanz führen. Betroffen sind insbesondere Bereiche im Gehirn, die zu den typischen Auffälligkeiten passen, die von Long-Covid-Patienten geschildert werden: Dazu gehören vor allem der Verlust des Geruchssinns, emotionale Störungen, Störungen von Gedächtnis, Motorik und Gleichgewicht sowie autonome Dysfunktionen. Inwieweit sich diese Veränderungen zurückbilden können, lässt sich nach aktuellem Wissen noch nicht einzuschätzen.

Geeignete Untersuchungsverfahren, um diese Veränderungen im Gehirn bildlich darzustellen, sind die Magnet-Resonanz-Tomografie (MRT) oder Kernspintomografie und die Positronen-Emissions-Tomografie (PET). Beim MRT werden Veränderungen der Hirnstruktur nachgewiesen, in der PET lassen sich Veränderungen im Hirnstoffwechsel sichtbar machen. Innerhalb einer prospektiven Studie in Großbritannien, in der man Patienten vor und nach einer Covid-19 Erkrankung im MRT untersucht hatte, konnte die Schädigung von Hirngewebe nachgewiesen werden.[10]

Entzündungsprozesse und ihre Folgen

Prinzipiell können das zentrale (Gehirn) und das periphere Nervensystem nach einer Covid-19-Erkrankung von Auswirkungen betroffen sein. Anhaltende Schäden beruhen auf immunologischen Prozessen, die eine Art permanenten Entzündungszustand, einem Schwelbrand gleich, unterhalten. Dabei sind Gehirn und peripheres Nervensystem nicht getrennt voneinander zu betrachten. Entzündungsprozesse in unserem Körper – in Organen, im Blut und in Geweben – leiten anhaltende Entzündungen (Inflammation) an das Gehirn weiter. Dort kommt es nun ebenso zu Überaktivierungen und Fehlsteuerungen, wodurch wiederum entzündliche Prozesse im Körper befeuert werden. Es ist ein Teufelskreis entstanden, in dem der Vagusnerv (Nervus vagus) und Nervenfasern des vegetativen Nervensystems eine tragende Rolle spielen.

Neurologische Symptome

Neurologische Beschwerdebilder führen die Liste aller Symptome, die unter Long Covid zusammengefasst werden, an *(siehe Seite 43–44)*. Über Einschränkungen ihrer kognitiven Leistungsfähigkeit berichten 70 Prozent der betroffenen Personen, dicht gefolgt von der Fatigue mit 63 Prozent *(siehe Seite 76)*. Über Geruchs- und Geschmacksstörungen klagen 52, über Schlafstörungen 44 und über Kopfschmerzen 22 Prozent der an Long Covid leidenden Menschen.[11]

Das Bündel an Symptomen aus kognitivem Defizit und Fatigue wurde in einer kürzlich vorab publizierten Studie als Cluster identifiziert, das bevorzugt jüngere Frauen betrifft und bei diesen oftmals auch noch zwölf Monate nach ihrer Covid-19-Erkrankung besteht.[12] Die Symptomkonstellation erinnert an Beschwerden, die zur Diagnose ME/CFS *(siehe Seite 104–115)* führen, auch wenn die Zuordnung innerhalb der Studie nicht erfolgte. Andere häufige Symptome sind Kopf-, Muskel- und Gliederschmerzen. Auch Störungen des Geruchs- und Geschmackssinns werden den neurologischen Symptomen zugeordnet *(siehe Seite 88–90)*. Fehlsteuerungen des vegetativen Nervensystems *(siehe Seite 80–85)* haben Auswirkungen auf zahlreiche andere Organe und Organsysteme und werden daher gesondert betrachtet. Bei entsprechender Diagnostik ist bei bis zu 80 Prozent der von Long Covid betroffenen Personen eine autonome Dysfunktion

> Bei Long Covid stehen neurologische Beschwerden im Vordergrund. Sie führen die lange Liste der Symptome an.

(siehe Seite 67) festzustellen. Sie ist somit eine zentrale und spezifische Störung innerhalb des Krankheitsbilds. Eine seltene Form der autonomen Dysfunktion ist POTS, das Posturale orthostatische Tachykardie-Syndrom *(siehe Seite 86)*.

Brain Fog

Ein weiteres neurologisches Symptomcluster, das Betroffene erleben und schildern, wird umgangssprachlich unter dem Begriff Brain Fog zusammengefasst. Was aber ist damit eigentlich gemeint? Ist es »nur« Nebel im Gehirn oder steckt mehr dahinter?

Vorab sei gesagt: Es geht dabei um deutlich mehr als ein Gefühl des »Verhangenseins« oder eines vernebelten Blicks auf die Umgebung. Nachweislich kommt es bei neuropsychologischen Tests zu Störungen der Hirnleistung. Dabei sind jedoch nicht alle kognitiven Leistungen in gleicher Weise betroffen. Vereinfacht kann man sagen, dass sich vieles auf eine gestörte Aufmerksamkeit zurückführen lässt:

- Wortfindungsstörungen sind das am häufigsten genannte Symptom.
- Gedächtnisleistungen wie Informationsverarbeitung, Merk- und Konzentrationsfähigkeit sowie Lesegeschwindigkeit sind verlangsamt. Dies führt dazu, dass Betroffene selbst in ganz profanen, alltäglichen Situationen an die Grenzen ihrer kognitiven Fähigkeiten gelangen.
- Mehr als eine Information gleichzeitig kann nicht verarbeitet werden.
- Es ist nicht möglich, Gesprächen mit mehreren Teilnehmern zu folgen.
- Kompliziertere Tätigkeiten, die ein hohes Maß an Konzentration erfordern, sind nicht möglich.
- Radiohören beim Autofahren schränkt die Konzentration auf den Verkehr in einem Maß ein, dass man das Radio abstellen muss.
- Für viele sind (längere) Autofahrten ein Ding der Unmöglichkeit geworden.

Brain Fog wird hervorgerufen, weil das Gehirn den betroffenen Menschen Zeichen der Überforderung sendet. Und überfordert ist es tatsächlich: Es muss seine Leistungen auf ein Maß einschränken, das es mit den reduzierten Energieressourcen noch bewältigen kann. Was bleibt ihm anderes übrig? Lebenswichtige Funktionen müssen aufrechterhalten werden, und die haben oberste Priorität. Das Gehirn überwacht und steuert unter diesen Umständen vorangig die Vitalfunktionen: Wir müssen atmen, unser Herz muss schlagen, Körperwärme muss erzeugt werden. Diese Prozesse laufen beständig ohne unser Zutun ab. Sie unterliegen dabei Regulationsmechanismen, die unser Gehirn steuert. Hirnleistungen, die nicht lebensnotwendig sind, werden zugunsten solcher, die das Funktionieren des Organismus sicherstellen, eingeschränkt. Das Gehirn nimmt also eine Priorisierung vor und schützt uns damit vor dem Zusammenbruch.

Wenn Sie noch einmal an das Bild vom leeren Akku denken (*siehe Seite 59*), wird deutlich, dass unser Gehirn unter Bedingungen der Belastungsintoleranz (*siehe Seite 98–101*) nicht nur innerhalb verschiedener kognitiver Leistungen priorisieren muss, sondern auch zwischen körperlicher und geistiger Leistung. Körperliche Belastungen können die »Akkuladung« auf ein Maß reduzieren, dass unser Gehirn bereits unter Ruhebedingungen unter erheblichem Energiemangel leidet. Kopfschmerzen können ein erstes Anzeichen dafür sein. Ein zusätzlicher Grund für Kopfschmerzen ist eine verminderte Durchblutung des Gehirns *(siehe Seite 67)*, wie sie beispielsweise bei Patienten mit ME/CFS nachzuweisen ist.

Neuropsychologische Untersuchung

Neuropsychologische Untersuchungen haben das Ziel, anhand von Alltagsfunktionen die Auswirkungen von Schädigungen des Gehirns zu erfassen. Sie können helfen, die subjektiv empfundenen Einschränkungen zu objektivieren. Dabei werden mithilfe standardisierter Tests kognitive Leistungen, aber auch psychische Funktionen erfasst und mit den Ergebnissen der gesunden Normalbevölkerung in Bezug gesetzt. Zum Beispiel:

- Aufmerksamkeit,
- exekutive Funktionen, also Handlungsplanung (etwa das Planen des beruflichen und familiären Alltags),
- Gedächtnisleistung (Kurzzeit-/Langzeitgedächtnis),
- Lernen,
- räumliches Sehen,
- Sprachverständnis,
- visuelle und akustische Wahrnehmung,
- Zahlenverarbeitung.

Ein Problem der Tests ist der wellenförmige Verlauf der Beschwerden bei Long Covid *(siehe Seite 99)*. Typisch ist ja, dass es Tage gibt, an denen die Be-

ERSCHÖPFUNG IST NICHT GLEICH ERSCHÖPFUNG

Im Zusammenhang mit Long Covid tauchen immer wieder vier Bezeichnungen für unterschiedliche Symptomkomplexe auf, die leicht zu verwechseln sind, sich aber klar unterscheiden. Diese Unterscheidung ist wichtig. Hier ein kurzer Überblick.

Belastungsintoleranz oder **PEM** (Abkürzung des medizinischen Fachbegriffs Postexertionelle Malaise) meint, dass körperliche oder geistige Belastungen Symptome oder Symptomverschlechterungen auslösen. Diese können verzögert zur Belastung einsetzen, mehr als 14 Stunden anhalten und sind durch Schlaf nicht zu durchbrechen. Je nach Ausmaß der Belastung können Symptome Tage, Wochen oder Monate anhalten.

Unter **Brain Fog** (Gehirnnebel) wird eine Vielfalt an Symptomen zusammengefasst, die Leistungen unseres Gehirns betreffen *(siehe Seite 74–75)*. Dabei handelt es sich vor allem um Leistungen wie die Merkfähigkeit, Aufmerksamkeit und Informationsverarbeitung. Im Rahmen der kognitiven Überlastungen kann es zudem zu Intoleranzen (Unverträglichkeiten) gegenüber Geräuschen oder Licht kommen. Betroffene beschreiben auch psychische Störungen wie die Depersonalisation und Derealisation *(siehe Seite 123)*, die die veränderte Wahrnehmung der eigenen Person in der Umgebung betreffen.

Fatigue (Französisch für Erschöpfung) ist die unspezifische Bezeichnung eines übermäßigen Erschöpfungszustands. Dieser kann eine Folge verschiedener Erkrankungen sein, darunter Krebserkrankungen oder chronischer Erkrankungen wie Multiple Sklerose, Parkinson oder Rheuma. Typisch ist, dass Fatigue nicht mit Schlaf oder Erholung beizukommen ist. Dieser Zustand betrifft den Körper, aber auch den Geist und tritt typischerweise ganz unabhängig von körperlichen, geistigen oder seelischen Belastungen auf.

Mit **postviraler Fatigue** ist ein übermäßiger Erschöpfungszustand gemeint, der in der Folge einer Viruserkrankung auftritt. Typische Auslöser sind das Epstein-Barr-Virus (Erreger des Pfeifferschen Drüsenfiebers), Influenzaviren (Grippe) oder SARS-CoV-1 (Auslöser der SARS-Pandemie 2002/03). Zusätzlich zur reinen Fatigue kommt es bei der postviralen Fatigue zu kognitiven Einschränkungen, also Einbußen der geistigen Leistungsfähigkeit, Muskelschmerzen und Belastungsintoleranz.

troffenen kognitiv weniger eingeschränkt sind als an anderen. Der Zeitpunkt der Testung hat also durchaus Einfluss auf die Ergebnisse. Ein anderes Problem ist die Tatsache, dass kognitive Funktionen über einen kurzen Zeitraum eventuell durchaus in gewohnter Qualität abrufbar sind. Dass die Betroffenen aber schneller erschöpfen, weil sie sich unheimlich anstrengen müssen, um die Leistung zu erbringen, wird nicht erfasst. Testergebnisse können damit normal ausfallen, obwohl die getestete Person den beruflichen Anforde-

Einfacher neurologischer Selbsttest

Finden Sie innerhalb von einer Minute möglichst viele Wörter, die mit dem gleichen Anfangsbuchstaben beginnen. Beispielsweise D: Dusche, Darm, dumm und so weiter. Wenn Ihnen 15 Wörter einfallen, gilt das als normal. Viele Long-Covid-Betroffene werden aber feststellen, dass Ihnen nach einigen wenigen Wörtern einfach kein weiteres mehr einfallen will. Diese Einschränkung lässt sich im Rahmen neurophysiologischer Testungen objektivieren.

rungen nicht mehr gewachsen ist. Dennoch ist ein unauffälliges Testergebnis auch ein gutes Zeichen: Es spricht dafür, dass die Leistung als solche erbracht werden kann. Nur sie auf Dauer zu erbringen ist aufgrund des zuvor bereits geschilderten Energiemangels nicht möglich. Wie Sie mit kognitiven Einschränkungen umgehen können, erfahren Sie ab Seite 160.

Erkrankungen des peripheren Nervensystems

Insgesamt spielen Symptome, die auf Störungen im Gehirn und Fehlregulationen des vegetativen Nervensystems beruhen, in der Darstellung von Long Covid oft eine übergeordnete Rolle *(siehe Seite 74–75)*. Trotzdem können auch periphere Nerven in den Krankheitsprozess einbezogen sein und unangenehme Beschwerden auslösen. Nicht immer sind die Symptome dabei ganz klar von den Störungen zu trennen, die vom zentralen und vegetativen Nervensystem ausgehen. Alle Bereiche unseres Nervensystems agieren wie ein fein abgestimmter Motor – Störungen an einer Stelle bleiben daher selten nur auf diesen Bereich beschränkt.

➤ Faszikulationen und Tremor

Viele Menschen, die von Long Covid betroffen sind, berichten von Muskelzuckungen, also Faszikulationen ihrer Muskeln, einem inneren Vibrieren oder auch einem Tremor, den sie vor der Coronainfektion nicht gekannt haben. Zunächst einmal sind Phänomene wie Faszikulationen und Tremor unspezifische Symptome, die ganz unterschiedlichste Ursachen haben können. Auslöser können zum Beispiel Infektionserkrankungen, aber auch Stress, Schlafentzug oder übermäßiger Alkohol- oder Koffeingenuss sein. Nicht selten sind jedoch ebenso Menschen nach einem milden Covid-19-Verlauf betroffen.

> Auch eine fehlende räumliche Wahrnehmung kann ein Symptom von Long Covid sein und das Alltagsleben erschweren. Koordinationsstörungen sind die Folge.

Ein »inneres Vibrieren« wird bei genauerem Nachfragen durchaus häufig bestätigt und als extrem unangenehm empfunden. Betroffene beschreiben dieses Vibrieren mit: Es sei, als würde »ein Handy in der ein Hemdtasche vibrieren«, »eine elektrischen Zahnbürste in der Brust loslegen« oder »das ganze Bett vibrieren«. In extremen Fällen kann der Schlaf durch diese innere Vibration stark gestört sein.[13] Als Ursachen für dieses Phänomen werden Fehlfunktionen des vegetativen Nervensystems oder eine Verarbeitungsstörung von Signalen im Gehirn vermutet. Es könnte sein, dass das Gehirn infolge einer Überreizung mit Fehldeutungen reagiert. So erklärt man sich beispielsweise auch die Entstehung von Phantomschmerzen oder Ohrgeräuschen wie Tinnitus.

➤ Koordinationsstörungen

Auffällig sind Koordinationsstörungen, die auf einer mangelhaften Wahrnehmung des eigenen Körpers im Raum beruhen. Betroffene schildern dieses Problem selten ohne konkrete Nachfrage oder Testung. Die verminderte Wahrnehmung der dritten Dimension (also der Tiefe im Raum) führt zu einem unsicheren Gang und Gleichgewichtsstörungen. Betroffene haben zum Beispiel Probleme mit dem Treppensteigen, weil sie mit den Füßen an den Stufen hängen bleiben, oder sind nicht mehr in der Lage, Fahrrad zu fahren. Dabei ist das Problem nicht etwa eine Kraftminderung der Beine oder eine mangelnde motorische Ansteuerung der Muskulatur, sondern die fehlende räumliche Wahrnehmung. Diese Koordinationsstörungen lassen sich im Rahmen von Bewegungsprogrammen gut trainieren und geben damit Sicherheit im Alltag. Mehr dazu erfahren Sie ab Seite 157.

➤ Small-Fiber-Neuropathie -wenn kleinste periphere Nervenfasern geschädigt sind

Die Small-Fiber-Neuropathie (SFN), also Neuropathie kleiner Nervenfasern, gehört zu den sogenannten Polyneuropathien (PNP). Dabei handelt es sich um Erkrankungen des peripheren Nervensystems. Zu den typischen Symptomen einer Small-Fiber-Neuropathie zählen brennende Schmerzen und Sensibilitätsstörungen in den Extremitäten (Arme, Beine, Hände und Füße). Die Ursachen für eine Neuropathie der kleinen Nervenfasern können ganz unterschiedlich sein: Am häufigsten tritt sie im Rahmen eines Diabetes mellitus auf. Andere Ursachen sind die Fibromyalgie, rheumatische Erkrankungen oder Virusinfektionen wie beispielsweise Hepatitis C, HIV und eben auch SARS-CoV-2. Durch den Befall vegetativer Nervenfasern können Beschwerden ebenso außerhalb der Extremitäten auftreten. Das sind all die Probleme, die wir im Rahmen der autonomen Dysregulation beschreiben *(siehe Seite 67)*.

> Brennende Schmerzen und Missempfindungen in Armen, Händen, Beinen und Füßen können auf eine Small-Fiber-Neuropathie hindeuten.

Die SFN ist nur durch eine Hautbiopsie nachweisbar, klassische neurophysiologische Tests (EMG, ENG) ergeben Normalbefunde. Die Behandlungsmöglichkeiten sind aktuell noch eingeschränkt und beruhen auf der symptomatischen Schmerzbehandlung. Erste Therapieversuche zur Wirkung von immunmodulatorischen Therapien (Immunglobuline, Kortison) erfolgen im Rahmen von Studien.

DAS VEGETATIVE NERVENSYSTEM

Aktivierung und Deaktivierung von Sympathikus und Parasympathikus

---

Haben Sie sich schon einmal Gedanken darüber gemacht, woher Redewendungen wie »Ich hätte mir vor Angst beinahe in die Hose gemacht« oder »Da schlug mir das Herz bis zum Hals« ihren Ursprung haben? Sie beschreiben unwillkürliche Reaktionen unseres Körpers auf Stress und hängen mit unserem vegetativen Nervensystem zusammen.

Der Körper reagiert in manchen Situationen ohne unseren bewussten Einfluss, also ohne dass wir es steuern könnten, auf äußere oder innere Reize. Solche Stress- oder Fluchtreaktionen helfen unserem Körper, sich an plötzliche Stressoren (Stressfaktoren) anzupassen. Weil sie unabhängig von der Steuerung unseres Gehirns erfolgen, geschehen diese Anpassungen extrem schnell. Unser Nervensystem ist in seiner Gesamtheit als eigenes Organ zu verstehen, das den Kontakt zu unserer Umwelt herstellt und uns damit befähigt, auf umweltbedingte Reize angemessen zu reagieren. Darüber hinaus überwacht es aber auch die Funktionen unserer Organe. Um diesen vielfältigen Aufgaben gerecht werden zu können, besteht es aus drei Teilen:

- dem **peripheren Nervensystem:** alle in unserem Körper verlaufenden Nerven,
- dem **zentralen Nervensystem:** Gehirn und Rückenmark,
- dem **vegetativen (autonomen) Nervensystem,** das wiederum aus dem sympathischen, parasympathischen Nervensystem und enterischen (den Magen-Darm-Trakt versorgenden) Nervensystem besteht und alle Organfunktionen reguliert, die nicht unserer bewussten Kontrolle unterliegen.

Das vegetative Nervensystem ist der Teil unseres Nervensystems, den wir nicht willentlich beeinflussen können. Er steuert unbewusst viele lebensnotwendige Prozesse in unserem Körper, darunter beispielsweise den Herzschlag, die Atmung und die Verdauung.

Dabei agieren zwei gleichberechtigte Anteile nebeneinander: der Sympathikus und der Parasympathikus. Der Parasympathikus, der für die Bereitstellung von Energie zuständig ist, ist permanent in Aktion. Der Sympathikus wird dann aktiviert, wenn wir Leistung erbringen müssen. So ist die Wirkung dieser beiden Anteile auf Organfunktionen oft gegensätzlich. Während der eine beispielsweise den Herzschlag beruhigt (Parasympathikus), sorgt der andere (Sympathikus) für eine Beschleunigung desselben *(siehe Abbildung Seite 82)*.

Prinzipiell sorgt der parasympathische Anteil des vegetativen Nervensystems für den Aufbau und das Speichern von Energie. Er ist somit trophotrop, energieaufbauend. Er schafft also die Voraussetzungen für körperliche Leistung. Der Sympathikus ist für die Energiebereitstellung in Phasen höherer Aktivität zuständig. Er ist ergotroph, verbraucht also Energie.

Welcher Teil unseres vegetativen Nervensystems gerade besonders aktiv ist, hängt beispielsweise davon ab, womit unser Körper in dem Moment primär beschäftigt ist: Bei vermehrter körperlicher Aktivität und in Stresssituationen ist es der Sympathikus, im Schlaf, wenn die Regenerationsprozesse im Vordergrund stehen, der Parasympathikus. Ganz allgemein ist das vegetative Nervensystem für die Steuerung wichtigster Vitalfunktionen unseres Körpers verantwortlich, wie etwa:

- Atemtätigkeit,
- Blasenmotorik,
- Genitalreflexe,
- Hautdurchblutung,
- Kreislauffunktionen (Herzschlag, Blutdruck),
- Pupillenweite,
- Schlaf-Wach-Rhythmus,
- Verdauungsfunktionen.

Dysautonomie durch Überaktivierung des Sympathikus

Im Fall von Long Covid kommt es bei der Mehrzahl der Patienten zur sogenannten Dysautonomie, das heißt einer autonomen Dysfunktion, die durch die Beeinträchtigung des vegetativen Nervensystems entsteht. Heute geht

DAS VEGETATIVE NERVENSYSTEM

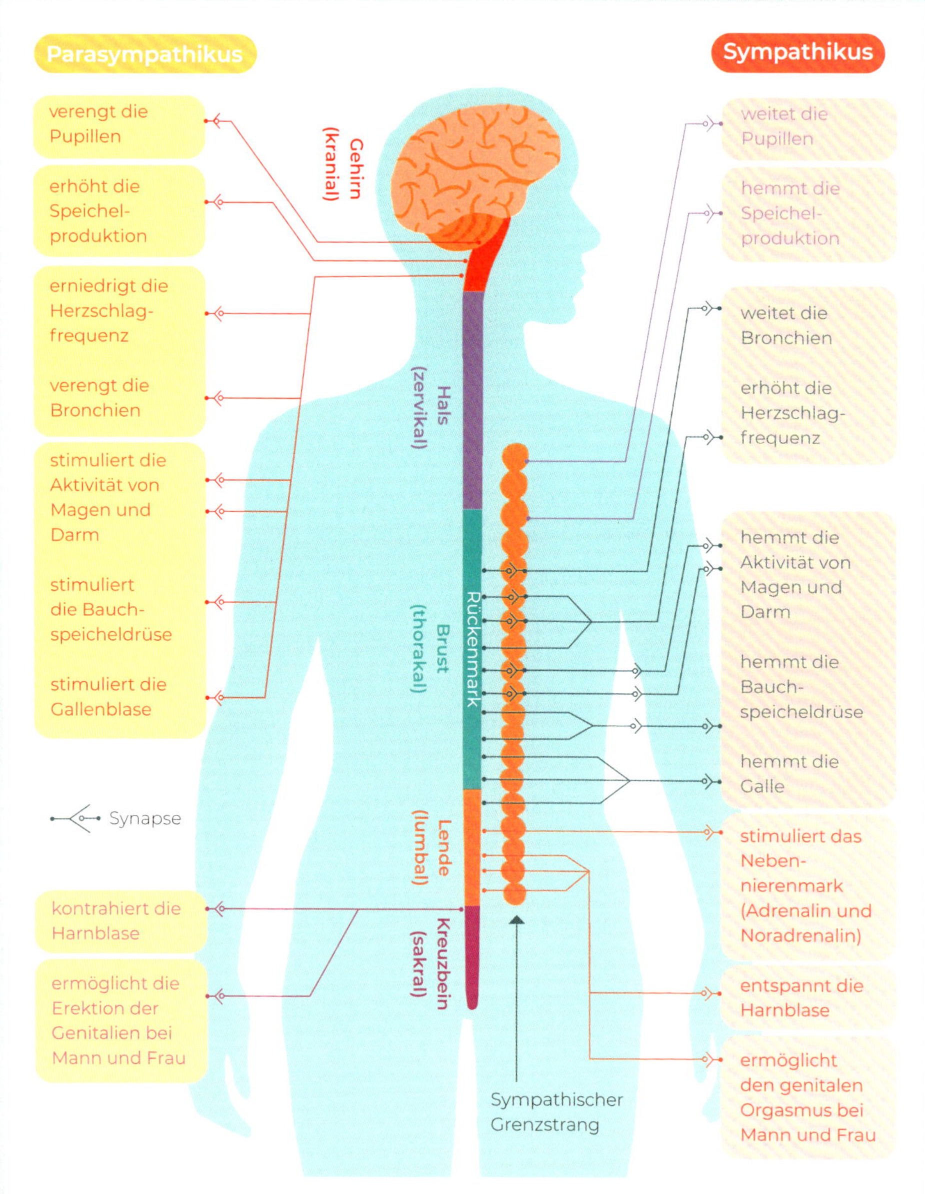

Die Nervenfasern von Sympathikus und Parasympathikus führen vom zentralen Nervensystem (Gehirn und Rückenmark) ausgehend in die gleichen Zielorgane. Da wundert es nicht, dass Störungen im Gleichgewicht des vegetativen Nervensystems zu den unterschiedlichsten Beschwerden führen.

man davon aus, dass etwa 80 Prozent der Long-Covid-Patienten auch von Dysautonomie betroffen sind. Sie ist somit ein extrem häufiges Phänomen, das eine Vielzahl der Symptome, unter denen diese leiden, erklärt.

Die autonome Dysfunktion (*siehe Seite 67*) beschreibt einen Zustand, in dem das ausgewogene Agieren von Sympathikus und Parasympathikus gestört ist: In diesem Fall befindet sich der Organismus in einer Art ununterbrochenem Wach- oder Stresszustand, der durch niedrigschwellige Entzündungsreaktionen im Körper und die damit verbundene Aktivierung des Immunsystems permanent aufrechterhalten wird.

Entzündliche Vorgänge in der Peripherie unseres Körpers werden über den Vagusnerv, den Hauptnerv des Parasympathikus, in Steuerzentren des Gehirns vermittelt. Durch die fortdauernde Entzündungsreaktion kommt es dort zu Strukturveränderungen, die wiederum zu einer Aktivierung des Sympathikus führen. Dadurch werden die Stressreaktionen in unserem Organismus immer weiter befeuert. Im Fall von Long Covid spielen darüber hinaus autoimmunologische Prozesse eine Rolle. Autoantikörper (Antikörper gegen körpereigene Bestandteile) besetzen Rezeptoren (G-Protein-gekoppelte Rezeptoren), über die das vegetative Nervensystem Einfluss auf die Regulation der Gefäßweite nimmt. So geraten normale Steuerungsprozesse außer Kontrolle.

Welche Symptome sind spür- oder messbar?

Am einfachsten zu messen und für viele spürbar ist die Erhöhung der Herzfrequenz. Bei dem einen Betroffenen kann diese um wenige, etwa um fünf

Sympathischer Grenzstrang

Der Grenzstrang *(siehe Grafik links)* besteht aus 20 bis 25 Ganglien. Hier erfolgt die Umschaltung von Nervenfasern aus dem Rückenmark auf Nervenfasern, die zu den Organen führen. Die **Ganglien** sorgen auch für die Gefäßverengung. Mithilfe eines **Lokalanästhetikums** können sie blockiert werden und es kommt zur **Gefäßerweiterung.** Dieses Verfahren könnte zur **Linderung** von Long-Covid-Beschwerden beitragen.

bis zehn Schläge erhöht sein, bei anderen kann die durchschnittliche Herzfrequenz auch deutlich stärker erhöht sein, um circa 20 bis 30 Schläge. Spüren tut man das besonders in Ruhephasen oder nachts, wenn man durch nichts abgelenkt wird. Dies sind Phasen, in denen der Sympathikus eigentlich wenig bis gar nicht aktiv ist. Daher werden Abweichungen von der Norm deutlicher wahrgenommen. Die nächtlich gesteigerte Sympathikusaktivität führt zu Schlafstörungen (schlecht einschlafen, häufiger aufwachen und weniger erholsam schlafen), wie man sie beispielsweise von Prüfungsphasen her kennt oder wenn man vor einem Wettkampf sehr aufgeregt ist. Der Grund: Der Körper befindet sich unter erhöhter Anspannung, er ist darauf vorbereitet, Leistung zu erbringen. Die Systeme sind sozusagen aktiviert und bereit loszulegen. Dieser Zustand ist körperlich sehr anstrengend. Zusätzlich trägt das durch ihn ausgelöste Stressgefühl dazu bei, ihn zu verfestigen.

Eine übersteigerte Sympathikusaktivität hat darüber hinaus weitere negative Auswirkungen auf den Körper. Die möglichen Symptome können unabhängig voneinander und in verschiedenen Schweregraden auftreten. Zu den wichtigsten gehören: Atemnot, Blasenstörungen, Herzrhythmusstörungen, orthostatische Intoleranz *(siehe Kasten unten)*, Schwindel, Sexualfunktionsstörungen, Tachykardie, Temperaturregulationsstörungen (inklusive Kälte- und Hitzeunverträglichkeit) sowie Verdauungsprobleme (Magenentleerung, Darmtransport).

Viele dieser Symptome sind als sogenannte Allgemeinsymptome von anderen Erkrankungen durchaus bekannt. Sie werden daher auch unspezifisch genannt, da sie keiner konkreten Erkrankung zugeordnet werden können. Bei Long Covid und ME/CFS treten verschiedene dieser Symptome immer wieder gemeinsam, aber auch unabhängig voneinander auf.

Orthostatische Intoleranz

Typische Symptome dieser Störung des Kreislaufsystems sind:

- Unverträglichkeit gegenüber Lagewechsel vom Liegen zum Stehen
- Störung der Anpassung von Blutdruck und Pulsschlag beim Aufstehen
- Schwäche, Schwindel, Atemnot
- Herzrasen, Herzklopfen

Doch genau die Art und Weise, wie die Symptome auftreten, ist charakteristisch für Long Covid. Die Symptome der ersten Monate können verschwinden und anderen, neu auftretenden Symptomen weichen. Wenn man sich mit den Krankheitsmechanismen von Long Covid befasst, wird klar, dass eine Vielzahl dieser Symptome Zeichen und Ausprägungen der autonomen Dysfunktion sind. Diese führt also zu Symptomen in allen Organsystemen, die jedoch nicht durch direkte Organschädigungen entstehen, sondern Ausdruck der Fehlsteuerung des vegetativen Nervensystems sind. Ganz typisch – und häufig falsch zugeordnet – sind Herzrasen und Herzstolpern, Schwindel und Verdauungsprobleme.

- Die Störungen der Erregungsbildung am Herz, in deren Folge Herzrasen und -stolpern entstehen, beruhen auf der Aktivierung des Sympathikus *(siehe Seite 82–83)*. Es geschieht das, was wir aus Stresssituationen kennen: Das Herz schlägt uns bis zum Hals – es rast.

- Verdauungsprobleme wie Verstopfung oder Völlegefühl können viele Ursachen haben. So können etwa Mikrozirkulationsstörungen *(siehe Seite 64)* zur mangelhaften Durchblutung von Magen und Darm führen. Dadurch werden größere Nahrungsmengen nicht mehr verarbeitet, weil die Muskulatur der Verdauungsorgane schwächelt. Zudem bleiben – durch die relative Schwächung des Parasympathikus – die notwendigen Gefäßerweiterungen sowie die Aktivierung von Verdauungsprozessen aus.

- Schwindel ist eine Folge der gestörten Anpassung des Durchmessers der Blutgefäße. Immer wenn Sie schnell aufstehen, kommt es zum Abfall des Blutdrucks, weil ein Großteil des Blutvolumens Ihres Körpers in Ihren Beinen versackt. Normalerweise sorgen Anpassungsvorgänge dafür, dass dieses Volumen zügig wieder umverteilt wird, sodass auch in Ihrem Oberkörper wieder genügend Blut zur Verfügung steht. Sie kennen dieses Phänomen, wenn sie lange in der Hocke waren und dann rasch aufstehen: Ihnen wird kurz schwarz vor Augen und schwindelig. Ist man gesund, hält dieser Zustand nicht lange an, weil die erwähnten Anpassungsvorgänge ihn beenden. Bei Betroffenen, die unter POTS *(siehe Seite 86)* leiden, bleibt die Anpassung der Gefäßweite aus. Dies hat zur Folge, dass weiter Stresshormone ausgeschüttet werden. Der Herzschlag bleibt beschleunigt, ohne dass der oberen Körperhälfte genügend Blut zur Verfügung steht. Der Schwindel bleibt weiter bestehen.

DAS POSTURALE TACHYKARDIESYNDROM (POTS)

Im Zusammenhang mit der orthostatischen Intoleranz bei Long Covid wird häufig das Posturale orthostatische Tachykardiesyndrom (POTS) genannt. Dabei handelt es sich um ein seltenes und wenig erforschtes Krankheitsbild, das bei einem Teil der Long-Covid-Patienten diagnostiziert werden kann. Welche Symptome könnten bedeuten, dass Sie von dieser Erkrankung betroffen sind:

- Wird Ihnen komisch, wenn Sie Ihre Lage-wechseln, also wenn Sie aus dem Liegen aufstehen?
- Wird Ihnen schwindelig oder schwarz vor Augen, wenn Sie aufstehen?
- Erleben Sie Fatigue oder Kurzatmigkeit, wenn Sie aufstehen?
- Schwitzen Sie oder kommt es zu Brustschmerzen, Herzrasen oder Herzklopfen, wenn Sie aufstehen?
- Ist eventuell selbst aufrechtes Sitzen ohne Schwindel nicht möglich?

Sollten Sie eine dieser Fragen mit Ja beantworten, ist es sinnvoll, den Ursachen für die Symptome auf den Grund zu gehen. In den meisten Fällen ist der vom Hausarzt einfach durchzuführende Schellong-Test zur Diagnosestellung ausreichend. (Die sogenannte Kipptischuntersuchung ist etwas aufwendiger und wird daher seltener durchgeführt.) Beim **Schellong-Test** legt sich der Patient zunächst 30 Minuten lang hin. Nach dieser Ruhephase werden noch im Liegen Blutdruck und Puls gemessen und dokumentiert. Nachdem der Patient wieder aufgestanden ist, werden in den folgenden zehn Minuten erneut Blutdruck und Puls gemessen – pro Minute einmal – und dokumentiert. Danach legt sich der Patient wieder hin. Der Puls normalisiert sich zügig.

Folgende Kriterien liefern Hinweise auf das Posturale orthostatische Tachykardiesyndrom:

- Innerhalb der ersten zehn Minuten nach dem Aufstehen kommt es zu einem Anstieg der Herzfrequenz um mindestens **30 Schläge pro Minute** oder auf mehr als **120 Schläge pro Minute.** Der Blutdruck sinkt im Gegensatz zu anderen Formen der orthostatischen Intoleranz nicht wesentlich ab.
- Die orthostatische Intoleranz besteht seit **mindestens drei Monaten.**
- Die Beschwerden werden **im Stehen schlimmer,** im Liegen nehmen sie ab.

Andere Diagnosen für einen beschleunigten Herzschlag müssen ausgeschlossen werden. Das könnten Störungen der Schilddrüsenfunktion, Blutarmut oder Flüssigkeitsmangel sein. Wenn Sie Symptome einer autonomen Fehlregulation haben, bedeutet das nicht automatisch, dass Sie auch unter POTS leiden.

SINNESORGANE

Wenn das Virus Nase, Mund, Augen oder Ohren beeinträchtigt hat

Unsere Sinnesorgane sind komplexe Gebilde, die zu unvorstellbaren Leistungen fähig sind. Neueren Forschungen zufolge sind wir in der Lage, eine Billion Gerüche, 2,3 bis 7,5 Millionen Farben und 340 000 Töne zu unterscheiden. Entzündungen der zuständigen Sinneszellen – hervorgerufen durch SARS-CoV-2, aber auch durch andere Viruserkrankungen – sind häufig und haben spürbare Auswirkungen auf unsere Wahrnehmungen im Alltag.

Ist es zu Einschränkungen des Seh-, Gehör-, Geruchs- oder Geschmackssinns gekommen, hilft es uns zu wissen, dass wir jeden einzelnen dieser Sinne wie einen Muskel trainieren können. So wie ein Sommelier nach ausgiebigem Training seines Geruchs- und Geschmackssinns in der Lage ist, jedes Aroma eines Weins zu erkennen. Gleichermaßen lässt sich unser Gehör trainieren, wenn wir uns gezielt verschiedenen Geräuschen aussetzen und lernen, diese zu erkennen, zuzuordnen und wiederzugeben.

Wer von Long Covid betroffen ist, leidet oft an Symptomen im Bereich von Kopf und Hals. Halsschmerzen sind das häufigste Symptom im Rahmen der akuten Covid-19-Erkrankung. In der Regel bilden sie sich jedoch innerhalb weniger Wochen von selbst wieder zurück. Den Halsschmerzen folgt oftmals der Verlust des Geruchs- und/oder Geschmackssinns, der wenige Tage oder auch mehrere Monate anhalten kann. Eine einfache, aber effektive Übung, wie Sie Ihrem Gehirn dabei helfen können, das Riechen und Schmecken nicht zu verlernen, erfahren Sie auf Seite 184.

Störungen des Seh- und Hörvermögens stehen selten im Mittelpunkt von Symptombeschreibungen durch die Patienten. Nichtsdestotrotz stellen sie Einschränkungen und Beschwerden dar, unter denen Betroffene stärker leiden, als man glauben mag. Sie stellen sich in aller Regel erst mit einer Verzögerung von einigen Wochen ein und können dann anhaltend bestehen bleiben. Auf den nun folgenden Seiten erfahren Sie, wie es zu diesen Symptomen kommt und wie sie diagnostiziert werden können.

Geruchs- und Geschmacksstörungen

Geruchs- oder Geschmacksstörungen betreffen die Mehrzahl der Menschen, die an Covid-19 erkrankt sind. Insbesondere im Zusammenhang mit den frühen Virusvarianten galt der Verlust dieser beiden Sinne als das charakteristische Symptom für die Infektion mit SARS-CoV-2. Die Dauer der Störung kann zwischen wenigen Tagen und mehreren Monaten schwanken. Bei einem Großteil der Patienten verschwindet die Störung innerhalb von einigen Wochen von allein. Sollten Geschmacks- oder Geruchsstörung über mehr als drei Monate bestehen bleiben, sollten Sie einen HNO-Arzt oder einen Neurologen aufsuchen – auch um andere Ursachen als die Virusinfektion auszuschließen. Zusätzlich kann ein Riechtraining dabei helfen, die Regeneration der Riechschleimhaut zu unterstützen.

So banal Riechstörungen klingen mögen, so sehr haben sie Einfluss auf unser alltägliches Leben. Unser Geruchssinn spielt eine wichtige Rolle, um Gefahren zu erkennen. Lebensmittelvergiftungen können unter normalen Umständen durch unseren Geruchssinn vermieden werden. Und das Erkennen des Geruchs eines krank machenden Gases hilft beispielsweise, Schädigungen der Lunge bis hin zur Erstickung zu vermeiden.

Durch die fehlende Wahrnehmung von Aromen gehen die Freude am Essen und am geselligen Zusammensein verloren, was zu Fehlernährung und Gewichtsverlust führen kann. Bei anhaltenden Riechstörungen kommt es überdurchschnittlich häufig zu depressiven Begleiterkrankungen. Verlieren wir einen unserer Sinne, bringt dies nachgeordnete Einschränkungen mit sich, die weit über die direkte Schädigung der Sinneszellen hinausgehen. So fällt es Betroffenen beispielsweise schwer, ihre sozialen Kontakte aufrechtzuerhalten. Das kann zu Einsamkeit führen.

Der Geschmackssinn hat entwicklungsgeschichtlich eine Warnfunktion: Schmeckt etwas unangenehm sauer oder bitter, soll uns das warnen, weil es sich bei dem, was wir uns gerade in den Mund stecken, eventuell um etwas Ungenießbares oder sogar Giftiges handeln könnte. Allerdings kann unsere Zunge lediglich fünf Geschmacksqualitäten wahrnehmen und voneinander unterscheiden: salzig, sauer, bitter, süß und herzhaft-würzig (im Japanischen mit dem Ausdruck »umami« beschrieben).

Das, was wir allgemein als Geschmack beschreiben, entsteht in Wirklichkeit aus einer Mischung ganz verschiedener Sinneswahrnehmungen. Dabei spielen Geruch, Temperatur, Konsistenz und das Aussehen einer Speise eine wichtige Rolle. Das Gesamtbild einer Geschmackswahrnehmung erhält allerdings erst durch unseren Geruchssinn »Farbe«. Das kennen Sie sicher von einer Erkältung, bei der die Nase so zugeschwollen ist, dass Sie nichts mehr riechen können: Nichts schmeckt mehr, egal ob Kaffee, Süßes oder eine deftige Mahlzeit.

Unsere Geruchsempfindungen beginnen mit Reizen, die unsere Riechschleimhaut aus der Umgebung erhält. Dieses ungefähr fünf Quadratzentimeter große Organ sitzt am oberen Ende der Nasenhöhlen. In ihr befinden sich Abermillionen von Nervenzellen, die sich alle vier bis sechs Wochen erneuern und etwa 400 einzelne Gerüche wahrnehmen können. Der Regenerationszyklus von vier bis sechs Wochen erklärt, warum Geruchsstörungen in aller Regel innerhalb dieses Zeitraums von selbst verschwinden.

Die Nervenzellen der Riechschleimhaut münden in den Riechkolben und werden über den Riechnerv (Nervus olfactorius) zum Gehirn transportiert. Einige ausgewählte Gerüche werden über einen zweiten Nerv, den Trigeminusnerv (Nervus trigeminus), an das Gehirn vermittelt: Rauch, Salmiak, Chlor oder der Geruch einer Zwiebel reizen diesen schmerzempfindlichen Nerv besonders. In der Riechschleimhaut werden die olfaktorischen Reize, die wir aus der Umgebung aufnehmen, gespeichert. Das können die Düfte einer Speise, Aromen eines Weins oder Gase in der Umgebungsluft sein. Die Riechschleimhaut hat dabei – wie die Netzhaut unseres Auges – die Aufgabe, eingehende Informationen zu speichern. Unser Gehirn gleicht diese Informationen dann mit Sinnesreizen aus der Vergangenheit ab und erzeugt umgehend Bilder oder Assoziationen. Als Kinder lernen wir beispielsweise, dass eine Banane ein gelbes Ding ist, das wir schälen müssen. Wir lernen, dass die Banane eine weiche Konsistenz besitzt und süß schmeckt. Die Geschmacks- und Geruchswahrnehmung, die die Banane in unserem Gehirn erzeugt, wird mit Informationen zu Konsistenz, Farbe, Größe und so weiter verknüpft. Wir werden daher selbst dann, wenn wir erkältet sind und unser Geschmacks- und Geruchssinn beeinträchtigt sind, die Banane »schmecken«. Unser Gehirn erinnert uns einfach an frühere Erfahrungen. Diese Tatsache macht man sich beim Riechtraining zunutze. Die bestehenden Assoziationen werden durch prägnante Düfte wiederholt hervorgerufen und somit trainiert und aufrechterhalten.

> Geruchsverlust führt dazu, dass Speisen fade schmecken, weil Aromen nicht mehr wahrgenommen werden.

Unsere Geruchs- und Geschmackswahrnehmungen sind eng mit unserem vegetativen Nervensystem verknüpft. Der Ausspruch »Da läuft einem ja das Wasser im Mund zusammen!« beschreibt bildhaft, wie die Speichelproduktion angeregt wird, wenn uns der Duft einer wohlschmeckenden Speise in die Nase steigt. Durch den sensorischen Reiz (leckerer Geruch) wird das parasympathische Nervensystem aktiviert, das umgehend für die vermehrte Produktion von Speichel und Magensäften sorgt, um den Organismus auf den Verdauungsprozess vorzubereiten.

Riechen passiert im Kopf

Was die gestörte Geschmackswahrnehmung von Menschen betrifft, die sich mit dem Coronavirus infiziert haben, fällt auf, dass insbesondere die Fähigkeit, sauer und salzig zu schmecken, betroffen ist. Süßes kann häufig ohne Einschränkungen wahrgenommen werden. Eine Frage, die sich viele stellen werden: Wie kommt es zur Kakosmie, dem sogenannten Fehlriechen beziehungsweise den olfaktorischen, also geruchsbedingten Halluzinationen? Gehäuft berichten Betroffene, dass Sie Gerüche wie Brandgerüche (Rauch, Feuer, Kohle), Zigarettenrauch oder den Geruch von Fleisch wahrnehmen, ohne dass es eine Quelle dafür gibt. Wieder anderen stinkt alles, im wahrsten Sinne des Wortes. Die Kakosmie, ein häufiges Begleitsymptom von Virusinfekten, entsteht, weil das Virus das Riechepithel direkt schädigt. Zusätzlich können Hirnbereiche, die Geruchswahrnehmungen verarbeiten, durch entzündliche Prozesse beeinträchtigt sein. Oft geht die Kakosmie der Rückkehr des normalen Geruchssinns voraus.

> Meist bilden sich Geruchs- und Geschmacksstörungen nach ein bis zwei Monaten zurück.

Die Tatsache, dass SARS-CoV-2 die Riechschleimhaut direkt befällt und damit unseren Geruchssinn beeinflusst, wurde früh beschrieben. Die Frage, ob SARS-CoV-2 den Riechnerv als Eintrittspforte in unser Gehirn nutzt, ist weiter umstritten. Untersuchungen des Max-Planck-Instituts ergaben, dass SARS-CoV-2 zwar die Sinneszellen des Riechepithels nicht befällt, wohl aber umgebende Stützzellen, die für die Ernährung der Sinneszellen wichtig sind. Der Unterschied zwischen Stütz- und Nervenzellen sind die ACE2-Rezeptoren *(siehe Seite 21)*. Stützzellen verfügen über ACE2-Rezeptoren, Riechsinneszellen dagegen nicht.[14]

Sehstörungen

Haben Sie nach Ihrer Covid-19-Erkrankung Veränderungen Ihres Sehvermögens oder Ihrer Sehschärfe wahrgenommen? Sehen Sie doppelt oder verschwommen? Die Art und Weise, wie sich Sehstörungen zeigen, sind viel-

Der Aufbau des menschlichen Auges

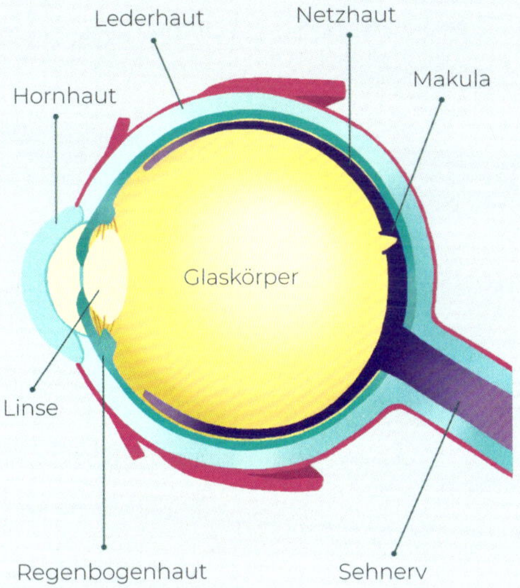

Bei Menschen mit Long Covid ist die Durchblutung der Netzhaut häufig eingeschränkt, wodurch die Mikrozirkulation im Augenhintergrund beeinträchtigt wird: Es kommt zu Sehstörungen.

fältig. Während manche Menschen über eine kaum merkliche Verschlechterung der Sehleistung klagen, werden andere von einer Einschränkung des Sehfelds oder dem Gefühl, alles wie durch Nebel oder verschwommen zu sehen, geplagt. Oft leiden Betroffene unter brennenden und geröteten Augen.

Unser Auge nimmt alle optischen Reize aus der Umgebung auf. Nachdem die Reize die Pupille durchdrungen haben, bündelt die Linse diese und schickt sie durch den Glaskörper zum Augenhintergrund. Der Augenhintergrund entspricht der Innenwand des Augapfels. Dieser wiederum besteht aus der Netzhaut, die aus Millionen von Lichtsinneszellen (Stäbchen und Zäpfchen) gebildet wird. Allerfeinste Blutgefäße, die im Augenhintergrund verlaufen, versorgen das Auge mit allen Nährstoffen, die es benötigt. Der Sehnerv, der die auf der Netzhaut gespeicherten Informationen zum Gehirn transportiert, entspringt hier. Sie können sich die Netzhaut wie den Film in einer Kamera vorstellen: Sie speichert die aus der Umgebung aufgenommenen optischen Informationen und leitet sie über den Sehnerv zum Gehirn weiter. Erst dort wird aus diesen Informationen ein Bild erstellt.

Der Augenhintergrund ist von großem Interesse, wenn es darum geht, die Mikrozirkulation in unserem Organismus zu beurteilen. Er ist der einzige Ort, an dem wir mithilfe geeigneter Instrumente einen ungehinderten Blick auf das Gefäßsystem haben und eventuell vorhandene Gefäßveränderungen nachweisen können. Die Gefäße am Augenhintergrund stellen nämlich einen repräsentativen Ausschnitt der Mikrozirkulation dar. Bei Menschen, die nach einer Coronainfektion über anhaltende Beschwerden klagen, ist häufig die Mikrozirkulation beeinträchtigt. Diese kann an einer verminderten Durchblutung der Netzhaut sichtbar gemacht werden. Die optische Kohärenzangiografie (OCT) ist ein relativ neues, nichtinvasives Verfahren, durch das die Durchblutung der Netzhaut dreidimensional und ohne den Einsatz von Kontrastmittel dargestellt werden kann. Auf diese Weise können Rückschlüsse auf die Durchblutung in den kleinen Gefäßen unseres gesamten Körpers gezogen werden.

Nachdem aufgefallen war, dass die Durchblutung der Netzhaut bei Menschen mit Long Covid gehäuft eingeschränkt ist, wurden an der Augenklinik der Universität Erlangen erste Forschungs- und Therapieansätze entwickelt und Heilversuche unternommen.[15] Man konnte im Blut von Long-Covid-Patienten Autoantikörper nachweisen, die auch bei der Entstehung des grünen Stars (Glaukom) eine Rolle spielen. Die Hoffnung ist, dass ein Medikament, das diese Autoantikörper bindet, nicht nur bei der Behandlung des Glaukoms helfen könnte, sondern auch Long-Covid-Betroffenen.

Erst kürzlich haben Forscher des Max-Planck-Instituts einen weiteren Angriffspunkt von SARS-CoV-2 entdeckt, der Veränderungen des Sehvermögens erklärt: Sie konnten nachweisen, dass das Virus Netzhautzellen direkt befällt. Dabei sind insbesondere Lichtsinneszellen und Gliazellen der Netzhaut betroffen. Gliazellen sind für den Transport der Signale vom Auge zum Gehirn verantwortlich. Außerdem wurde im Modell nachgewiesen, dass SARS-CoV-2 in der Lage ist, sich in den betroffenen Zellen zu vermehren.[16]

Wie auch an anderen Organen haben wir es mit zwei Mechanismen der Schädigung zu tun. Als Erstes treten im Rahmen des direkten Virusbefalls von Sinneszellen oder Organen entzündliche Veränderungen auf, die zu frühen Symptomen im Rahmen der Akuterkrankung führen. Symptome, die sich später einstellen, sind in aller Regel nicht mehr Folge des direkten Virusbefalls, sondern der Durchblutungsstörung, anhaltender immunologischer Prozesse und der Fehlsteuerung des vegetativen Nervensystems.

Woher kommt der Tinnitus

Dass Virusinfektionen zu einer Beeinträchtigung des Hörvermögens führen können, ist bekannt. Viele Betroffene klagen nach ihrer Covid-19-Erkrankung über die Verstärkung eines vorbestehenden Tinnitus oder auch über erstmals auftretende Ohrgeräusche. Darüber hinaus sind in wissenschaftlichen Untersuchungen Einschränkungen des Hörvermögens im Zusammenhang mit einer SARS-CoV-2-Infektion beschrieben worden.

Ob die Ursachen für eine Minderung der Hörleistung in direkten Schädigungen des Innenohres (Cochlea) zu suchen sind oder in der Mitbeteiligung von Hirnbereichen, die für die Verarbeitung von auditiven Reizen verantwortlich sind, ist nicht endgültig geklärt.

Die Ursachen für Tinnitus können unterschiedlicher Natur sein. So kann eine dauerhaft hohe Lärmbelastung zur Zerstörung von Sinneszellen im Gehör führen. Erkrankungen des Ohres wie beispielsweise Mittelohrentzündungen, verstopfte Gehörgänge oder ein geplatztes Trommelfell können ebenfalls Ohrgeräusche verursachen. Stress gilt als typischer Auslöser für Tinnitus bei Menschen, bei denen man keine organische Ursache für die Ohrgeräusche findet. So können im Rahmen einer Covid-19-Erkrankung direkte Schädigungen der Sinneszellen im Innenohr (Haarzellen) ebenso eine Rolle spielen wie eine gestörte Wahrnehmungsverarbeitung im Gehirn.

Ohrgeräusche beruhen also nicht, wie man vermuten könnte, auf der Wahrnehmung von akustischen Reizen. Es handelt sich vielmehr um Wahrnehmungen, die auf einer Reizung oder Überempfindlichkeit von Sinneszellen beruhen. Das bedeutet: Wie beim Phantomschmerz können fehlende Impulse über Sinnes- und Nervenzellen zu einem Geräuschempfinden führen, das durch Umbauprozesse im Gehirn hervorgerufen wird. Man könnte sagen, sie sind eine Fehldeutung. Sollten Sie unter neu aufgetretenen Veränderungen des Hörens oder Ohrgeräuschen leiden, wird eine HNO-ärztliche Untersuchung klären können, ob organische Veränderungen an Ihren Ohren vorliegen. Mittels einer Audiometrie können beispielsweise Aussagen über Ihr Hörvermögen getroffen werden.

Entspannungsmethoden, die positiv auf den Parasympathikus wirken, können bei Ohrgeräuschen helfen.

Wenn organische Veränderungen Ihres Hörsystems ausgeschlossen sind, ist es sinnvoll, auf Maßnahmen zurückzugreifen, mit denen Sie bei vielen der Long-Covid-Beschwerden Linderung erreichen können. Dazu gehören beispielsweise Entspannungstherapien *(siehe Seite 183–199)*, die positiv auf das vegetative Nervensystem wirken und dadurch zu einer Normalisierung von Regelkreisen führen können. Über diese Techniken ist es möglich, die Wahrnehmung und Interpretation von Sinnesreizen zum Positiven zu verändern.

HAUT UND HAARE

Haarausfall und Hautprobleme können sehr belastend sein

Veränderungen der Haut, die an allergische Reaktionen erinnern, und Ekzeme, aber auch Farbveränderungen der Haut und Haarausfall sind unangenehme Begleiterscheinungen einer SARS-CoV-2-Infektion und treten etwa bei jedem vierten Betroffenen auf.

Haare wachsen zyklisch. Jahre normalen Wachstums – etwa ein Zentimeter pro Monat – wechseln mit Ruhephasen, die ungefähr drei Monate andauern. In der Regel befinden sich immer zehn bis 20 Prozent unserer Haarfollikel im Ruhezustand. Durch Entzündungen und Stress kann es jedoch dazu kommen, dass der Anteil der Follikel, die sich im Ruhemodus befinden, zunimmt. Dadurch wird das Haar dünner, denn es fallen pro Tag mehr Haare aus als nachwachsen. Da die Haarfollikel nach drei bis sechs Monaten aus der Ruhephase zurückkehren, hört der Haarausfall meist von allein wieder auf. Voraussetzung für ungestörte Wachstumszyklen unserer Haare ist die Versorgung der Haarfollikel mit ausreichend viel Nährstoffen und Sauerstoff.

Wenn die Haare ausfallen

Covid-19 kann zu einer Mikrozirkulationsstörung führen: Kleinste Blutgefäße, die die Haarfollikel mit Nährstoffen versorgen, sind verschlossen. Der normale Wachstumszyklus der Haare wird gestört. Andere Ursachen können Autoimmunprozesse, Stress oder Fieber sein. Kommt es zu Haarausfall, beginnt dieser meist mit einer Verzögerung von bis zu sechs Wochen. Frauen sind häufiger betroffen als Männer. Bei ihnen handelt es sich oft um einen diffusen, gleichmäßig verteilten Haarausfall, der die komplette Kopfhaut betrifft. Manchmal beginnt er auch kreisrund (Alopecia areata). Männer bekommen meist einen fleckförmigen Haarausfall, der den Kopf wie das Gesicht betreffen kann. Da es nicht zur Vernarbung der Haarfollikel kommt, ist der Haarausfall nur vorübergehend. Er ist eine sehr lästige Begleiterscheinung der Erkrankung, bildet sich aber in aller Regel ohne Therapie zurück.

Hautausschlag und Co.

Hauterscheinungen sind vielfältig. In der frühen Krankheitsphase sind vermehrt Hautveränderungen zu beobachten, die wie eine allergische Reaktion oder ein Ekzem anmuten. In späteren Krankheitsphasen kann es infolge der Mikrozirkulationsstörung zu Farbveränderungen der Haut kommen. Der sogenannte Covid-Zeh *(siehe Kasten unten)* kommt gehäuft bei Kindern und Patienten vor, die ansonsten nahezu keine Beschwerden haben.

Hautzellen verfügen über ACE2-Rezeptoren und sind somit eine ideale Angriffsfläche für das SARS-CoV-2-Virus. Die meist allergischen oder ekzematösen Hautveränderungen treten im Rahmen der akuten Covid-19-Erkrankung auf. Sie kommen aber auch als Reaktion auf die Coronaimpfung vor. Hautveränderungen, die Ausdruck der gestörten Mikrozirkulation (also der Hautdurchblutung) sind, können erst in den Wochen nach der Akutinfektion entstehen und dann länger bleiben. Sie bestehen nicht zwangsläufig permanent, sondern können wie alle anderen Symptome kommen und gehen. Häufig werden bläuliche bis blassbläuliche Verfärbungen insbesondere der Extremitäten beschrieben. Diese treten flächig oder auch ringförmig (Livedo reticularis) auf. Andere Erscheinungen sind weiße, blasse Finger oder Zehen sowie fleckige Rötungen.

Bei oberflächlichen Hautveränderungen ist bis auf lokale und pflegende Maßnahmen keine spezielle Therapie notwendig. Hautveränderungen, die auf Störungen der Mikrozirkulation beruhen oder deren Ursache eine autonome Dysfunktion *(siehe Seite 67)* ist, sind keine Hauterkrankungen im eigentlichen Sinne, sondern Folgen von Durchblutungsstörungen.

Covid-Zehen

Die Ursache für sogenannte Covid-Zehen wurde lange kontrovers diskutiert. Heute weiß man, dass sie Folge einer ausgeprägten **Reaktion des angeborenen Immunsystems** sind, das die Infektion derart effektiv bekämpft, dass zumeist keine weiteren Symptome auftreten. An den Zehen-, aber auch Fingergelenken sind dann **bläuliche polsterartige Veränderungen** zu beobachten, die zumeist asymmetrisch bestehen und scharf begrenzt sind. Bis auf hautpflegende Maßnahmen ist keine spezielle Therapie erforderlich.

MASTZELLEN UND LONG COVID

Die Überaktivierung der Mastzellen führt zum Zytokinsturm

Die Forschung geht davon aus, dass bei Long Covid unter anderem eine anhaltende Aktivierung des Immunsystems von Bedeutung ist – das sogenannte Mastzellenaktivierungssyndrom MCAS. Hierbei spielt der Botenstoff Histamin eine wichtige Rolle.

Von Histamin werden Sie im Zusammenhang mit Allergien vermutlich schon einmal gehört haben. Das Wort versteckt sich im Namen der Medikamente, die viele Allergiker einnehmen, um ihre Symptome zu lindern: Antihistaminika. Was haben nun aber Mastzellen und Antihistaminika mit Covid-19 und Long Covid zu tun? Das sind doch keine Allergien.

Mastzellen gehören zu den weißen Blutkörperchen und sind somit Teil unseres Immunsystems. Sie sind direkt an der Abwehr von Infektionen beteiligt. Man kann sie sowohl im Blut als auch im Gewebe finden – und hier vor allem in der Haut und in den Schleimhäuten, im Verdauungstrakt und in den Atemwegen. Dort befinden sie sich in der Nähe von Gefäßen und Nerven und bilden sozusagen die Speerspitze unserer Abwehr.

Die Mastzellen leiten also im Falle eines Falles eine Immunreaktion ein und verstärken diese. Dafür setzen sie unter anderem Histamin frei. Histamin ist ein Botenstoff, der dazu führt, dass wiederum eine Vielzahl anderer Mediatoren freigesetzt wird. Mediatoren sorgen für die Signalübertragung des Entzündungsgeschehens an den restlichen Körper. Zu ihnen gehören auch Zytokine. Kommt es zu einer Überproduktion von Zytokinen und damit zu einer Entzündungsreaktion durch eine überschießende Immunreaktion, spricht man auch von Zytokinsturm. Derartige Zytokinstürme werden unter anderem für die schwer verlaufenden Fälle einer Covid-19 Erkrankung verantwortlich gemacht. Bei Long-Covid-Betroffenen können also Symptome auftreten, die auf einer Überaktivierung von Mastzellen beruhen. Diese Symptome zeigen sich an vielen Organen. So können der Verdauungstrakt, das

Gehirn, das Herz, die Haut und die Muskeln betroffen sein. Häufige Symptome sind:

- Übelkeit und Durchfall, da die Schleimhaut des Magen-Darm-Trakts viele Mastzellen enthält,
- Schwindel und Kopfschmerzen,
- Schlaf- und Konzentrationsstörungen,
- Herzrasen,
- Juckreiz,
- Muskelschmerzen.

Dies ist nur eine kleine Auswahl der möglichen Symptome, die jedoch deutlich macht, dass eine Überschneidung mit Symptomen besteht, die auch bei Long Covid vorkommen. Typisch ist, dass die Symptome schubweise auftreten, weil bestimmte Auslöser bestehen. Zu ihnen gehören eine histaminreiche Ernährung (etwa Erdnüsse, Hülsenfrüchte, reifer Käse, Rotwein, Tomaten), Schlafmangel, Stress oder körperliche Anstrengung. Mit der Zeit kennen Menschen, die unter einem Mastzellaktivierungssyndrom (MCAS) leiden, die Auslöser für ihre Beschwerden und können in den meisten Fällen durch einfache Verhaltensänderungen entsprechend gegensteuern.

Therapieansätze

Eine histaminfreie Ernährung hat sich als einfache und effektive Maßnahme zur Linderung von Beschwerden bewährt *(siehe Seite 178)*. Doch auch mithilfe von Antihistaminika können Rezeptoren blockiert werden, an die Histamine ankoppeln, sodass diese ihre Wirkung nicht entfalten können. Da es vier verschiedene Rezeptorgruppen für Histamin gibt, gibt es entsprechend viele Medikamentengruppen (H1-, H2-, H3- und H4-Antihistaminika). Viele Patienten berichten unter dieser Behandlung über eine Verbesserung ihrer Beschwerden. In Kombination mit Pacing *(siehe Seite 130–139)* ist häufig eine Stabilisierung zu erreichen. Ein zweiter Ansatz ist, Einfluss auf die Histaminfreisetzung in der Mastzelle zu nehmen. Dazu dienen mastzellstabilisierende Substanzen wie die Cromoglicinsäure oder Ketotifen. Quercetin ist einer der natürlichen Mastzellstabilisatoren, der zum Einsatz kommt.[17] Die Universität Bonn hat einen Fragebogen entwickelt, der Ihnen dabei hilft festzustellen, ob Ihre Beschwerden vom MCAS herrühren könnten *(siehe Seite 212)*.

BELASTUNGS-INTOLERANZ

Wenn vieles zu viel ist und körperliche Symptome auslöst

Die Belastungsintoleranz (abgekürzt PEM, abgeleitet von dem medizinischen Fachbegriff Postexertionelle Malaise) ist eines der maßgeblichen Kennzeichen einer postviralen Fatigue, wie sie nach Covid-19 auftreten kann. Die Mehrzahl der von Long-Covid-Betroffenen leidet darunter.

Die Belastungsintoleranz ist gleichzeitig das Symptom, das die Überschneidung von Long Covid und ME/CFS darstellt. Die PEM definiert damit eine Untergruppe von Long-Covid-Betroffenen, die aus einer anhaltenden postviralen Fatigue heraus ME/CFS als chronisches Krankheitsbild entwickelt *(siehe Seite 104–119)*. Bei der Belastungsintoleranz kommt es bereits nach geringer körperlicher, geistiger oder emotionaler Anstrengung zu einer Verschlimmerung von Krankheitssymptomen. Auch eine Reizüberflutung (etwa durch Geräusche oder Licht) kann Beschwerden auslösen.

Bei der PEM handelt es sich um das Kardinalsymptom, das postinfektiöse Krankheitszustände mit Fatigue von anderen Formen der Fatigue *(siehe Seite 76)* abzugrenzen vermag. Zugleich handelt es sich um das Phänomen, das für alle Nichtbetroffenen am schwersten zu verstehen ist. Für jemanden, der die Erfahrung nicht selbst gemacht hat, sind die Einschränkungen und die Regeln ihres Auftretens nur sehr schwer nachzuvollziehen. Ich habe die Erfahrung gemacht, dass selbst häufige und ausführliche Schilderungen nicht zwangsläufig dazu führen, dass das Symptom als solches verstanden und ernst genommen werden kann.

Es bleibt auch deshalb etwas Abstraktes, weil Nichtbetroffenen persönliche Erfahrungen völlig fehlen. Bei anderen Symptombeschreibungen sind häufig Vergleiche zu bereits selbst erlebten Zuständen möglich. Diese Möglichkeit fehlt jedoch, weil das zu erläuternde Symptom bisher nur sehr vereinzelt auftrat. Umso wichtiger erscheint es mir, die Belastungsintoleranz an dieser

Stelle ausführlich zu erklären. Die nachfolgenden Beschreibungen werden den Betroffenen helfen, die eigenen Beschwerden richtig einzuordnen, sollen sie aber auch dabei unterstützen, die Problematik möglichst so erklären zu können, dass sie für Ärzte, Therapeuten und Freunde weniger abstrakt, sondern fühlbar wird.

Tückische Phasen ohne Beschwerden

Wenn die Postexertionelle Malaise (PEM) erstmals in Erscheinung tritt, wird es Ihnen wahrscheinlich schwerfallen, den zeitlichen Zusammenhang zwischen der auslösenden Belastung und den Beschwerden herzustellen. Typischerweise berichten Betroffene über ein ständiges Auf und Ab ihrer Leistungsfähigkeit. Sie schildern Tage, an denen die Erkrankung wie weggeblasen zu sein scheint, aber auch Tage, an denen körperliche und kognitive Einschränkungen deutlich spürbar sind. An Tagen mit wenigen oder keinen Symptomen werden Sie immer wieder dazu neigen, Ihren gewohnten Aktivitäten nachzugehen. Diesen Momenten wohnt durchaus eine gewisse Euphorie inne. Kein Wunder: Man sehnt sich nach Normalität, nach einem Leben ohne Einschränkungen und lebt diese Möglichkeit, wenn sie sich bietet, aus. Leider lösen Sie damit häufig erneut Beschwerden aus.

> Es ist wichtig herauszufinden, welche Aktivitäten Symptome auslösen, um diese künftig zu meiden.

Ich beschreibe dieses Auf und Ab gern wie Wellen, die ja aus Wellenkämmen und -tälern bestehen. Oben auf dem Wellenkamm triumphiert die Euphorie, die Sie dazu verleitet, Aktivitäten nachzugehen, die Sie körperlich, geistig oder auch emotional überfordern: Dadurch wird zwangsläufig das nächste Wellental ausgelöst. Dieses Tal ist geprägt von Beschwerden und Einschränkungen, die Verzweiflung, Ängste und das Gefühl von Hoffnungslosigkeit auslösen.

Mit zunehmender Dauer der Erkrankung werden die Wellentäler immer schwerer zu ertragen sein: Sie werden von Monat zu Monat als immer belastender wahrgenommen. Wie also kann es den Betroffenen gelingen, sich dieser Symptomatik zu entziehen? Sie werden nahezu automatisch dazu übergehen, Belastungen aus dem Weg zu gehen, von denen Sie wissen, dass sie Symptome auslösen. Dennoch sollten Sie es vermeiden, aus Angst vor einer Überlastung völlig auf Aktivitäten zu verzichten. Wie das geht, erfahren Sie im Kapitel über das Pacing *(siehe Seite 130–139)*.

Kurzübersicht PEM

Bei einer **Belastungsintoleranz** werden Beschwerden nach körperlicher oder geistiger Anstrengung sowie emotionalem Stress ausgelöst. Manchmal reichen bereits geringste Reize. So können auf **körperlicher Ebene** bereits zu viel sein: Sport treiben, spazieren gehen, stehen, kochen, sitzen, Kopf halten. Und auf **geistiger Ebene** Bildschirmarbeit, Gespräche, Konferenzen, Musik, Social Media.

Weitere eindeutige Kennzeichen sind:

- Die Beschwerden sind durch Schlaf oder Ruhe nicht zu durchbrechen.
- Die Beschwerden treten typischerweise zwölf bis 48 Stunden nach der Belastung auf.
- Die Beschwerden halten länger als 14 Stunden an.

Die eigenen Grenzen kennen und beachten

Wichtig ist es, zu erkennen, wo die eigenen Grenzen liegen. Innerhalb dieser Grenzen dürfen und sollen Sie sich bewegen. Unter dem Begriff Pacing werden Strategien versammelt, die es ermöglichen, Belastungsgrenzen zu erkennen, sich innerhalb dieser zu bewegen und damit so symptomfrei wie möglich leben zu können *(siehe Seite 130–139)*. Pacing-Strategien beruhen auf dem Selbstmanagement der Erkrankung; sie setzen voraus, dass man die zugrunde liegenden Mechanismen kennt. Wir müssen uns daher mit den Ursachen für die fehlenden Energieressourcen, klassischen Auslösern der körperlichen Überforderung und deren Folgen auseinandersetzen.

An dieser Stelle muss betont werden, dass für jeden einzelnen Menschen die Grenzen der Belastbarkeit sehr unterschiedlich sind. Bedeutet für eine Person die Mobilität in der eigenen Wohnung das Limit, kann dies für eine andere der einstündige Spaziergang sein. In besonders schweren Fällen können selbst die Nahrungsaufnahme oder das Duschen einen körperlichen Zusammenbruch auslösen. Wenn die Grenzen der körperlichen Leistungsfähigkeit höher liegen, ist Pacing naturgemäß einfacher und konsequenter umzusetzen.

Wie es mir ging

Nach drei Wochen zurück im Job

Nach überstandener Covid-19-Erkrankung, Isolation und Quarantäne geht es zurück in den Arbeitsalltag. Ich fühle mich wie nach anderen grippalen Infekten auch: etwas schlapp, aber nicht mehr krank. Da sollte mein Job doch kein Problem sein. Das Erste, woran ich scheitere, ist die FFP2-Maskenpflicht. Es ist mir unmöglich, so eine Maske acht Stunden lang ununterbrochen zu tragen. In der Folge kommt es zu Beschwerden, die zu Hause bereits abgeklungen waren: Der Hustenreiz und ein brennendes Druckgefühl auf dem Brustkorb begleiteten mich ständig. Eine einfache OP-Maske ist erträglicher, aber auch sie führt nach kurzer Zeit zu Atembeschwerden.

Während der folgenden Arbeitstage mehren sich die Anzeichen und Folgen einer kognitiven Überforderung. Meine Toleranzschwelle gegenüber jeglicher Art von Anforderung sinkt von Tag zu Tag: Ich kann mich kaum noch auf meine Gesprächspartner konzentrieren, geschweige denn auf das, was sie sagen. Probleme lösen oder mehrere Dinge gleichzeitig bedenken: Fehlanzeige. Operieren ist aufgrund eines Tremors meiner rechten Hand unmöglich. Am zehnten Tag muss ich die Reißleine ziehen und den Versuch zu arbeiten beenden.

Fünf Wochen sind nach meinem positiven PCR-Test inzwischen vergangen. »Na ja, dann gönnst du dir noch mal zwei Wochen Pause. In der Zeit wirst du dich schon erholen.« Mit diesen Gedanken gehe ich in den erneuten Krankenstand. Die bevorstehenden Feiertage um Weihnachten und Silvester will ich zusätzlich zur Erholung nutzen, um dann Anfang Januar meine tägliche Arbeit im Krankenhaus wieder aufzunehmen.

Fragebogen

SCREENING AUF POSTEXERTIONELLE MALAISE (PEM)

Zur Diagnostik stehen standardisierte Fragebögen zur Verfügung. Diese stellen Fragen nach Häufigkeit und Schwere von Beschwerden, die auf eine Belastung folgen, und erlauben anhand eines Punktesystems die Diagnose.

So ging es mir in den letzten sechs Monaten

	War nicht der Fall	Häufigkeit 1 = manchmal, 2 = etwa zu 50 % 3 = meistens 4 = immer	Schwere 1 = mild 2 = moderat 3 = schwer 4 = sehr schwer
Bereits wenn ich anfange, mich körperlich zu betätigen, fühle ich mich erschlagen und schwer.	☐	1 2 3 4	1 2 3 4
Nach alltäglichen Aktivitäten bin ich am nächsten Tag erschöpft oder habe Schmerzen.	☐	1 2 3 4	1 2 3 4
Bereits nach geringster körperlicher oder geistiger Anstrengung fühle ich mich geistig ermüdet.	☐	1 2 3 4	1 2 3 4
Bereits nach geringster körperlicher Betätigung fühle ich mich körperlich ermüdet.	☐	1 2 3 4	1 2 3 4
Nach alltäglichen Aktivitäten fühle ich mich körperlich ausgelaugt und krank.	☐	1 2 3 4	1 2 3 4

Ich habe mit Freunden Sport getrieben oder einen Ausflug gemacht. Das war ganz schön anstrengend. Anschließend bin ich nach ein bis zwei Stunden wieder erholt.	Ja	Nein
Meine Erschöpfung oder mein Energiemangel nehmen zu, nachdem ich mich auch nur leicht körperlich angestrengt habe.	Ja	Nein
Meine Erschöpfung oder mein Energiemangel nehmen zu, nachdem ich mich auch nur leicht geistig angestrengt habe.	Ja	Nein
Wenn ich mich nach Aktivitäten schlechter fühle, wie lange dauert es, bis die Beschwerden wieder abgeklungen sind?	☐ < 1 Std. ☐ 4–10 Std. ☐ 14–23 Std.	☐ 2–3 Std. ☐ 11–13 Std. ☐ > 24 Std.
Ich vermeide Anstrengungen, weil sich dadurch meine Symptome verschlechtern.	Ja	Nein

Auswertung

PEM liegt vor, wenn mindestens bei einem der Punkte 1 bis 5 die Häufigkeit oder der Schweregrad mit ≥ 2 angegeben wurde.

Keine PEM besteht, wenn bei den Punkten 1 bis 5 maximal der Wert 1 angegeben wurde.

Folgende Antworten weisen auf ME/CFS hin: Punkt 7 wurde mit Ja beantwortet, Punkt 8 wurde mit Ja beantwortet, bei Punkt 9 wurde als Dauer 14–23 Stunden oder ≥ 24 Stunden angekreuzt.

ME/CFS

Wenn Long Covid zur Multisystemerkrankung wird

Von ME/CFS sind in Deutschland schätzungsweise 300 000 Menschen betroffen, meist infolge einer Virusinfektion. Die Mehrzahl der betroffenen Personen ist jünger und weiblich. Covid 19 kann ME/CFS nach sich ziehen.

Für diese chronische Erkrankung, die zu Einschränkungen der beruflichen und sozialen Teilhabe führt, steht bisher keine ursächliche Therapie zur Verfügung. Man geht aktuell davon aus, dass zehn bis 20 Prozent der von Long Covid betroffenen Menschen ME/CFS entwickeln. Es ist daher ausgesprochen wichtig, diese Erkrankung klar von anderen gesundheitlichen Einschränkungen nach einer SARS-CoV-2-Infektion zu trennen, um Fehlbehandlungen zu vermeiden.

Die Abkürzung ME/CFS steht für Myalgische Enzephalomyelitis/Chronisches Fatigue-Syndrom, eine Multisystemerkrankung, die sowohl das Nervensystem als auch das Immunsystem betrifft. Um chronische Krankheitsverläufe zu verhindern, ist die Aufklärung über das Krankheitsbild ME/CFS von absoluter Wichtigkeit. Insbesondere Betroffene der ersten beiden Wellen kannten diese Krankheit nicht. Die Expertise aufseiten von Ärzten und Therapeuten fehlte und fehlt bis heute im gleichen Maße, sodass das Nichterkennen der Erkrankung wie auch falsche Therapieempfehlungen dazu führen, dass zu viele Menschen mit ME/CFS schwere Verläufe entwickeln. Dabei ist ME/CFS weder neu noch selten. Die WHO stufte ME/CFS bereits 1969 als neurologische Erkrankung ein, von der vor der Coronapandemie weltweit 17 Millionen Menschen betroffen waren.[18]

Die amerikanische Gesundheitsbehörde CDC (Centers of Disease Control and Prevention) führte 1988 den Begriff Chronisches Fatigue-Syndrom ein, nachdem sie den Ausbruch einer chronischen grippeähnlichen Erkrankung in Nevada 1984 untersucht hatte. Man identifizierte als Ursache des damaligen Ausbruchs eine Infektion mit dem Erreger des Pfeifferschen Drüsenfiebers, dem Epstein-Barr-Virus. Der Begriff Chronisches Fatigue-Syndrom war ursprünglich dem chronischen Epstein-Barr-Virus-Syndrom vorbehalten. Der Begriff Myalgische Enzephalomyelitis (ME) ist noch älter und stammt aus dem Jahr 1955. Er geht auf einen Ausbruch an einem Londoner Krankenhaus zurück, durch den Ärzte und Krankenschwestern über mehrere Monate schwere neurologische Symptome und Muskelschwäche entwickelt hatten.[19]

Das Chronische Müdigkeitssyndrom (Chronic fatigue syndrome) wird in der aktuell gültigen ICD-Nomenklatur mit der G93.3 unter den »Sonstigen Krankheiten des Gehirns« als neurologische Diagnose geführt. Darunter fallen auch Erkrankungen mit der Bezeichnung Chronisches Müdigkeitssyndrom bei Immundysfunktion, Myalgische Enzephalomyelitis und postvirales Müdigkeitssyndrom.

In Deutschland wird überwiegend der Begriff Chronisches Erschöpfungs- oder Ermüdungssyndrom benutzt. Leider ist der Weg zur sprachlichen Bagatellisierung hier kurz, denn die Einschränkungen, mit denen die Betroffenen zu kämpfen haben, haben mit dem klassischen Verständnis von Erschöpfung und Ermüdung nur wenig zu tun. Daher sollte die Erkrankung korrekterweise mit ME/CFS bezeichnet werden.

In den vergangenen Jahrzehnten wurde das Krankheitsbild ME/CFS so gut wie nicht wahrgenommen: weder in der Öffentlichkeit noch in der medizinischen Forschung. Daher fehlt es an den dringend notwendigen Versorgungsstrukturen.

Was ME/CFS nicht ist

ME/CFS ist **NICHT** mit **Long Covid** gleichzusetzen. Unter Long Covid verstehen wir ALLE Folgen, die im Zusammenhang mit einer SARS-CoV-2-Infektion auftreten können.

Das Krankheitsbild ME/CFS ist auch gegenüber der **postviralen Fatigue** abzugrenzen. Die postvirale Fatigue beschreibt zusätzlich zu einer übermäßigen Erschöpfbarkeit kognitive Einbußen, Muskelschmerzen sowie die Belastungsintoleranz. Sie tritt nach Virusinfektionen auf, verschwindet aber zumeist innerhalb einiger Monate nach der Erkrankung.

Wer ist betroffen?

Es ist davon auszugehen, dass vor der aktuellen Pandemie allein in Deutschland 250 000 bis 300 000 Menschen von ME/CFS betroffen waren, darunter 40 000 Kinder.[20] Deutschlands Expertin für ME/CFS, Frau Prof. Dr. Carmen Scheibenbogen von der Charité, nimmt an, das zehn bis 20 Prozent aller von Long Covid betroffenen Menschen ME/CFS bekommen werden. Die Dunkelziffer dürfte aufgrund ausbleibender und falscher Diagnosen jedoch hoch sein. Das einzig Positive an dieser Tatsache ist, dass durch die große Zahl der Betroffenen endlich mehr Aufmerksamkeit und damit mehr Forschung in Klinik und Pharmazie einsetzen wird.

Wie bereits dargestellt, ist ME/CFS keine seltene Erkrankung. Ihre Prävalenz ist fast dreimal so hoch wie diejenige für HIV. Frauen sind weit häufiger betroffen als Männer – das Verhältnis liegt bei drei zu eins. Es gibt zwei Altersgipfel: Bei Jugendlichen von zehn bis 19 Jahren sowie Erwachsenen zwischen dem 30. und 39. Lebensjahr tritt ME/CFS im Vergleich zu anderen Altersgruppen verstärkt auf. Zudem sind familiäre Häufungen aufgefallen.

In einer kleineren Beobachtungsstudie des Chronic Fatigue Centre der Charité in Berlin erfüllten knapp die Hälfte der Untersuchten sechs Monate nach ihrer Covid-19-Erkrankung die Diagnosekriterien für ME/CFS.[21] Diese Zahl kann allerdings durch eine Vorauswahl an Patienten höher sein, als es für die Geamtzahl aller an Long Covid Erkrankten zutreffen wird. In Nachbeobachtungen nach SARS-CoV-1 litten circa 30 Prozent der Erkrankten unter ME/CFS.[22]

Mögliche Ursachen für ME/CFS

Als Ursache für die Erkrankung ME/CFS hat man verschiedene grundlegende Störungen identifizieren können. Einerseits scheinen Autoimmunprozesse eine Rolle zu spielen: Störungen in unserem Immunsystem, die dazu führen, dass körpereigene Strukturen angegriffen werden. Im Blickpunkt der Forschung stehen dabei Autoantikörper, die sich an Rezeptoren binden, die die Wirkung des vegetativen Nervensystems auf unsere Blutgefäße beeinflussen. Des Weiteren gibt es Hinweise darauf, dass Veränderungen der Mitochondrien, der Kraftwerke unserer Zellen, dazu führen, dass deren Fähigkeit zur Energieproduktion (ATP-Synthese) eingeschränkt wird. Man geht der Frage nach, inwieweit die Reaktivierung anderer Viren (insbesondere das Epstein-Barr-Virus, EBV, der Erreger des Pfeifferschen Drüsenfiebers oder das Humane Herpesvirus, HHV-6, der Erreger des Drei-Tage-Fiebers)

ME/CFS verhindern

Wer nach einer SARS-CoV-2-Infektion eine postvirale Fatigue entwickelt, kann durch **Pacing** *(siehe Seite 130–139)* eine Chronifizierung zu ME/CFS verhindern. Wir müssen akzeptieren, dass die Veränderungen, die das Virus im Körper beziehungsweise im Gefäßsystem verursacht, lange brauchen, um auszuheilen.

eine Rolle bei der Entstehung der Krankheit spielen. In Untersuchungen des Gehirns finden sich Hinweise auf ein Missverhältnis zwischen Sauerstoffbedarf und Durchblutung wie auch anhaltende Entzündungsvorgänge.[23]

Symptome der schwer zu fassenden Erkrankung

Die Myalgische Enzephalomyelitis beschreibt eine Multisystemerkrankung, die immunologische Fehlsteuerungen, entzündliche Prozesse des Nervensystems und Störungen der Energiebereitstellung beinhaltet. Der Name stammt aus dem Altgriechischen und bedeutet »Erkrankung des Gehirns und des Rückenmarks mit Muskelbeteiligung«. Die zugrunde liegenden krankheitsauslösenden Mechanismen sind bis heute nicht endgültig entschlüsselt. Die Symptome können verschiedene Organe und Organsysteme betreffen. Folgende Erkrankungen können in Kombination mit der Diagnose ME/CFS auftreten, müssen es aber nicht:

- Mastzellenaktivierungssyndrom *(siehe MCAS, Seite 96–97)*,
- Small-Fiber-Neuropathie *(siehe SFN, Seite 79)*,
- Posturales Tachykardiesyndrom *(siehe POTS, Seite 86)*.

Da es bis heute keinen Biomarker gibt, der Beweis für das Vorliegen der Erkrankung ist, wird die Diagnose anhand klinischer Kriterien (Symptome) gestellt. Etabliert sind die Kanadischen Diagnosekriterien, anhand derer eine Diagnosestellung seit 2003 möglich ist. In diese Kriterien gehen Störungen des Schlafs, der Grad der Erschöpfung nach körperlicher oder geistiger Anstrengung, neurologisch/kognitive Störungen, Schmerzen, Störungen des vegetativen Nervensystems, immunologische Manifestationen wie auch Störungen des Hormonstoffwechsels ein.[24]

Könnte es ME/CFS sein?

Wenn bei einem unter 60-Jährigen eine schwere Fatigue mit Belastungsintoleranz, kognitiven Störungen und Schmerzen auftritt und länger als sechs Monate besteht, sollte mithilfe international akzeptierter Diagnosekriterien überprüft werden, ob es sich um ME/CFS handeln könnte *(siehe Seite 212)*. Zur schnellen Einordnung folgt hier eine Aufstellung der wichtigsten Krankheitszeichen der Multisystemerkrankung Myalgische Enzephalomyelitis/Chronisches Fatigue-Syndrom:

➤ Immunologische Symptome

- grippeähnliche Symptome
- geschwollene Lymphknoten
- erhöhte Infektanfälligkeit

➤ Neurologische Symptome

- schwere Schlafstörungen (Einschlafstörungen, Durchschlafstörungen, veränderter Tag-Nacht-Rhythmus, nicht erholsamer Schlaf)
- Schmerzen in Muskeln und Gelenken
- Kopfschmerzen
- Konzentrations- und Gedächtnisstörungen (Brain Fog)
- überhöhte Empfindlichkeit gegenüber sensorischen Reizen. In milden Fällen können laute Musik, grelles Licht oder aufdringliche Düfte nicht mehr toleriert werden, in extremen Fällen kann es aber dazu führen, dass die Betroffenen sich nur noch in abgedunkelten Räumen aufhalten können und sich vor jeglichen Geräuschen und äußeren Reizen schützen müssen
- Störungen des vegetativen Nervensystems (Dysautonomie), die viele unwillkürliche Körperprozesse betreffen
- gestörte Energieversorgung des Körpers
- schwere Fatigue (massive Entkräftung und pathologische Schwäche)

➤ Diagnostik

Den Menschen, die von ME/CFS betroffen sind, sieht man ihre Erkrankung meist nicht an, was die Wahrscheinlichkeit für Fehldiagnosen zusätzlich erhöht. Neben der Beschreibung der Belastungsintoleranz durch den Betroffenen und den subjektiven Fragebögen gibt es jedoch auch objektive

Messparameter, um die Diagnose zu sichern. Als Erstes sei die sogenannte Kipptischuntersuchung genannt. Während dieser Untersuchung werden Blutdruck, Herzschlag und die Hirndurchblutung erfasst, während der Tisch, auf dem der Patient liegt, aus der Liegeposition in eine aufrechte Position geneigt wird. Beim gesunden Mensch nimmt die Hirndurchblutung dabei nur wenig ab (etwa sieben Prozent), bei ME/CFS-Patienten dagegen sind relevante Abnahmen um die 26 Prozent zu verzeichnen.[25]

Ein anderer Test zum Nachweis der Belastungsintoleranz ist ein zweitägiger kardialer Belastungstest (2-day CPET). Dabei wird an zwei aufeinanderfolgenden Tagen die Leistungsfähigkeit während einer Belastung auf dem Fahrradergometer gemessen. Aufgezeichnet werden Blutdruck, Herzschlag und Gasaustausch der Lunge. Ein gesunder Mensch wird in beiden Untersuchungen annähernd gleiche Ergebnisse erreichen. Die Belastungsintoleranz findet Ausdruck in der Tatsache, dass Betroffene nicht in der Lage sind, die Werte, die sie am ersten Tag erreicht haben, auch am zweiten zu erreichen. Ein etwas einfacher durchzuführender Test ist die Handkraftmessung im Abstand von einer Stunde.[26] Hierbei zeigen sich bei ME/CFS-Patienten typischerweise schlechtere Absolutwerte für die Handkraft, ein schnelleres Nachlassen der Handkraft während des einminütigen Tests und schlechtere Absolutwerte zum zweiten Testzeitpunkt.[27]

Die Folgen für das Leben der Betroffenen

Die folgenden Stimmen machen klar, was ME/CFS für das Leben der betroffenen Menschen bedeuten kann: »Man kann tot sein, ohne zu sterben« (Patient), »Die Erkrankung ist die größte humanitäre Katastrophe unserer Zeit« (Dr. Lösch, Internist), »Schlimmer als die Einschränkungen durch die Krankheit ist die alltägliche Ablehnung durch Ärzte, Therapeuten und Kostenträger. Die Tatsache, sich permanent rechtfertigen zu müssen, stigmatisiert und psychologisiert zu werden« (Patientin), »Bei keiner anderen Erkrankung habe ich einen so kleinen Spielraum in der Bewegungsanwendung. Ein kleines Zuviel führt zur Zustandsverschlechterung« (Physiotherapeut in einer Long-Covid-Rehagruppe).

Diese Beschreibungen sind Ausdruck der Krankheitsschwere und der Beeinträchtigungen, mit denen Betroffene zu leben haben. ME/CFS tritt in verschiedenen Schweregraden auf: So hat der US-amerikanische Arzt David Bell einen Maßstab entwickelt, um den Grad der Einschränkung bei ME/CFS festzulegen (einfach »Bell Score« in der Suchmaschine eingeben).

Wie es mir ging

Anerkennung einer Behinderung

Im Verlauf meiner eigenen Erkrankung gibt es so etwas wie Meilensteine in der Krankheitsverarbeitung. Mein Reha-Aufenthalt in Berchtesgaden ist sicherlich der erste Meilenstein, der bei mir dazu geführt hat, Long Covid als Tatsache zu akzeptieren.
Der zweite Meilenstein ist der Zeitpunkt, an dem ich endlich damit anfing, konsequent Pacing zu betreiben (siehe Seite 130–139). *Dies geschah ungefähr sechs Monate, nachdem ich erkrankt war. Auslöser war die Tatsache, dass die Kombination aus meinem persönlichen Engagement rund um Long Covid und Versuchen, mich sportlich zu betätigen, zu einem Zustand geführt hatten, der mich endlich zur Vernunft brachte. Kognitiv und muskulär war ich in einem Maße erschöpft, das unerträglich wurde. Als glücklichen Zufall (oder Fügung) empfinde ich bis heute, dass die Psychotherapeutin Susanne Wirtz Kontakt zu mir aufgenommen hat. Die erste EMDR-Sitzung bei ihr war eine eindrückliche Demonstration dafür, dass Coping-Strategien Pacing erleichtern, wenn nicht sogar – wie in meinem persönlichen Fall – erst möglich machen* (siehe Seite 172). *Mit ihrer Hilfe gelingt es mir bis heute, Tiefschläge, die mein Leben mit ME/CFS regelmäßig zu bieten hat, zu ertragen. Und immer wieder Lösungen zu finden, wo es scheinbar nur Chaos gibt.*
Der dritte Meilenstein ist, die Tatsache zu akzeptieren, länger als ein Jahr krank zu sein. Warum auch immer, ich empfinde es irgendwie unproblematisch, zwölf Monate krank zu sein, doch alles, was darüber hinausgeht, ist eine ganz andere Nummer. Es fühlt sich endgültiger an, auswegloser. Der Gedanke »Na gut, dann dauert das halt etwas länger« funktioniert nicht mehr. Er wird auch von existenziellen Sorgen verdrängt: Maßnahmen, die nun nötig werden, erfordern unter anderem den Antrag auf Schwerbehinderung beim Versorgungsamt. Ich schob das gedanklich auf eine rationale Ebene: Ist halt notwendig, um einen verbesserten Kündigungsschutz zu haben und Ähnliches. Nichtsdestotrotz markiert dieser Antrag einen Einschnitt und eine neue Stufe der Realisation: Behinderung für sich ganz persönlich als gegeben zu akzeptieren bedeutet emotional den Verlust

von Normalität, von Identität. Es bedeutet außerdem, einen Teil von mir aufzugeben. Das heißt allerdings nicht zwangsläufig, dass diesem Verlust nicht eine andere, neue Identität folgen kann. Ich habe bei allen Schwierigkeiten immer die Chance in der Krise gesehen – und gesucht. Sich selbst eine neue Identität zu geben bedeutet Arbeit. Es ist Arbeit, und die besteht in der täglichen Auseinandersetzung mit Möglichkeiten und Grenzen. Sie eröffnet aber eben auch ungeahnte Möglichkeiten abseits gewohnter Pfade.

Bell wurde 1985 Zeuge eines Cluster-Ausbruchs im Staat New York und ist Vorstandsmitglied der International Association of CFS/ME.

Mag für die eine Betroffene »nur« der Wochenendeinkauf eine zu große Belastung sein, kann ME/CFS für eine andere Person bedeuten, dass sie sich nach dem Zähneputzen den restlichen Tag ausruhen muss, weil ihre Energiereserven gänzlich erschöpft sind. Etwa 60 Prozent der Betroffenen sind in ihrer Arbeitsfähigkeit eingeschränkt bis hin zur Berufsunfähigkeit. Ungefähr 25 Prozent können die Wohnung nicht mehr verlassen. In schweren Fällen kommen die Betroffenen nicht mehr aus dem Bett und können die elementarsten Dinge nicht mehr verrichten. Selbst in »milden« Fällen kann man vom Verlust der früheren Leistungsfähigkeit um etwa 50 Prozent ausgehen. Viele Betroffene klagen, dass die Symptome bereits nach geringen körperlichen oder geistigen Anstrengungen ausgelöst werden. Es kommt zu extremen Reizüberempfindlichkeiten, Schmerzen, Gedächtnis- und Konzentrationsproblemen, Brain Fog *(siehe Seite 74–75)*, Schwindel oder Herzrasen. Wie für die Belastungsintoleranz typisch, folgt nach der Überanstrengung ein »Crash«, der tage- oder wochenlang anhalten kann oder im Extremfall zu einer bleibenden Zustandsverschlechterung führt *(siehe Seite 138)*.

Je nach Schweregrad hat ME/CFS andere Konsequenzen

Für Menschen mit milder ME/CFS-Erkrankung ist unter Einhaltung von Pacing-Strategien *(siehe Seite 136–137)* die Teilnahme am Berufs- und Sozialleben möglich, auch wenn sie große Teile ihrer vorherigen Leistungsfähigkeit eingebüßt haben. Für schwer Betroffene geht es um die Aufrechterhaltung der einfachsten Grundbedürfnisse des Lebens wie Nahrungsaufnahme, Körperpflege und sozialen Austausch. Zwischen diesen Extremen sind sämtliche Nuancen der Ausprägung denkbar. Allen Stadien gemein ist jedoch, dass die Erkrankung in der Regel nicht zu irgendeinem Zeitpunkt von selbst ausheilt.

Da bisher, außer symptomlindernden Therapien, keine Therapie der Grunderkrankung zur Verfügung steht, ist die Prognose entsprechend schlecht. Wiedereingliederungen in das Berufsleben sind häufig zum Scheitern verurteilt und haben nur dann Aussicht auf Erfolg, wenn Tätigkeitsprofile an die individuellen Möglichkeiten der Erkrankten angepasst werden.

- Die Krankheit ME/CFS bedeutet für viele Betroffene nicht nur den Verlust körperlicher Leistungsfähigkeit, sondern auch den Verlust ihrer Identität und sozialer Kontakte. Sie führt zur alltäglichen Auseinandersetzung mit den eigenen Grenzen.
- So kann ME/CFS für Eltern heißen, ihren Kindern nicht mehr in der Form gerecht werden zu können, wie sie sich das gewünscht haben, weil die Grenzen der eigenen Mobilität oder gar der Kommunikation unüberwindliche Hürden darstellen.
- Für Kinder, Jugendliche und junge Erwachsene kann ME/CFS dazu führen, dass sie ihre schulische oder berufliche Ausbildung nicht weiterführen können.
- Neurokognitive Einschränkungen, Einbußen der Aufmerksamkeit und Konzentration sind die ME/CFS-Symptome, die Betroffene nach eigenen Aussagen am stärksten einschränken. Sie wirken sich auf die berufliche Teilhabe aus und haben sozialen Rückzug bis hin zur Isolation zur Folge.
- Wenn äußere Reize aller Art dazu führen, dass man das Gefühl hat, das Gehirn sei wie auf Knopfdruck ausgeschaltet, im Schädel herrsche absolutes Chaos, die Schädeldecke würde bersten, wird man all diesen Reizen entfliehen. Man hält ihnen nicht stand. Sie machen einen aggressiv, einfach weil man nicht in der Lage ist, sie zu verarbeiten. Der Wunsch, in einen dunklen Kokon oder in einen Wald zu fliehen, fernab jeder Stimme, jedes Geräuschs, jeglicher Zivilisation, mag erahnen lassen, in welchem Grenzbereich des Erträglichen die Betroffenen sich befinden. Suizidgedanken geraten als Ausweg in den Bereich des Möglichen. Meist ist es jedoch so, dass Betroffene selbst in schweren Fällen positiv in die Zukunft schauen.

ME/CFS-Betroffene scheitern immer wieder aufs Neue daran, ihre Grenzen auszureizen, und müssen dies mit einer Symptomzunahme bezahlen. Viele versuchen so sehr, gesund zu werden, dass sie Verschlechterungen in Kauf nehmen. Damit unterscheiden sie sich grundlegend von Patienten, die an einer Depression und dem damit verbundenen Antriebsmangel leiden.

Wie mit ME/CFS umgehen?

Das Verständnis der Belastungsintoleranz muss im Vordergrund aller Betrachtungen zu ME/CFS stehen *(siehe Seite 104–119)*. Wenn man das Phänomen Belastungsintoleranz verstanden hat, erklären sich viele Beschwerden leichter. Sie sind dann als Folge der Überschreitung körperlicher Ressourcen zu interpretieren und Ausdruck eines Überlastungszustands des gesamten Organismus.

Viele Betroffene berichten darüber, dass es einen Auslöser für ihre Erkrankung gab. Einen Kipppunkt, ab dem es zu einer Verschlechterung des körperlichen Befindens kam, von dem sie sich nicht wieder erholten. Häufigster Auslöser ist körperliche Aktivität. Der verzweifelte Versuch, die durch eine Viruserkrankung gegebenen Grenzen körperlicher Leistungsfähigkeit aktiv nach oben zu bewegen, scheitert. Unsere Sozialisierung und damit unsere Intuition vermitteln uns, wenn wir uns nur genügend bemühen würden, wäre bald alles wie früher. Wir glauben, Training tue unserem Körper in jedem Fall gut. Verstärkt wird dieses Gefühl durch gesellschaftliche und individuelle Zwänge, die ein Funktionieren und Mithalten voraussetzen. Weil es den allermeisten in den Therapieprozess involvierten Menschen an Wissen und eigener Erfahrung mangelt, wird körperliche Aktivität zur Krankheitsbewältigung als Allheilmittel vorausgesetzt und vermittelt. Insbesondere das fehlende Wissen um die Belastungsintoleranz *(siehe Seite 98–103)* und die schädlichen Folgen von zu früh einsetzender körperlicher Aktivierung hat bei vielen Betroffenen dazu geführt, dass sie nicht genügend Zeit zur Erholung bekommen haben.

> Das Auslösen von Symptomen der Erkrankung nach körperlicher oder geistiger Belastung ist kennzeichnend für ME/CFS.

In meinen Augen ist es daher essenziell, die Mechanismen, die zur Entwicklung von ME/CFS führen, zu kennen. Vielen, die an Covid-19 erkranken, wird es mit dem Wissen um postvirale Krankheitsbilder und die postvirale Fatigue möglich sein, ME/CFS zu verhindern.

Für Menschen, die von ME/CFS betroffen sind, ist Pacing *(siehe Seite 130–139)* die einzig mögliche Strategie, mit dieser Erkrankung zurechtzukommen und zu leben. ME/CFS ist ihr ständiger Begleiter, auch wenn die Erkrankung in Wellen verläuft: Phasen relativer Beschwerdearmut wechseln mit Phasen deutlicher Einschränkungen. Erneute Infekte können das Krankheitsbild verschlechtern – genauso wie es ein Zuviel an körperlicher Aktivität zu tun vermag.

Wie es mir ging

Bewegung wird helfen – oder etwa nicht?

Sport ist ein Teil meines Lebens – und kein kleiner. Ich blicke auf eine lange, erfüllende Vergangenheit zurück. Nachdem ich als Schülerin in der Leichtathletik aktiv war, begann ich als Medizinstudentin mit dem Triathlon (Laufen, Schwimmen, Radeln). Outdoorsportarten wie Skilaufen, Skilanglauf und Mountainbiken begleiten mich. Hauptsache im Freien und in der Natur. Nahezu alle Sportarten habe ich schon einmal ausprobiert. Urlaube waren immer Expeditionen in fremde Länder – zu Fuß oder per Fahrrad. Sport ist mein Lebenselixier, das, woraus ich Kraft schöpfe, die Zeit, in der ich entspanne, nachdenke, Ideen sammle. Sport wirkt auf mich wie Therapie. Sport ist ein Teil meiner Identität. Ganz klar also, dass ich mich – trotz eingeschränkter Leistungsfähigkeit – nach überstandener Quarantäne, wieder sportlich betätige. Joggen ist zu anstrengend, also lege ich mir Nordic-Walking-Stöcke zu. Widerwillig. Ich brauche einige Zeit, bis ich diese Art der Fortbewegung akzeptieren kann. Jetzt walke ich regelmäßig und fühle mich recht gut dabei. Bei Steigungen geht mir zwar ein wenig die Puste aus, doch das Ganze fühlt sich schon fast nach Sport an. In Woche sieben der Erkrankung kommt es jedoch zum körperlichen Leistungseinbruch: Nach nur zehn Minuten habe ich nicht mehr die Kraft, die Stöcke aktiv nach vorn zu bewegen. Deprimiert muss ich abbrechen. Damals weiß ich noch nichts von Long Covid und von Gefäßveränderungen, Belastungsintoleranz, Fatigue, ME/CFS und all den Symptomen, die Long Covid begleiten können. Und ich weiß noch nichts von Pacing (siehe Seite 130-139).

Dann passieren zwei Dinge: Karl Lauterbach teilt einen Artikel der »New York Times« auf Twitter. Darin warnten Sportwissenschaftler eindringlich davor, nach Covid-19 zu früh wieder mit dem Sport zu beginnen. Die ansonsten gültige Regel »Hören Sie in sich hinein. Ihr Körper weiß, was ihm guttut« wurde im Fall von Covid-19 für ungültig erklärt. Kurz: Die Intuition lügt im Fall dieser Erkrankung. Kurz danach komme ich mit einem befreundeten Pulmologen, einem Facharzt für Atemwegs- und Lungenheilkunde, ins Gespräch, der die gleiche Erkenntnis frisch von einer

Fortbildungsveranstaltung mitbringt und mir rät: »Halte Ruhe, länger als du glaubst.« (Danke Alex, hätte ich mal besser auf dich gehört.) Außerdem geschieht, was nicht so häufig im Hessischen Bergland passiert: Es schneit in solchen Mengen, dass Loipen präpariert werden. Wer Wintersport liebt, wird verstehen, dass ich dieser Verlockung nicht widerstehen kann. Was passiert wider besseres Wissen? Ich wachse die Ski, springe ins Auto und stehe nach 30 Minuten fröhlich gestylt in der Skatingloipe: 50 Minuten Skating, bergauf etwas lahm, aber mein Wille und die Endorphine machten es möglich. Am Abend bin ich glücklich und absolut sicher: »Ich brauche keine Reha, ich brauche Schnee.«

Am Tag danach liegt immer noch Schnee: also noch mal raus, auf eine »kleine« Runde skaten und anschließend eine Rodelpartie mit Mann und Kindern. Schon beim Losfahren fühle ich mich körperlich nicht mehr ganz so gut. Aber was soll's? Ein wenig Rumrutschen kann ja nicht schaden. Bei dieser Aktion bekomme ich zum ersten Mal die Intoleranz meines Körpers gegenüber körperlicher Belastung zu spüren: Nach zehn Minuten Skating muss ich die Segel streichen und deprimiert aufgeben. In den folgenden Tagen erlebe ich das, was ich damals noch nicht als Crash identifizieren kann, weil mir das Wissen darüber fehlt: den Verlust jeglicher körperlicher Leistungsfähigkeit, dazu Muskelschmerzen, ausgeprägtes Herzstolpern und Angstgefühle. Das Haus zu verlassen ist mir nicht möglich – viel zu anstrengend! In dieser Situation bin ich so hilflos, dass ich dem Drängen einer guten Freundin und meiner Cousine nachgebe und eine Reha beantrage.

GESTÖRTE HOMÖOSTASE

Negativer Stress schwächt das Immunsystem

Ist das Immunsystem überfordert, können stille Entzündungen im Körper schwelen und sein inneres Gleichgewicht stören – und umgekehrt. Ein Teufelskreis, den es zu unterbrechen gilt.

Unser Immunsystem wehrt nicht nur Viren und Bakterien ab, die in unseren Organismus eindringen wollen. Es ist außerdem auch DIE Kontrollinstanz für Veränderungen in unserem Körper. Es erkennt und beseitigt Tumorzellen, reagiert auf Verletzungen im Bereich der Gefäßinnenwände (Endothelverletzungen, Arterienverkalkung, Endotheliitis), spielt die Hauptrolle bei der Wundheilung und vieles mehr. Es wird nicht nur aktiviert, wenn es mit Stoffen in Kontakt kommt, die unserem Körper neu und unbekannt sind *(siehe Seite 27–29)*, sondern auch, wenn Abweichungen von der Norm im Körper erkannt werden. Es sind also nicht allein Eindringlinge von außen, sondern darüber hinaus Alarmsignale oder Störungen im Inneren unseres Körpers, die das Immunsystem anspringen lassen. Und die können sowohl als Stressoren als auch als Stimulatoren für immunologische Prozesse wirken.

Positiver und negativer Stress

Stress ist die Reaktion unseres Körpers auf jegliche Art von Einflüssen, die seine Homöostase, also sein Gleichgewicht, stören. Diese Einflüsse können auf körperlicher, psychischer oder mentaler Ebene stattfinden oder durch biochemische Prozesse ausgelöst werden. Das Ergebnis ist immer dasselbe: Stress greift in Regelmechanismen ein, die das Gleichgewicht körperlicher Abläufe ins Wanken bringen.

Wichtig bei der Beurteilung von Stress ist die Unterscheidung zwischen positivem und negativem Stress. Bestes Beispiel ist die Tatsache, dass moderates, wohldosiertes Training mit entsprechenden Regenerationsphasen als positiver Stressfaktor wirkt. Es löst Anpassungsprozesse aus, die beispielsweise zu einer verbesserten Immunantwort auf virale Infekte führen. Durch regelmäßige körperliche Aktivität können nachweislich Alterungsprozesse wie Arterienverkalkung, Diabetes mellitus und kognitive Beeinträchtigungen aufgehalten oder zumindest verzögert werden. Es kann außerdem zu einer Optimierung von Abläufen kommen, die die Entstehung von Krankheiten verhindern.

Wird das körperliche Training jedoch übertrieben, werden Regenerationsphasen nicht eingehalten oder sind die Intensitäten zu hoch gewählt, verkehrt sich seine positive Wirkung auf die Gesundheit ins Gegenteil: Der Körper erlebt negativen Stress, der das Immunsystem schwächt. Die Folgen wiederum sind nicht selten eine erhöhte Infekt- und Verletzungsanfälligkeit.

Der Körper versucht das Gleichgewicht wiederherzustellen

Der Ausdruck »belastungsinduzierte immunologische Stressreaktionen« beschreibt Anpassungsprozesse, die durch Belastung ausgelöst werden, also Prozesse, die dazu dienen, die gestörte Homöostase wiederherzustellen. Sie haben immer auch das Ziel, den Körper auf Belastungen ähnlicher Art in der Zukunft besser vorzubereiten. Es findet sozusagen eine Selbstoptimierung auf Körperebene statt. Auf dieser theoretischen Grundlage basiert jedes sportliche Training. Nach dem Prinzip: Ich bringe meinen Körper in eine Situation, die er aktuell nicht ausreichend bewältigen kann. Er muss sich also etwas einfallen lassen, um mit der entsprechenden Situation klarzukommen. Genauso, wie durch Krafttraining die Größe von Muskelzellen zunehmen kann und durch Ausdauertraining Herzleistung und Muskeldurchblutung an den erhöhten Bedarf angepasst werden, kann auch unser Immunsystem trainiert werden. So löst ein Stressor immer akute wie auch langfristige Effekte aus.

> Regenerationsphasen sind immer wichtig. Sie verhindern, dass negativer Stress das Immunsystem schwächt.

Im Rahmen von Bewegungsanwendungen kommt es zu einer Steigerung der Durchblutung. Diese sorgt dafür, dass Immunzellen mit dem Blutstrom an den Ort des Geschehens gelangen. Dort können sie sehr effektiv virusinfizierte Zellen bekämpfen. Die Folge: Es kommt vorübergehend zu Entzündungen.

Silent Inflammation – schlummernde Entzündung

Entzündungen sind also Reaktionen unseres Immunsystems. Sie sind aber viel mehr als Rötungen nach einem Insektenstich, eitriger Schnupfen oder Abszesse aufgrund einer entzündeten Haarwurzel. Entzündungen finden auch statt, wenn Stressfaktoren die Homöostase stören. Dabei sind Entzündungen etwas durchaus Positives, solange sie kontrolliert und zielgerichtet ablaufen. Am Ende einer Entzündungsreaktion des Körpers steht normalerweise die Beseitigung des ursächlichen Auslösers oder Problems. Faktoren allerdings, die nicht endgültig beseitigt werden können, sind in der Lage, eine anhaltende Immunreaktion auf Sparflamme (Silent Inflammation) zu unterhalten. Diese ist dann allerdings nicht mehr hilfreich, sondern schädigend, ähnlich wie chronische Schmerzen. Anhaltende Entzündungsreaktionen, wie sie beispielsweise aufgrund einer Arteriosklerose entstehen, beschleunigen biologische Alterungsprozesse.

Was passiert bei einer Entzündung genau?

Im Rahmen von Entzündungsprozessen spielen Zytokine (Botenstoffe) eine wesentliche Rolle. Diese Botenstoffe fungieren als Vermittler zwischen dem angeborenen und erworbenen Immunsystem *(siehe Seite 27–29)*. Ihre Wirkung geht jedoch über direkte immunologische Prozesse hinaus. So beeinflussen Zytokine auch hormonelle Prozesse und Abläufe in unserem Nervensystem, etwa indem sie die Ausschüttung der Stresshormone Adrenalin und Cortisol regulieren. Das Gehirn ist durch die Produktion dieser Hormone in der Lage, Immunreaktionen direkt zu beeinflussen. Auf diese Weise hat der Organismus nicht nur die Möglichkeit, Immunreaktionen zu forcieren, sondern kann ebenso überschießende Immunantworten verhindern. Normalerweise richtet sich unser Immunsystem nämlich nicht gegen körpereigene Bestandteile (eine Ausnahme sind Autoimmunprozesse).

Durch die Produktion von Hormonen kann das Gehirn Immunreaktionen direkt beeinflussen.

Immunzellen besitzen sowohl Rezeptoren für Fasern des sympathischen als auch des parasympathischen Nervensystems und für endokrine Fasern (Hormone). Diese Fasern ermöglichen es unserem Nervensystem, Einfluss auf die Funktion von Immunzellen zu nehmen. Immunzellen werden zudem über Mediatoren beeinflusst, die über das Blut auf sie einwirken und dazu führen, dass sie in entzündetes Gewebe einwandern können.

Wir können Immunprozesse positiv beeinflussen

Immunprozesse sind also alles andere als eindimensional. Sie stehen an verschiedenen Stellen unseres Körpers mit anderen Prozessen in enger Verbindung. Sie sind aufeinander abgestimmt und voneinander abhängig. Durch diese engen Verknüpfungen stehen uns aber auch Mittel zur Verfügung, die es uns möglich machen, Immunprozesse positiv zu beeinflussen. Das vegetative Nervensystem ist dabei der »Hebel«, den wir mit einfachen Techniken sehr effektiv nutzen können. Gelingt es, den sympathischen Ast des vegetativen Nervensystems zu beruhigen und den parasympathischen »anzusprechen«, wirkt sich das positiv aus – auf die Homöostase, auf die Immunabwehr und damit auf unsere Organsysteme.

Die effektivste Einflussnahme ist mithilfe von Atemtechniken möglich *(siehe Seite 148–155).* Auch klassische Entspannungstechniken – beispielsweise aus dem Yoga, der Progressiven Muskelrelaxation nach Jacobson oder dem autogenen Training – sowie psychotherapeutische Ansätze eignen sich sehr gut, um die Wiederherstellung der Homöostase zu unterstützen. Der Vorteil: Alle genannten Entspannungstechniken sind leicht zugänglich und werden zum Beispiel von Volkshochschulen und von Physiotherapeuten angeboten *(siehe auch Seite 185–191).*

Biofeedback gehört zu den neueren Methoden und kann helfen, Veränderungen, die im Körper etwa durch Atem- und Entspannungstechniken erreicht werden, zu visualisieren *(siehe Seite 186).* Damit erhöht es die Effektivität der Anwendungen und motiviert zudem.

Alle genannten Methoden und Techniken führen zu einer Steigerung des parasympathischen Anteils des vegetativen Nervensystems und einem Nachlassen der vormals gesteigerten Sympathikusaktivität. Dies hat nachweislich positive Effekte auf immunologische Abläufe. Die Herzfrequenzvariabilität ist ein guter objektiver Parameter, über den sich feststellen lässt, ob sich das vegetative Nervensystem eines Menschen im Gleichgewicht befindet *(siehe Seite 83–85).*

PSYCHISCHE SYMPTOME

Der körperbezogene Kontrollverlust führt zu seelischer Belastung

Beitrag von Dipl.-Psych. Susanne Wirtz

Körper und Psyche können nicht isoliert voneinander betrachtet werden. Geht es uns körperlich nicht gut, dann wirkt sich das auch auf unsere Psyche aus – und umgekehrt. Wenn eine ursprünglich akute SARS-CoV-2-Infektion nicht »ausheilt« und Long Covid zurückbleibt, ist das dramatisch, weil die erkrankten Menschen einen schweren Verlust erleben: Sie verlieren das Vertrauen in die Funktionsfähigkeit ihres Körpers.

Oft schildern Betroffene, dass sie sich bereits am Morgen nicht darauf verlassen können, ob sie dem bevorstehenden Tag körperlich und konditionell gewachsen sein werden. Dadurch verliert der Tag seine Planbarkeit und der Leidensdruck durch die Erkrankung erhöht sich, weil negative Gefühle wie Hilflosigkeit, Unzufriedenheit, Ärger und Angst vor der Zukunft auftreten und die Betroffenen zusätzlich zu ihren körperlichen Beschwerden belasten.

Bewährte Methoden funktionieren nicht mehr

Vor Long Covid mussten viele Betroffene kaum einen Gedanken an ihre körperliche und mentale Gesundheit verschwenden. Die meisten Patienten sind jünger und waren vor der Coronainfektion gesund. Und wenn man sich doch mal einen Infekt eingefangen hatte, bekam man die Erkrankung mit hilfreichen Gedanken und dem entsprechenden Verhalten wieder in den Griff: ein Besuch beim Arzt, einige Tage Schonung, die Einnahme der verschriebenen Medikamente und ein paar therapeutische Maßnahmen (Bäder, Wickel, Hühnersuppe) und der Körper erholte sich vollständig. So weit die Erfahrungen, die die meisten bisher mit ihrem Körper gemacht haben.

Menschen, die an Long Covid erkranken, erleben plötzlich einen körperbezogenen Kontrollverlust, weil die bewährten Methoden zur Wiederherstellung der körperlichen Gesundheit diesmal nicht zum gewünschten Erfolg führen. So wird beispielsweise die Methode, nach einer Erkrankung durch langsame Steigerung der körperlichen Belastung wieder fit zu werden, dadurch »bestraft«, dass sich Zeichen einer Belastungsintoleranz zeigen *(siehe Seite 98–103)*. Man wird also nicht fitter, sondern ganz im Gegenteil: Der Körper reagiert auf die Überschreitung der individuellen Belastungsgrenzen mit lang anhaltender Erschöpfung. Passiert dies immer wieder, erleben die Betroffenen eine belastende Hilflosigkeit, weil ihre Handlungsfähigkeit in einem nie erlebten Maße beeinträchtigt ist. Da die eigenen Ziele nicht erreicht werden, entfällt der damit verbundene Belohnungseffekt, was die Stimmungslage beeinträchtigt und dadurch Leidensdruck erzeugt.

Wer das Gefühl hat, an seiner körperlichen Verfassung nichts oder nur sehr begrenzt etwas ändern zu können, verliert das Vertrauen in seinen Körper. Daraus wiederum ergibt sich eine seelische Belastung. Dieser körperbezogene Kontrollverlust und das damit verbundene Gefühl von Hilflosigkeit schränken die eigene Handlungsfähigkeit ein und können erheblichen Leidensdruck verursachen. Die Vielzahl körperlicher Symptome, die hinsichtlich ihres Auftretens und ihrer Intensität nur als begrenzt beeinflussbar erlebt werden, verursacht die seelische Belastung. Das kann so stark erlebt werden, dass zusätzlich zur Diagnose der körperlichen Erkrankung Long Covid eine psychiatrische Diagnose vergeben wird, die in aller Regel eine ambulante Psychotherapie notwendig macht. Ziel dieser Psychotherapie ist es, den seelischen Leidensdruck durch die körperliche Erkrankung zu reduzieren und Handlungsfähigkeit im eigenen Leben wiederzugewinnen. Bei Long Covid geht es insbesondere darum, durch die Erkrankung vorgegebene Grenzen der eigenen Leistungsfähigkeit zu akzeptieren, sie als gegeben anzunehmen und Wege zu finden, sich innerhalb der aktuellen Grenzen neu zu definieren. Unter »Coping« fasst man diese Strategien zur Krankheitsbewältigung zusammen, die entscheidender Teil des Selbstmanagements im Leben mit einer chronischen Erkrankung darstellen. Psychiatrische Diagnosen bei Long-Covid-Patienten können Anpassungsstörungen, Posttraumatische Belastungsstörungen, aber auch Angststörungen, Depressionen, Depersonalisations- und Derealisationsstörungen sowie psychosomatische Beschwerden sein.

Eine reduzierte Handlungsfähigkeit bei Long Covid entsteht durch den Verlust von Vertrauen in den eigenen Körper.

Anpassungsstörung

Wenn die psychische Erkrankung dadurch entstanden ist, dass man körperlich schwer erkrankt ist und sich dadurch deutlich aus seinem gewohnten Lebensrhythmus gebracht fühlt, wird möglicherweise eine sogenannte Anpassungsstörung diagnostiziert. Sie wird von der Weltgesundheitsorganisation WHO als »eine identifizierbare psychosoziale Belastung von einem nicht außergewöhnlichen oder (nicht) katastrophalen Ausmaß« definiert.[28] Wenn eine Anpassungsstörung vorliegt, kann nicht gleichzeitig eine Angststörung oder eine Depression diagnostiziert werden. Wenn ängstliche oder depressive Symptome so stark sind, dass sie eine eigene Diagnose rechtfertigen, würde die Anpassungsstörung nicht gleichzeitig vergeben werden.

Bei einer Anpassungsstörung treten verschiedene psychische Symptome in unterschiedlicher Intensität auf, zum Beispiel depressive Reaktionen, Angstgefühle, Anspannung, Ärger oder Störungen des Sozialverhaltens. Eine Anpassungsstörung hält in der Regel nicht länger als sechs Monate an – wenn eine depressive Reaktion auf das auslösende Ereignis (hier: die Erkrankung an Long Covid) vorliegt, kann die Diagnose einer Anpassungsstörung jedoch bis zu zwei Jahren vergeben werden.

Eine psychische Anpassungsstörung kann dann entstehen, wenn eine körperliche Erkrankung nicht wieder ausheilt und dadurch zu völlig unvorhergesehenen Belastungen im Alltag der Betroffenen führt. Die Anpassungsstörung ist eine psychotherapeutisch behandlungsbedürftige psychiatrische Diagnose und Betroffene sind berechtigt, eine ambulante Psychotherapie in Anspruch zu nehmen.

Posttraumatische Belastungsstörung (PTBS)

War der Verlauf der Covid-19-Erkrankung sehr schwerwiegend oder war der Patient mit tiefgreifenden Erlebnissen konfrontiert (beispielsweise im Rahmen einer intensivmedizinischen Behandlung mit invasiver Beatmung), kann eventuell auch die psychiatrische Diagnose einer Posttraumatischen Belastungsstörung (PTBS) begründet und gestellt werden.[29] Zu den Symptomen einer Posttraumatischen Belastungsstörung gehören:

- Flash Backs, also anhaltende Erinnerungen oder Wiedererleben der Belastung durch aufdringliche Nachhallerinnerungen,
- lebendige Erinnerungen,
- sich ständig wiederholende Träume,

- innere Bedrängnis in Situationen, die der Belastung ähneln oder mit ihr in Zusammenhang stehen,
- das Vermeiden von Situationen, die der Belastung ähneln oder mit ihr in Zusammenhang stehen. Dieses Verhalten bestand nicht vor dem belastenden Ereignis,[30]
- die Unfähigkeit, sich an wichtige Aspekte der Belastung zu erinnern, oder eine erhöhte psychische Sensitivität beziehungsweise Erregung.

Wenn Symptome einer Depression oder Ängste deutlich ausgeprägt sind, kann statt einer Anpassungsstörung auch eine psychotherapeutisch behandlungsbedürftige depressive Episode oder eine Angststörung vorliegen. Welche psychiatrische Diagnose zutrifft, wird der behandelnde Psychotherapeut zu Beginn der Therapie in diagnostischen Gesprächen und gegebenenfalls auch mittels Screenings oder Fragebögen prüfen.

Angststörungen, Depressionen, Depersonalisations- und Derealisationsstörungen

Je nachdem, welche körperlichen Krankheitszeichen vorliegen und wie schwerwiegend diese ausgeprägt sind, können im Zusammenhang mit Long Covid äußerst vielfältige psychische Symptome auftreten. Zunächst zu nennen sind diverse Angstgefühle: von der Angst, niemals wieder gesund zu werden, über die Angst, sich erneut zu infizieren, Angst, nicht ausreichend Luft zu bekommen, Angst vor negativen Folgen einer Coronaimpfung bis hin zu Existenzängsten wie der Angst vor frühzeitiger Berentung in Verbindung mit Altersarmut und sogar der Angst zu sterben. Aber auch andere Gefühl können überhandnehmen, darunter Hilflosigkeit bis hin zu Hoffnungslosigkeit und Depression. Das Gefühl permanenter Überforderung kann zu Stress und Panik führen. Frustration kann Ärger, Wut, aber auch Traurigkeit zur Folge haben. Durch die soziale Isolation kommt es oft zu Einsamkeitsgefühlen und auch eine umfassende Gefühllosigkeit kann zum beherrschenden Symptom werden.

Im Verlauf vieler psychischer Störungen und beim Vorliegen anhaltender seelischer Belastungen kann es zeitweise auch zu Depersonalisations- und Derealisationserleben kommen. Bei der Depersonalisationsstörung empfindet sich ein Mensch als »fremd im eigenen Körper«. Bei der Derealisationsstörung klagen die Betroffenen über ein Gefühl der Unwirklichkeit der Umgebung oder bestimmter Objekte. Wenn eine der beiden Störungen isoliert auftritt, was selten der Fall ist, wird sie als eigene psychische Störung behandelt. Psychische Symptome sind mit belastenden Gefühlen verbunden und wirken sich negativ auf die Gedanken der Betroffenen aus. Außerdem beeinträchtigen sie das menschliche Handeln und damit seine Aktivität. Häufig haben psychische Symptome auch körperliche Folgen oder verstärken eine bereits vorhandene körperliche Symptomatik. Deshalb sollten psychische Symptome nicht leichtfertig abgetan, sondern unbedingt behandelt werden.

Psychosomatik

Körperliche Symptome, die im Zusammenhang mit psychischen Symptomen auftreten, bezeichnet man als psychosomatisch. Eine strikte Trennung zwischen körperlichen und psychischen Beschwerden ist allerdings nicht immer möglich. Da aktuell die Expertise zum Krankheitsbild wie auch Biomarker zur eindeutigen Diagnose des Post- beziehungsweise Long-Covid-Syndroms fehlen, werden die geschilderten Beschwerden und Symptome häufig als psychosomatisch eingeordnet. Damit wird die Hilflosigkeit der Betroffenen verstärkt, die keine Akzeptanz finden und sich selbst infrage stellen. Ebenso schwerwiegend ist die Tatsache, dass es zu Fehlbehandlungen und damit zur Chronifizierung und Verschlimmerung des Krankheitsbilds führen kann, wenn die körperlichen Ursachen der Beschwerden ignoriert werden. Körperliche Beschwerden, die als Reaktion auf eine psychische Belastung auftreten können, sind:

- Antriebsstörungen (beispielsweise Morgentief, Lustlosigkeit),
- Appetitlosigkeit, aber auch die Zunahme von Appetit,
- Blutdruckschwankungen,
- Erschöpfung,
- Herzrhythmusstörungen,
- Juckreiz,
- Konzentrationsstörungen,
- Magen-Darm-Beschwerden,
- Müdigkeit, Ein- und Durchschlafstörungen,
- Schmerzen (Gelenk-, Kopf-, Muskel-, Nacken- und Rückenschmerzen),
- Schwindel,
- Tachykardie (schneller Herzschlag),
- Tinnitus,
- Zittern, motorische Unruhe.

Menschen, die an Long Covid erkrankt sind, werden einige dieser körperlichen Symptome von sich kennen und diese eindeutig der Long-Covid-Erkrankung zuordnen. Die psychische Belastung kann die bereits vorhandenen körperlichen Symptome jedoch noch verstärken und darüber hinaus zusätzliche körperliche Symptome verursachen.

Da der menschliche Körper sehr sensibel auf Veränderungen im Denken und auf damit verbundene Gefühle reagiert, ist es häufig schwierig zu unterscheiden, ob vorliegende körperliche Symptome eine rein körperliche oder gleichzeitig eine körperliche UND eine psychische Ursache haben.

Wie sich eine Psychosomatik entwickeln kann, macht folgendes Fallbeispiel aus der Praxis deutlich: Eine Long-Covid-Patientin leidet seit ihrer SARS-CoV-2-Infektion an immer wiederkehrenden starken Kopfschmerzen, die häufig völlig unerwartet auftreten. Die Kopfschmerzen erlebt sie als »durch nichts zu beeinflussen«: Alle Versuche, die Schmerzen zu lindern oder zu beseitigen, schlagen fehl. Allmählich verliert die Patientin das Vertrauen in ihren Körper, fühlt sich hilflos und in Bezug auf die Schmerzen völlig handlungsunfähig. Sie grübelt ununterbrochen über ihre Situation nach, versucht es weiter mit Schonung (ausruhen auf der Couch), mit Bewegung (spazieren gehen trotz Kopfschmerzen) und mit Ablenkung (in Zeitschriften blättern, aufräumen). Nichts hilft. Es entsteht ein Teufelskreis aus belastenden Gedanken, negativen Gefühlen und erfolglosen Selbshilfeversuchen, aber die Kopfschmerzen werden immer schlimmer. Zusätzlich treten inzwischen auch noch Verspannungsschmerzen im Nackenbereich auf, denen die Patientin erneut hilflos gegenübersteht.

Was ist passiert? Die ursprünglichen Kopfschmerzen sind zunächst als körperliches Symptom der Long-Covid-Erkrankung einzuordnen. Die Verstärkung der Schmerzen und die Nackenschmerzen jedoch kann man als psychosomatische Symptome betrachten, da sie erst infolge der psychischen Belastung der Patientin entstanden sind. Die psychische Belastung wiederum tritt auf, weil die Kopfschmerzen als unbeeinflussbar erlebt werden, also das Gefühl, gänzlich handlungsunfähig zu sein, hervorrufen. Das Vertrauen in die Funktionsfähigkeit des Körpers ist bei der Patientin deutlich reduziert. Die Folgen: Negative Gedanken etablieren sich, die belastende Gefühle nach sich ziehen.

In all diesen Fällen können verschiedene Methoden der ambulanten Psychotherapie den Betroffenen sehr gut helfen: Methoden der Verhaltenstherapie und der Psychotraumatherapie, positives Denken und EMDR können hier beispielsweise ein Weg aus der Sackgasse sein *(siehe Seite 172)*.

LONG COVID BEI KINDERN

Was ist zu tun, wenn Kinder sich nach einer SARS-CoV-2-Infektion nicht wieder richtig erholen? Vielleicht klagt Ihr Kind lange nach der Erkrankung immer noch »Mir geht es nicht so gut!«. Oder das Kopfrechnen muss neu erlernt werden, obwohl es zuvor schon so prima geklappt hat. Vorab sei gesagt: Long Covid tritt bei Kindern seltener auf als bei Erwachsenen. Je jünger die Kinder sind, desto geringer ist die Wahrscheinlichkeit, dass sich anhaltende Beschwerden nach einer Covid-19-Erkrankung entwickeln.

Eltern, Erzieher, Lehrer und andere Menschen, die mit Kindern zu tun haben, kennen das: Immer wieder mal gibt es Anlass zur Sorge. Trotzphase, Wachstumsschübe, die Pubertät – ständig ist was anderes los, und all das kann eine Ursache für so manche Merkwürdigkeit sein. Und wir sollten nicht vergessen: Die Lebensumstellungen durch die Coronamaßnahmen während der Pandemie – Maskenpflicht, Homeschooling, eingeschränkte soziale Kontakte, Testungen, Positivbefunde oder die beengten Verhältnisse, weil die Eltern jetzt zu Hause arbeiten, und, und, und – gehen auch an unseren Kindern nicht spurlos vorüber. Sie machen sich ebenfalls Gedanken, entwickeln Ängste und müssen auf vieles verzichten, was ohne Pandemie total selbstverständlich war und für die kindliche Entwicklung wichtig ist.

Die Verunsicherung ist verständlich: Viele Eltern werden sich fragen, ob sie die Beschwerden ihres Kindes eventuell überbewerten. Sie sind sich oft nicht sicher, ob sie nicht vielleicht ein gewöhnliches Zipperlein zum Problem anschwellen lassen. Hilfreich ist hier, sich nicht von den eigenen Ängsten treiben zu lassen. Kinder brauchen in erster Linie Sicherheit, die wir ihnen als Eltern vermitteln müssen. Sie selbst kennen Ihr Kind besser als jede andere Person. Wenn Sie einfühlsam und empathisch sind, gut beobachten und genau zuhören, werden Ihnen Veränderungen an Ihrem Kind bestimmt ohne Weiteres auffallen.

Symptome und Therapiemöglichkeiten bei Kindern

Krankheitsanzeichen sind bei Kindern schwerer einzuordnen und abzugrenzen als bei Erwachsenen. Die Angaben und Beschwerden von Kindern sind häufig unspezifisch: Kinder klagen über Bauchschmerzen, haben keinen Hunger, fühlen sich nicht richtig fit, nehmen aber teilweise auch Einschränkungen als gegeben hin, ohne sie permanent zu beklagen, geschweige denn zu beschreiben. Grundsätzlich weisen Kinder eine ähnliche Symptomatik auf wie Erwachsene. Je kleiner Kinder sind, desto schwerer fällt es ihnen naturgemäß, Beschwerden zu beschreiben. Es mangelt ihnen schlicht an Erfahrungen und an Vergleichen. Umso wichtiger ist es, sie als Eltern zunächst neutral zu beobachten.

Hat Ihr Kind bisher nie unter Kopfschmerzen gelitten, sind diese ernst zu nehmen. Ist plötzlich ein Leistungsknick bei sportlichen Aktivitäten zu erkennen, kann das ebenfalls ein Hinweis sein. Auch wenn die sechs Stunden Schule täglich so anstrengend sind, dass am Nachmittag keine Energie mehr für Freizeitaktivitäten vorhanden ist, könnte es sich um Long Covid handeln. Kognitive Einbußen können ihren Ausdruck in nachlassenden schulischen Leistungen finden. Treten im Verlauf eines Schultags Kopfschmerzen auf, können diese ein erstes Anzeichen für eine kognitive Überforderung sein. Ein- und Durchschlafstörungen sind Anzeichen dafür, dass sich der Körper nicht richtig beziehungsweise ausreichend erholt.

Wenn Sie den Verdacht haben, Ihr Kind könnte unter Long Covid leiden, ist die erste Maßnahme: Üben Sie keinerlei Druck auf Ihr Kind aus!

- Zwingen Sie Ihr Kind nicht zu sportlichen Aktivitäten, wenn es ihm in der Folge schlechter geht.
- Die Kinderärztin oder der Kinderarzt sollte bei dem Verdacht einer Long-Covid-Symptomatik die erste Anlaufstelle sein. Sie können andere Ursachen für die Einschränkungen ausschließen und gegebenenfalls eine neurologische sowie andere Untersuchungen einleiten.
- Erkundigen Sie sich nach einer Ambulanz für von Long Covid betroffene Kinder in Ihrer Nähe *(siehe Seite 212)*.
- Alle Grundsätze im Umgang mit Long Covid und alle Therapieformen, die in diesem Buch zur Sprache kommen, greifen auch bei Kindern. Pacing ist auch bei ihnen das wichtigste therapeutische Instrument *(siehe Seite 130–139)*.

Hat mein Kind Long Covid?

Folgende Symptome treten auch bei Kindern häufig auf (unvollständige Liste). Falls Ihr Kind eines oder mehrere dieser Symptome zeigt und diese vor der SARS-CoV-2-Infektion keine Rolle gespielt haben, holen Sie bitte medizinischen Rat ein:

- Abgeschlagenheit
- Ängste, Unsicherheit
- Atembeschwerden
- Bauchschmerzen
- Durchfall
- Geruchs- und Geschmacksstörung
- Hautausschlag
- Konzentrationsstörung
- Kopfschmerzen
- Leistungsknick
- Muskelschmerzen
- Schwindel

3

LEBEN MIT LONG COVID

Wie umgehen mit Long Covid? Gibt es Möglichkeiten, die Symptome zu lindern? Welche Behandlungsmethode ist für wen geeignet? Worauf ist zu achten? Auf den folgenden Seiten werden Therapien und Behandlungsmethoden vorgestellt, die helfen können, mit den Veränderungen des Körpers und auch mit den chronischen Beschwerden umzugehen. Selbstmanagement ist der Schlüssel im Umgang mit der Erkrankung. Erfahren Sie hier, wie es gelingen kann.

PACING

Immer schön unterhalb der Belastungsgrenzen bleiben

Weil es bei der Behandlung von Long Covid von zentraler Bedeutung ist, dass Sie Ihre persönlichen Belastungsgrenzen kennen und diese respektieren, gehört das individuelle Energiemanagement (Pacing) zu den zentralen Behandlungsmaßnahmen. Pacing ist DAS entscheidende Instrument, um die Symptomatik bei Long Covid zu verbessern.

Der Indikator dafür, ob Pacing für einen Patienten die angezeigte Therapieform ist, ist die Belastungsintoleranz *(siehe Seite 98–101)*. Werden bei jeder Überforderung, egal ob durch körperliche oder kognitive Beanspruchung, Symptome der Erkrankung ausgelöst, ist Pacing die einzige wirksame Strategie, um dies zu verhindern. Ziel ist es, dass die Betroffenen lernen, keinesfalls bis an ihre Grenzen zu gehen, sondern eine Belastungsphase schon weit vorher zu beenden. Dazu müssen sie ihre individuellen Grenzen kennen.

Immer unbedingt unterhalb der Belastungsgrenzen zu bleiben widerspricht jedoch allem, was wir im Laufe unserer Sozialisation, aber auch im Zusammenhang mit Rehabilitation oder leistungssteigernden Maßnahmen gelernt haben. So gilt bei einer herkömmlichen Reha, dass durch eine allmähliche Steigerung der Belastung die Leistungsfähigkeit Schritt für Schritt erhöht wird, damit die Patienten wieder zurück zu alter Stärke finden. Genau so funktioniert Pacing jedoch nicht! »Höher, schneller, weiter« galt vor Long Covid. Mit Long Covid verschieben sich individuelle Leistungsgrenzen nach unten. Das führt bei den Betroffenen schnell zu dem Gefühl, nicht mehr bestehen zu können: nicht nur gegenüber den eigenen Ansprüchen, sondern auch gegenüber den gesellschaftlichen Erwartungen, die hauptsächlich über Leistung definiert werden. Das kann selbstverständlich auch weitreichende Folgen für die Arbeits- und Berufstätigkeit haben.

> Pacing ist eine Herausforderung für jeden – Patienten, Ärzte und Therapeuten –, denn es widerspricht allem, was wir bislang gelernt haben.

Belastungsgrenzen respektieren

Für das Pacing gilt es zunächst herauszufinden, wo die eigenen Belastungsgrenzen liegen. Ist es der 30-minütige Spaziergang, der zu viel ist? Ist es die einstündige Videokonferenz? Hat bereits ein Arztbesuch ausgereicht, um eine Zunahme der Beschwerden auszulösen? Die Grenzen dessen, was der Einzelne sich zumuten kann, sind individuell völlig unterschiedlich. Was jedoch alle Betroffenen übereinstimmend berichten, ist, dass ihre Beschwerden immer im Zusammenhang mit Belastungen auftreten oder sich dadurch sogar verschlimmern. Dabei tritt die Zustandsverschlechterung nicht zwangsläufig zeitgleich mit der Belastung auf, sondern zuweilen mit einer Verzögerung von bis zu mehreren Tagen. Das macht es zusätzlich schwierig, den ursächlichen Zusammenhang herzustellen.

Beispiele für mögliche Long-Covid-Verläufe

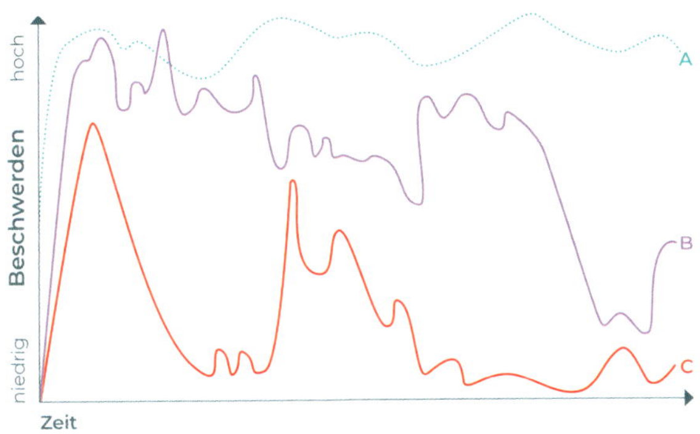

(A) Person mit Vorerkrankung, deren Zustand sich durch akutes Covid-19 verschlimmert, wobei die Beschwerden in der Long-Covid-Phase hoch bleiben – Schwankungen sind minimal. Die Kurve lässt keine Verbesserung im Laufe der Zeit erkennen.

(B) Vormals gesunde Person erkrankt akut an Covid-19 mit starken Symptomen, während Long Covid anhaltende episodische Beschwerden: Deutlich zu erkennen sind Episoden der Verschlechterung nach Phasen der leichten Verbesserung der Beschwerden.

(C) Person mit moderaten Symptomen während der akuten Erkrankung mit Covid-19, die sich anschließend nahezu vollständig erholt, dann aber Long Covid entwickelt. Langer Verlauf, jedoch mit allmählicher Verbesserung.

Die Beschwerden bei Long Covid verlaufen in Wellen *(siehe Grafik Seite 131)*: Je nach Belastung steigt der Wellenkamm an, bis die Welle entsprechend tief ins Tal abfällt. Ziel des Pacings ist es, die Wellen flach zu halten – also zu hohe Belastungen und in der Folge tiefe Erschöpfung zu vermeiden.

Achtung: Menschen, die an Long Covid leiden, berichten übereinstimmend davon, dass sie, sobald sie sich auf dem höchsten Punkt der Welle befinden, nahezu euphorisiert sind, denn jetzt fühlen sie sich fast beschwerdefrei. Diese Euphorie verleitet allerdings leicht dazu, sich zu überfordern, was dann unweigerlich ins nächste Wellental führt. Dieser wellenförmige Verlauf ist eine echte Herausforderung: Es gibt kleine Schritte nach vorne, aber auch immer wieder Rückschläge – das muss man lernen und akzeptieren.

Die eigenen Grenzen erkennen

Wie kann es also gelingen, dieses ständige Auf und Ab zu verhindern? Vielen Betroffenen hilft es sehr, ein Belastungstagebuch zu schreiben, in dem sie ihre Aktivitäten sowie ihre Beschwerden festhalten. So lässt sich bereits nach wenigen Wochen ein Muster erkennen und ein Gefühl dafür entwickeln, wie viel man sich zumuten kann. Die Belohnung für ein konsequentes Pacing ist anhaltende Beschwerdearmut. Doch Sie ahnen es: Ohne Selbstdisziplin geht es nicht.

Aktivitäten auf das Wichtige begrenzen

Machen Sie sich unbedingt frei von Ansprüchen, die von außen an Sie herangetragen werden. Das bedeutet auch: Planung über den kommenden Tag hinaus ist nicht möglich, denn Sie müssen jeden Tag aufs Neue dahingehend überprüfen, wie viel Energie Ihnen aktuell zur Verfügung steht. Fragen Sie sich also: Ist all das, was ich mir vorgenommen habe, tatsächlich zu schaffen? Welche Termine, Aufgaben oder Anforderungen sind wirklich wichtig? Auf welche kann ich eventuell verzichten? Welche Aufgaben kann ich abgeben?

Bezeichnend für Long Covid ist, dass selbst die alltäglichsten Aufgaben bereits eine Verschlimmerung der Krankheitssymptome verursachen können. Das ist natürlich ein Riesenproblem, wenn man bedenkt, dass überwiegend Frauen im Alter zwischen 20 und 60 Jahren von Long Covid betroffen sind. Sie gehören zu den Leistungsträgerinnen unserer Gesellschaft: Viele stehen mitten im Berufsleben, manche sind außerdem Mütter, die neben dem Beruf ganz selbstverständlich die Hauptlast der Kinderbetreuung tragen und nicht selten auch für die Pflege älterer oder kranker Familienangehöriger zuständig sind. Bei vielen Betroffenen hat der Beruf oberste Priorität, denn er sichert die Existenz. Also gilt es, nach überstandener Infektion mit SARS-CoV-2 so schnell wie möglich wieder am Arbeitsplatz zu erscheinen und dem Job – wenn nicht zu 100 Prozent, dann wenigstens in reduziertem Umfang – nachgehen zu können. Bei vielen Long-Covid-Patienten führt das zwangsläufig dazu, dass alle anderen Lebensbereiche zugunsten der beruflichen Verpflichtung massiv eingeschränkt werden. Soziale Kontakte, das Familienleben, sportliche Aktivitäten, Hobbys, Vereinstätigkeiten, all das, was unser Leben außerhalb des beruflichen Alltags ausmacht, findet nicht mehr statt.

Häufig kommt es allein durch die berufliche Überforderung bei Long-Covid-Betroffenen zur Manifestation von Beschwerden und deren sukzessiver Verschlechterung. Maßnahmen der beruflichen Gesundheitsfürsorge durch den Arbeitgeber können dies verhindern. Ein zentrales Element dabei ist es, für die Betroffenen angepasste Tätigkeitsprofile zu erstellen. Darüber hinaus sind nach sechs Wochen Arbeitsunfähigkeit des Arbeitnehmers vom Gesetzgeber BEM-Maßnahmen (Berufliches-Eingliederungs-Management) vorgeschrieben *(siehe Seite 198–205).*

Überwachung der Herzfrequenz

Bei Patienten mit Belastungsintoleranz ist davon auszugehen, dass das Auftreten erhöhter Herzfrequenzen über einen längeren Zeitraum Beschwerden verursacht – wobei wir im Zusammenhang mit Long Covid nicht über Stunden, sondern über Minuten reden. Jeder muss dazu für sich ganz persönlich herausfinden, wo die eigenen Grenzen der Leistungsfähigkeit liegen. Die Überwachung der Herzfrequenz (Herzfrequenzmonitoring) ist ein

Warum Belastungssteuerung?

Die Belastungssteuerung über die Herzfrequenz ist deshalb so wichtig, weil die **Stoffwechselvorgänge zur Energiebereitstellung,** die auf Sauerstoff angewiesen sind (aerobe Glykolyse), bei Patienten mit Long Covid nur in reduziertem Maße stattfinden *(siehe Seite 140–144).*

ausgezeichnetes und zugleich einfaches Mittel, um die eigene Belastungsgrenze im Auge zu behalten. Mithilfe einer handelsüblichen Smartwatch oder eines Fitnessarmbands können Sie Ihre Herzfrequenz ganz bequem kontinuierlich messen und kontrollieren.

Die Erfahrungen von vielen Long-Covid-Patienten haben gezeigt, dass eine Herzfrequenz von bis zu 110 Schlägen pro Minute – auch über einen längeren Zeitraum – meist recht gut toleriert wird. Dies kann allerdings nur ein grober Richtwert sein, denn die individuelle Unterschiedlichkeit der Menschen lässt Verallgemeinerungen nicht zu (*siehe Seite 144*). Pacing bedeutet also keinesfalls, dass jegliche Aktivität verboten wäre. In den individuell vorgegebenen Grenzen kann und soll körperliche und geistige Betätigung unbedingt aufrechterhalten werden. Beim Pacing geht es darum, die eigenen Grenzen zu erkennen, sie einzuhalten – und vor allem keinesfalls zu überschreiten.

Was tun, wenn Symptome auftreten?

Wenn Sie sich als Long-Covid-Patient übernommen haben, kommt es unweigerlich zu Belastungssymptomen. Von ganz zentraler Bedeutung ist es, sämtliche Aktivitäten zu reduzieren, sobald diese auftreten. Dabei gilt es, zwischen Symptomen, die direkt im Zusammenhang mit der Belastung auftreten, und solchen, die sich mit Verzögerung entwickeln, zu unterscheiden:

- **Unmittelbar auftretende Symptome:** Darunter fallen Übelkeit, Schwindel, Kopfschmerzen oder Atemnot. Sollte eines dieser Symptome auftreten, beenden Sie die Aktivität bitte umgehend.
- **Verzögert auftretende Symptome:** Dazu gehören Schlafstörungen, Brain Fog (*siehe Seite 74–76*), Muskelschmerzen oder Kopfschmerzen.
- **Längerfristig auftretende Symptome:** Bei Belastungen deutlich oberhalb der Belastungsgrenze oder kurz aufeinanderfolgenden Belastungen können sich lang anhaltende Beschwerden einstellen. Dazu gehören Symptome eines grippalen Infekts (Halsschmerzen, Fieber, Lymphknotenschwellungen), Herzrhythmusstörungen oder ein anhaltender Leistungseinbruch.

Überlegen Sie in allen Fällen, welche Aktivität oder welches Ereignis so anstrengend gewesen sein könnte, dass es bei Ihnen die Symptome ausgelöst hat, und vermeiden Sie diese Belastung künftig.

Wie es mir ging

Was geschah, als ich über meine Grenzen ging

Die Reha-Klinik, in der ich mich zu Beginn meiner Erkrankung aufhielt, lag inmitten einer tief verschneiten Bergwelt. Meist hatten wir blauen Himmel und Sonne. Es war einfach wunderschön. Bis zum Ende meines Aufenthalts hatte ich noch nicht wirklich begriffen, was Belastungsintoleranz tatsächlich bedeutet. Pacing schien mir immer noch eine Zumutung oder Prüfung zu sein, weniger ein erfolgversprechendes medizinisches Konzept. Also nutzte ich meinen letzten Reha-Tag für eine Gipfelbesteigung. Es lockten ein traumhaftes Alpenpanorama, Bergidyll und einsame Schneelandschaften. Vor mir lagen 800 Meter Höhenunterschied und eine knapp vierstündige Wanderung durch teils kniehohen Schnee. Vor meiner Covid-Erkrankung wäre so ein Ausflug eine Kleinigkeit für mich gewesen! Obwohl ich langsam lief, lag meine Herzfrequenz zwei Stunden lang bei über 120 Schlägen pro Minute. Aber ich fühlte mich wohl, alles war bestens.

Am nächsten Tag ging es endlich wieder nach Hause. Ich war froh, dass ich meinen Ausflug scheinbar ohne Symptome überstanden hatte, was mich gleichwohl ein wenig wunderte. Zu Hause angekommen, sollte es mit Krankengymnastik weitergehen. Die erste Trainingseinheit – Atemtherapie und moderates Gerätetraining – absolvierte ich fünf Tage nach meiner Bergwanderung. Auch jetzt hatte ich keine Probleme. Doch kurz darauf stellten sich Kopfschmerzen, Brain Fog und Muskelschmerzen ein. Jetzt erst machte sich meine Überlastung durch die Bergtour im Tiefschnee bemerkbar. Die Symptome hielten etwa zwei Wochen an und waren durch nichts abzumildern.

WIE SIE PACING ANWENDEN

Pacing ist eine Selbstmanagementstrategie mit dem Ziel, eine Verschlimmerung der Symptome nach einer Anstrengung zu vermeiden. Beim Pacing führen Sie stets weniger Aktivität aus, als Ihnen Energie zur Verfügung steht, halten die Belastung nur kurz und ruhen sich häufig aus. Sie gehen also niemals an Ihre Grenzen. Zentrales Instrument ist ein Belastungstagebuch.

Lernen Sie Ihren Energievorrat kennen

Ihr Energievorrat gibt an, wie viel Energie Sie jeden Tag zur Verfügung haben. Weil dieser täglich schwanken kann, ist es hilfreich, wenn Sie Ihren **Grundwert** mithilfe eines **Belastungstagebuchs** ermitteln. Ihr Grundwert ist das, was Sie an einem guten Tag relativ leicht und an einem schlechten Tag gerade noch schaffen können. Beispiel: eine halbe Stunde spazieren gehen (guter Tag), fünf Minuten spazieren gehen (schlechter Tag). Achten Sie darauf, dass Ihnen am Ende einer Belastung immer noch etwas Energie zur Verfügung steht. Begeben Sie sich niemals an den Rand der Erschöpfung!

Finden Sie Ihr individuelles Aktivitätsniveau

Mit der Zeit werden Sie in Ihrem Belastungstagebuch Muster erkennen. Sie können nun Ihr Aktivitätsniveau reduzieren oder anpassen, damit Sie keine Verschlimmerung der Symptome nach der Anstrengung erleben. Dies wird Ihnen helfen, ein Aktivitätsniveau zu finden, das Sie sowohl an guten als auch an schlechten Tagen beibehalten können – es sei denn, Sie erleiden einen Rückfall. Lernen Sie, die ersten Anzeichen einer Verschlimmerung der Symptome nach der Anstrengung zu erkennen, um dann sofort zu stoppen, auszuruhen und das Tempo zu reduzieren. So können Sie einen Crash vermeiden.

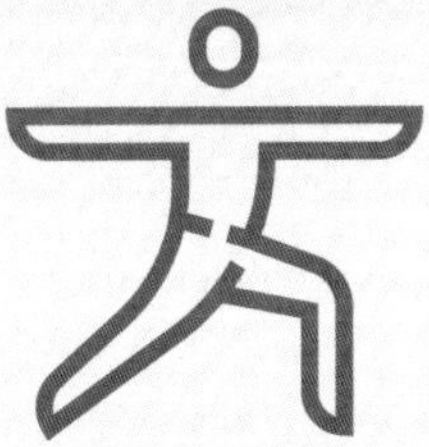

Planen Sie die Aktivitäten Ihres Tages

Setzen Sie Prioritäten. Machen Sie nur das, was Sie wirklich tun müssen. Hinterfragen Sie, ob alle Aktivitäten tatsächlich notwendig sind. Kann das jemand anderes machen? Kann ich die Aktivität so ändern, dass sie für mich leichter ist?

- Verteilen Sie Ihre priorisierten Aufgaben über den Tag. Unterteilen Sie Ihre Aktivitäten in kleinere, leichter zu bewältigende Häppchen.

- Spaß muss sein! Verwenden Sie einen Teil Ihrer Energie unbedingt auf Dinge, die Ihnen Vergnügen bereiten, um Ihre Lebensqualität zu verbessern.

Ruhen Sie sich zwischendurch immer wieder aus

- Ruhe bedeutet absolut minimale Aktivität und wenig bis keine geistige Stimulation.

- Vermeiden Sie in den Pausen Aktivitäten, die anregend sein können, also auch fernsehen und die Beschäftigung mit sozialen Medien.

- Versuchen Sie stattdessen zu meditieren und/oder Atemübungen zu machen.

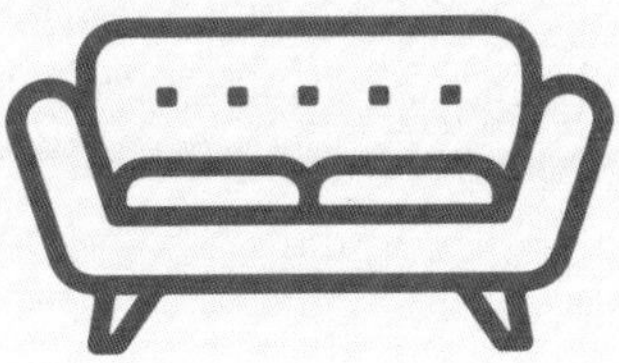

Kann ich jemals wieder mehr tun?

Diese Frage stellen sich sicherlich alle Menschen, die an Long Covid erkranken. Ganz wichtig ist, dass Sie **nichts erzwingen,** denn das würde Sie sicher nicht nach vorne bringen, sondern ganz bestimmt zurückwerfen. Jetzt sind Geduld, Flexibilität und Achtsamkeit gefragt.

Bleiben Sie geduldig. Ob sich Ihre Symptome verbessern, werden Sie bemerken, weil Sie dann weniger Schwäche spüren und nicht mehr so schnell müde werden. Arbeiten Sie mit Ihrer Therapeutin oder Ihrem Therapeuten zusammen, um herauszufinden, wie Sie Ihr Aktivitätsniveau ganz allmählich steigern können, etwa indem Sie Übungen zur Rumpfkräftigung in Ihr Trainingsprogramm aufnehmen oder Ihre Gehstrecke um zehn Prozent verlängern.

Seien Sie realistisch und bleiben Sie flexibel – versuchen Sie eine wöchentliche Routine zu entwickeln. Akzeptieren Sie, dass Sie an manchen Tagen mehr Ruhe brauchen als an anderen, und vermeiden Sie Ihre Problemauslöser.

Konzentrieren Sie sich auf das, was Sie erreicht haben, und nicht auf die Symptome oder das, was Sie nicht erreicht haben.

Warum kommt es zu dieser Überlastung?

Stellen Sie sich einen fast leeren Akku vor, der außerdem nie komplett geladen wird. So sieht der **Energiestoffwechsel** im Körper von Long-Covid-Patienten aus. Kein Wunder also, dass bereits kleinste Aktivitäten mit wenig Energieverbrauch zur einer »Entladung« führen. Zusätzliche Aktivitäten bei »entladenem Akku«, egal ob körperlich oder mental, führen zum sogenannten **Crash,** also zum Auftreten oder zur Verschlimmerung von Beschwerden. Hinzu kommt: Das Aufladen des »defekten Akkus« beziehungsweise der Energiereserven bei Long Covid dauert lange, sodass es teilweise erst nach Tagen wieder möglich ist, erneut Leistung zu erbringen.

Pacing, um einen Crash zu vermeiden

Pacing heißt im Zusammenhang mit Long Covid also nichts anderes, als mit der Energie, die Ihrem Körper unter den aktuellen Bedingungen zur Verfügung steht, zu haushalten. Fragen Sie sich: Wie viel Energieressourcen hat mein Körper? Wie komme ich mit diesen Ressourcen durch den Tag? Das sind die zentralen Überlegungen für ein gelungenes Energiemanagement. Wenn Sie diese Fragen übergehen, kann das einen Crash auslösen: Wer sich zu viel zumutet, körperlich und mental, kann eine Verstärkung oder Verschlimmerung seiner Long-Covid-Beschwerden provozieren. Lernen Sie also Schritt für Schritt, mit Ihren Einschränkungen umzugehen, und reduzieren Sie Ihre Aktivitäten auf das, was wirklich wichtig ist.

Pacing muss erlernt werden

Sie werden nicht all diese Ratschläge von heute auf morgen umsetzen können. Pacing ist ein Lernprozess, bei dem Sie sich von alten Mustern trennen müssen. Es gilt, Anzeichen für drohende Überforderungen zu erkennen und vorausschauend zu agieren, aufbauend auf Erfahrungen, die Sie während des Krankheitsprozesses gemacht haben. Negativerlebnisse sind dabei nicht zu verhindern. Sie sind sogar notwendig, um die neuen Grenzen festlegen zu können. Verzweifeln Sie also nicht, wenn es Ihnen nicht immer gelingt, eine Zunahme der Beschwerden zu verhindern.

Wie es mir ging

Pacing: nicht einfach, aber effektiv

Es dauert über fünf Monate, bis ich endlich einsehe, dass es mir in keiner Weise hilft, standig meine Grenzen zu überschreiten. Der Prozess, mich in den Grenzen einzufinden, die mir mein Körper neuerdings aufzeigt, dauert im Grunde bis heute an. Jeden Tag aufs Neue muss ich für mich herausfinden, welches Maß an Aktivität das richtige ist, welche Belastungen ich mir zumuten kann. Dieser Lernprozess ist immer wieder von Rückschlägen geprägt, die ich mit jedem Mal schwerer zu ertragen finde. Hilflosigkeit und Verzweiflung drohen in diesen Situationen die Oberhand zu gewinnen. Die Erfahrung der kommenden Monate lehrt mich aber auch, dass ich für effektives Pacing belohnt werde. Beschwerden werden erträglich und verschwinden zeitweise sogar gänzlich. Diese Beschwerdearmut euphorisiert. Doch das ist gleichzeitig mit der nächsten Herausforderung verknüpft: der Euphorie nicht in einer Weise zu erliegen, dass man sich überfordert und dann mit dem nächsten Rückschlag klarkommen muss.

Mein Wissen über Pacing und die Belastungsintoleranz hat jedoch nicht dazu geführt, dass ich Pacing perfekt beherrsche. Die Wahrheit ist: Erklären kann ich Pacing gut, doch bei der Umsetzung in die Praxis scheitere auch ich immer wieder. Manchmal braucht die Seele einfach die Befriedigung eines zu langen Spaziergangs im Frühling, bei dem einem die ersten Sonnenstrahlen das Gesicht wärmen, oder das Glas Wein mit Freunden, selbst wenn diesem eine schlaflose Nacht folgt. All das ist menschlich. Höhen und Tiefen gehören in einem Maß zu dieser Erkrankung, die gewohnte Schwankungen bei Weitem übersteigen. In der Bewältigung dieser Belastungen habe ich die Psychotherapie außerordentlich zu schätzen gelernt. Bis heute hilft mir EMDR, eine Methode aus der Traumatherapie, mit Rückschlägen und belastenden Situationen klarzukommen (siehe Seite 172–173)*. Pacing ist jeden Tag aufs Neue eine Herausforderung und nicht selten geht es schief, aber es ist der Schlüssel für ein besseres Leben trotz Long Covid.*

DER ANAEROBE SCHWELLENWERT

Leistungsdiagnostik hilft, die eigenen Grenzen zu erkennen

Bei Long-Covid-Patienten liegt häufig eine Störung des aeroben Stoffwechsels vor. Sie müssen ihr Verhalten individuell an diese Situation anpassen, um keine Verschlechterung ihrer Symptome zu provozieren. Erfahren Sie hier das Wichtigste über Leistungsdiagnostik und wie Sie lernen, Ihre Grenzen zu erkennen.

Die ersten Berichte über die Langzeitfolgen nach Covid-19 kamen hauptsächlich aus der Sportwissenschaft. Bei Leistungssportlern, die an Covid-19 litten, wurde schnell klar, dass sie nach der akuten Erkrankung ihre vormalige Leistungsfähigkeit nicht wieder erreichten und zudem manchmal selbst zu ganz alltäglichen Tätigkeiten kaum noch in der Lage waren. Menschen, die häufig und mit wechselnder Intensität trainieren, haben ein gutes Gefühl dafür, was ihr Körper zu leisten vermag. Außerdem wird ihnen seltener unterstellt, ihre Probleme seien psychisch bedingt. Ein Kaderathlet, der seine Karriere gefährdet oder gar aufgeben muss, wird selten infrage gestellt. Kein Wunder also, dass aus der Sportwissenschaft und der Leistungsdiagnostik Erkenntnisse und Untersuchungsmöglichkeiten stammen, die einige Krankheitsmechanismen von Long Covid erklären und beweisen können.

Grundlagen der Spiroergometrie

»Ich fühle mich, als hätte jemand meinen Stecker gezogen.« »Irgendwie habe ich das Gefühl, mein Akku wäre nie voll geladen.« Solche oder ähnliche Aussagen von Betroffenen beschreiben mit dem Bild der Stromversorgung das zugrunde liegende Problem sehr anschaulich: Der Energiehaushalt ist nicht ausgeglichen. Der Körper ist nicht in der Lage, ausreichend Energie zu produzieren *(siehe Seite 59–67)*. Im Rahmen der Trainingssteuerung ist es für Sportler wichtig zu wissen, wie gut ihre Sauerstoffverwertung funktioniert. Dabei geht es um die Effektivität, mit welcher der Körper aus dem Sauerstoff der Atemluft Energie herstellt. Ein Wert für diese Effektivität ist die maximale Sauerstoffaufnahme (VO2max). Sie wird auch als Bruttokriterium der Ausdauerleistungsfähigkeit bezeichnet. Wenn man sich ansieht, welche Prozesse im Einzelnen an der Sauerstoffverwertung beteiligt sind, wird sehr schnell klar, dass im Fall von Long Covid an jeder für die Energiegewinnung wichtigen Station das Problem seine Ursache haben kann. Ob es um den Sauerstoffaustausch in der Lunge geht, um den Transport des Sauerstoffs in den Blutgefäßen oder die Energiegewinnung in den Mitochondrien: Überall kann SARS-CoV-2 sein Unwesen getrieben haben. Denn sowohl die Lunge als auch das Gefäßsystem und die Zellen können vom Virus in Mitleidenschaft gezogen worden sein.

Energiegewinnung im Körper

Wir können uns die Energiegewinnung beim Menschen wie bei einem Verbrennungsmotor vorstellen: Sauerstoff rein, Arbeit verrichten, Leistung erbringen, Kohlendioxid (als Abgas) raus. Effektiv im Dauermodus arbeitet unser »Motor«, solange mehr Sauerstoff zur Verfügung steht, als wir zur Leistungserbringung benötigen. Das wird in der Spiroergometrie *(siehe Kasten unten)* dadurch sichtbar, dass weniger Kohlendioxid ausgeatmet wird als Sauerstoff eingeatmet.

Spiroergometrie

Spiroergometrie (lateinisch: spirare = atmen; griechisch: ergo = Arbeit, metrie = Maß) ist eine Methode der sportmedizinischen Leistungsdiagnostik, mit deren Hilfe die Leistungsfähigkeit des Körpers eines Menschen messbar gemacht wird. Bei der **Untersuchung auf dem Fahrradergometer oder dem Laufband** werden während der körperlichen Belastung verschiedene Parameter gemessen, darunter Leistung (Watt), Herzfrequenz, Atemvolumen, Atemfrequenz, Sauerstoffaufnahme, Kohlendioxidabgabe und die entstehende Laktatmenge (Milchsäure).

Aerob – anaerob

Beim aeroben Stoffwechsel (aerobe Glykolyse) findet die Energiegewinnung mithilfe von Sauerstoff statt. Zusätzlich werden Glukose und Phosphat benötigt. Daraus produzieren die Mitochondrien Energie in Form von Adenosintriphosphat (ATP). Beispiel: Sie trainieren aerob, wenn Sie länger im Ausdauerbereich joggen.

Beim anaeroben Stoffwechsel (anaerobe Glykolyse) findet die Energiegewinnung ohne Sauerstoff statt. Bei der ATP-Produktion entsteht daraufhin außerhalb der Mitochondrien Milchsäure (Laktat). So kann der Körper kurzzeitig sehr viel Energie bereitstellen. Beispiel: Wenn Sie sprinten, bewegen Sie sich im anaeroben Bereich.

Das Verhältnis zwischen Sauerstoff und Kohlendioxid wird als respiratorischer Quotient (RQ) wiedergegeben. Bis zu einem Wert von bis zu 0,75 oder 0,8 RQ dominiert der aerobe Stoffwechsel. Bei Werten über 1 wird Energie über sauerstoffunabhängige Prozesse gewonnen. Dazwischen befindet sich ein Übergangsbereich, in dem sauerstoffabhängige und sauerstoffunabhängige Prozesse nebeneinander bestehen. Wenn wir in diesem Zusammenhang von der Schwelle sprechen, meinen wir den Punkt, ab dem der Stoffwechsel rein anaerob abläuft (RQ >1). Dieser Punkt wird daher auch als anaerobe Schwelle (ANS) oder Laktatschwelle bezeichnet.

Störung des aeroben Stoffwechsels durch ME/CFS

Wissenschaftliche Untersuchungen haben ergeben, dass bei Patienten mit einer Belastungsintoleranz im Rahmen von ME/CFS eine Störung des aeroben Stoffwechsels vorliegt.[1] Dieser ist im Vergleich zu Gesunden deutlich reduziert. Das heißt, der Übergang zur anaeroben Energiegewinnung (anaerobe Schwelle) wird bereits bei niedrigen Belastungen ungewöhnlich früh erreicht. Wenn wir uns ansehen, welche Rädchen an der aeroben Energiegewinnung beteiligt sind, ist dies nur allzu logisch. Bei einem gesunden Menschen finden alltägliche Verrichtungen, wie einkaufen gehen, putzen, aufräumen oder kochen, im aeroben Stoffwechselbereich statt. Bei Menschen mit ME/CFS ist die Schwelle zum anaeroben Bereich so niedrig, dass bereits alltägliche Belastungen im anaeroben Stoffwechsel stattfinden. Daher rührt das Gefühl, man würde täglich einen Marathon laufen. Und das ist bei Weitem nicht nur ein Gefühl! Der Körper von ME/CFS-Patienten befindet sich an einem gewissen Kipppunkt: Unter den bestehenden Bedingungen wird Laktat als Stoffwechselendprodukt angehäuft. Es entsteht ein saures Milieu (Laktatazidose), das viele negative Auswirkungen hat. Dazu gehören:

- die Steigerung der Atmung (Hyperventilation),
- die Schwächung des Immunsystems (unter sauren Bedingungen vermehren sich Viren besser),
- die Aktivierung der Blutgerinnung,
- eine Insulinresistenz und damit Erhöhung des Glukosespiegels im Blut.

Anpassung an die individuelle Situation

Hier sind wir erneut an dem Punkt, an dem wir bei der Frage nach den Ursachen für die Verschlechterung der Symptomatik bei Long Covid schon häufiger waren. Durch ein Zuviel an Aktivität unterstützt beziehungsweise unterhält man als Patient quasi sämtliche Krankheitsmechanismen des Chronic fatigue syndrome oder ME/CFS. Noch gibt es leider keine wirksamen Therapien, die diese krank machenden Prozesse zum Stillstand bringen könnten. Bis diese zur Verfügung stehen, hilft es, sich mit den Krankheitsmechanismen auseinanderzusetzen und diese zu verstehen. Ganz wichtig ist es, dass Sie Ihre individuelle anaerobe Schwelle kennen. Die Formel, mit der Sie diese ungefähr berechnen können, finden Sie im Kasten unten auf der nachfolgenden Seite. Überlegen Sie dann, welche Faktoren Sie selbst beeinflussen können, und passen Sie daraufhin Ihren Lebensstil beziehungsweise Ihr Verhalten an Ihre Situation an. Durch die Ergebnisse der Spiroergometrie wird im Grunde objektiviert, was Ihnen Pacing *(siehe Seite 130–139)* vermitteln will: Ihre Energiereserven sind kleiner, Ihr Leistungsniveau niedrig. Wenn Sie sich innerhalb der Ihnen vorgegebenen Grenzen bewegen, können Sie das Auftreten von Symptomen verhindern. Für Long Covid und ME/CFS gilt, dass jeder sein ganz individuelles Belastungsniveau finden muss. Pau-

> Menschen, die von Long Covid betroffen sind, bleibt oft nichts anderes übrig, als sich in dem kleinen Fenster der aeroben Leistungserbringung zu bewegen.

schalisierungen helfen im Einzelfall nicht weiter. Für Patienten mit schweren Formen von ME/CFS kann der Spielraum, in dem sie sich bewegen können, so klein sein, dass viele Tipps an ihre Grenzen stoßen. Wenn zum Beispiel bereits das Anziehen oder Zähneputzen zu anstrengend ist, ist jede noch so kleine Aktivität in der Lage, die Krankheit zu verschlimmern und Symptome zu verstärken oder zusätzliche auszulösen.

Wenn Sie Ihre Belastungsgrenzen einhalten und unterhalb Ihres anaeroben Schwellenwerts bleiben, befinden Sie sich relativ sicher im Bereich der aeroben Energiegewinnung: Der aufgenommene Sauerstoff reicht also aus, um die im Moment benötigte Menge Energie zu produzieren. Bei Patienten, die zudem unter einem Posturalen Tachykardiesyndrom *(siehe Seite 86)* leiden, wird die anaerobe Schwelle allerdings teilweise bereits durch eine aufrechte Körperhaltung erreicht.

Aber auch mentaler Stress kann zu einer Erhöhung der Herz- beziehungsweise Pulsfrequenz führen. So gehen viele Faktoren in die Belastung unseres Herz-Kreislauf-Systems ein. Nichtsdestotrotz ist die Leistungsdiagnostik ein hervorragendes Instrument, um die individuelle Belastung zu steuern. Sie hilft darüber hinaus auch, ein Gefühl für die eigene Belastungsgrenze zu entwickeln und zu erkennen, welche Tätigkeit eventuell eine zu hohe Belastung darstellen könnte.

Faustformel: anaerobe Schwelle bei ME/CFS

Bei dem Schwellenwert, den Sie durch diese Formel errechnen, handelt es sich um die **Puls- beziehungweise Herzfrequenz,** bis zu der Sie sich – relativ sicher – belasten können, wenn Sie unter ME/CFS leiden. Höhere Werte sollten Sie nur für kurze Zeit in Kauf nehmen. Der Faktor 0,6 berücksichtigt die Leistungsminderung durch ME/CFS. **In schweren Fällen** rechnen Sie mit 0,5.

Männer: (220 ÷ Lebensjahre) × 0,6 = Puls (HF)/anaerobe Schwelle bei ME/CFS

Frauen: (220 ÷ (Lebensjahre × 0,88) x 0,6 = Puls (HF)/anaerobe Schwelle bei ME/CFS

WANN KANN ICH WIEDER SPORT TREIBEN?

»Ich hatte Covid-19, aber eigentlich keine oder nur ganz milde Symptome. Jetzt fühle ich mich gesund. Ich habe jedoch gehört, man solle eine lange Sportpause einlegen. Was ist richtig? Wie kann ich es vermeiden, meiner Gesundheit Schaden zuzufügen?«

Dass sich körperliche Bewegung positiv auf die Gesundheit auswirkt, ist unbestritten: Menschen, die regelmäßig Sport treiben, sind gesünder und leben länger. Zudem wissen wir, dass moderate sportliche Betätigung das Immunsystem stärkt. Was also soll falsch daran sein, nach einer überstandenen Virusinfektion schnell wieder mit dem Sport zu beginnen?

Nach einer gewöhnlichen Viruserkrankung können Sie es Ihrem Gefühl überlassen, wie und wann Sie Ihr gewohntes Training wieder aufnehmen. Intuitiv belastet man sich ja sowieso nur so stark, wie es der Körper zulässt. Wer ist nicht schon mal mit Halsweh gejoggt oder hat Fußball gespielt, obwohl er sich noch nicht ganz fit gefühlt hat? In den seltensten Fällen ist das für den Einzelnen zum Problem geworden. Bisher war insbesondere von der Influenza (Grippe) und vom Pfeifferschen Drüsenfieber, das durch das Epstein-Barr-Virus ausgelöst wird, bekannt, dass einige daran erkrankte Sportler noch lange unter mangelnder körperlicher Leistungsfähigkeit litten oder gar ihre Karrieren beenden mussten.

SARS-CoV-2 schädigt die Blutgefäße

SARS-CoV-2 verursacht neben Schäden an den Atemwegen auch Schäden an den Blutgefäßen, wodurch unser Blut dazu neigt, Gerinnsel zu bilden *(siehe Seite 62–65)*. Diese Veränderungen, die zum Zeitpunkt der Covid-19-Erkrankung entstehen, erfolgen unbemerkt. Wir spüren sie nicht. Ihre Entstehung ist auch völlig unabhängig davon, ob man Symptome entwickelt hat oder nicht und wie stark die Symptome ausgeprägt waren.

Die Schäden im Gefäßsystem können also auch bei symptomfreien Verläufen entstehen! Das Problem ist, dass diese Schäden des Gefäßsystems länger zur Heilung benötigen als eine Entzündung der Atemwege. Wenn wir unserem Körper also zu früh Leistung abverlangen, kann das dazu führen, dass sich die Schäden weiter verschlimmern.

Training nach der Erkrankung

Leider können Sie sich beim Wiedereinstieg in sportliche Aktivitäten nach einer überstandenen akuten Coronainfektion nicht auf Ihre Intuition verlassen, wenn es um Ihre körperlichen Belastungsgrenzen geht. Bitte halten Sie sich daher unbedingt an die nachfolgenden Regeln. Nur so können Sie verhindern, dass ein zu früher Einstieg in den Sport und zu hartes Training ohne die erforderlichen Ruhezeiten Long Covid auslösen.

- Nach einer SARS-CoV-2-Infektion ohne erkennbare Krankheitszeichen (asymptomatisch) wird empfohlen, **frühestens 14 Tage nach dem positiven Testergebnis** wieder mit dem Sport zu beginnen.
- Nach einer symptomatisch verlaufenen Covid-19-Erkrankung wird die Wiederaufnahme von Sport **frühestens 14 Tage nach dem Abklingen des letzten Symptoms** empfohlen.
- Trainieren Sie nur dann, wenn Sie **keinerlei Beschwerden** mehr haben.
- Die Rückkehr zum gewohnten Training kann **einige Wochen** bis zu **mehrere Monate** in Anspruch nehmen. Das kann sehr unterschiedlich sein. Es ist auch möglich, dass einzelne Betroffene das Leistungsniveau, das sie vor der Covid-19-Erkrankung hatten, nicht wieder erreichen.

Symptome einer Herzmuskelentzündung

Sollte eines oder mehrere der nachfolgend genannten Symptome bei Ihnen vor, während oder nach der sportlichen Aktivität auftreten, beenden Sie das Training bitte und holen Sie unverzüglich medizinischen Rat ein.

- Engegefühl in der Brust
- Herzrasen
- Herzstolpern
- Leistungsknick
- Luftnot
- Müdigkeit

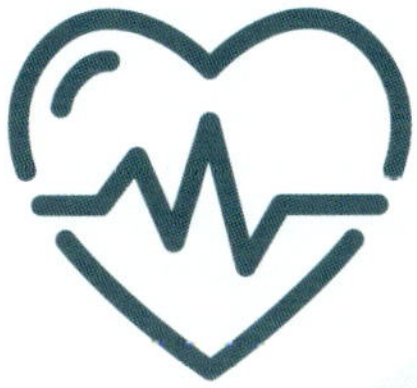

- Die Rückkehr zum alten Trainingsniveau sollte stufenweise erfolgen, wobei zunächst die Anzahl und dann die Umfänge der einzelnen Einheiten gesteigert werden. Die Intensität innerhalb der Einheit wird als Letztes erhöht. **Als Faustformel gilt:** Anzahl vor Dauer (Umfang) vor Intensität (Belastungshöhe) steigern.

- Ein starrer Trainingsplan kann nicht angewendet werden: Die Belastungssteigerung muss sich zu jeder Zeit an der **individuellen Leistungsfähigkeit** orientieren und **verlängerte Erholungszeiten** miteinbeziehen.

Nach den gültigen Richtlinien des Deutschen Olympischen Sportbunds (DOSB) soll vor der Aufnahme eines leistungsorientierten Trainings nach einer SARS-CoV-2-Infektion eine sportmedizinische beziehungsweise ärztliche Untersuchung erfolgen.[2] Im Rahmen dieser Untersuchung können Veränderungen an Organen, Herzmuskelentzündungen (Myokarditis) und Störungen des Sauerstoffaustauschs in der Lunge ausgeschlossen werden. Allerdings ist es nicht möglich, allein durch medizinische Routineuntersuchungen eine Erkrankung des Herzes oder der Lunge zweifelsfrei auszuschließen. Daher ist es wichtig, zusätzlich selbst auf typische Symptome zu achten, die Hinweise geben können *(siehe Kasten links)*.

Geduld und Zeit sind die wesentlichen Faktoren

Lassen Sie sich Zeit mit der Wiederaufnahme des Trainings und vor allem: Geben Sie Ihrem Körper die Ruhe, die er braucht! Stecken Sie sich keine zu hohen Ziele. Planen Sie zunächst keine Wettkämpfe ein, egal ob im Profi- oder im Amateurbereich. Damit setzen Sie sich nur unnötig unter Druck. Ein auf den Wettkampf ausgerichtetes Training könnte Sie überfordern, weil Sie eventuell notwendige Ruhepausen nicht einhalten. Wenn Sie sich an diese Regel halten, haben Sie gute Chancen, dass Ihre Covid-19-Erkrankung folgenlos ausheilt.

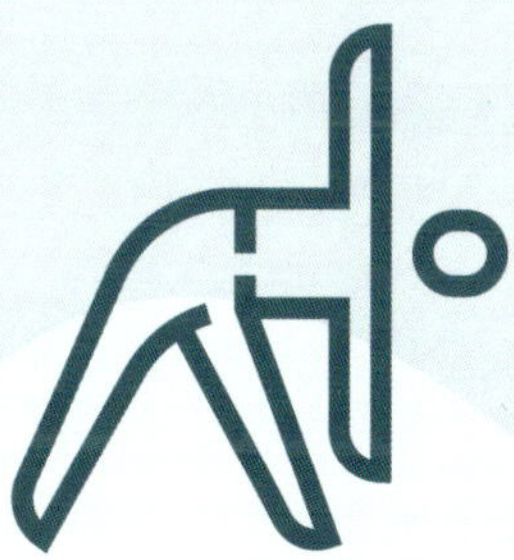

DEN EIGENEN ATEM WAHRNEHMEN

Therapiemöglichkeiten bei Atemwegsbeschwerden

Bei der Behandlung von Menschen, die von Covid-19 und Long Covid betroffen sind, spielt die klassische Therapieform der Atemgymnastik eine zentrale Rolle. Atemgymnastik hilft einerseits, Atemabläufe zu optimieren, und wirkt sich andererseits positiv auf das vegetative Nervensystem aus.

Bei der Atemtherapie oder -gymnastik zur Behandlung von Long Covid handelt es sich um etablierte Maßnahmen, wie man sie auch aus der Therapie anderer Lungenerkrankungen kennt. Ziele der atemtherapeutischen Maßnahmen sind:

- Bewusstsein für das Atmen zu schaffen, es zu spüren und beeinflussen zu lernen,
- bewusst zu atmen, um den Atemvorgang nicht vorzeitig abzubrechen,
- das Zwerchfell zu mobilisieren und Verklebungen zu lösen,
- die Zwerchfellatmung (Bauchatmung) zu erlernen und zu verbessern,
- die Beweglichkeit von Oberkörper und Rippen zu verbessern,
- entspannende Atemtechniken zu erlernen,
- die Atemmuskulatur zu kräftigen,
- gezielt verschiedene Bereiche der Lunge in die Atmung miteinzubeziehen (Bauchatmung, Flankenatmung),
- Hustentechniken zu erlernen, um das Abhusten von den Bronchien und Atemwegen zu verbessern,
- unproduktiven Husten (Reizhusten) zu reduzieren.

Idealerweise begleiten Atem- beziehungsweise Physiotherapeuten die Atemtherapie, die die Lunge, aber auch die Atemmuskulatur trainiert und positiv beeinflusst. Atemtherapie kann als krankengymnastische Leistung (Heilmittel) vom Arzt verordnet werden. Insbesondere bei anhaltenden Atembeschwerden nach einer Covid-19-Erkrankung sollte man diese Therapie nutzen. Es ist sinnvoll, die entsprechenden Techniken zunächst unter Anleitung zu erlernen, um sie später selbstständig durchführen zu können.

Die reflektorische Atemtherapie nutzt Atemtechniken nicht nur, um Erkrankungen der Lunge zu behandeln, sondern darüber hinaus, um positiven Einfluss auf andere Organsysteme zu nehmen. So können beispielsweise das Immunsystem, Schlafstörungen sowie Schmerzzustände durch die Atmung positiv beeinflusst werden. Die reflektorische Atemtherapie wird uns später noch einmal begegnen, wenn es um die Beeinflussung des vegetativen (unbewussten) Nervensystems geht *(siehe Seite 80–85)*. Sie ist allerdings keine Leistung der Krankenkassen.

Übung

Einfache, aber sehr effektive Atemübungen

Wie die Atmung funktioniert, haben Sie auf den Seiten 46 bis 51 erfahren. Um von diesem Wissen zu profitieren, ist es zunächst entscheidend, dass Sie lernen, Ihre Atmung zu spüren. Indem Sie sich vergegenwärtigen, wie Ihre Atmung funktioniert, sind Sie in der Lage, nahezu jeden einzelnen Schritt Ihrer Atmung bewusst wahrzunehmen. Die folgenden einfachen und sehr effektiven Übungen haben den großen Vorteil, dass sie sich leicht in den Alltag integrieren lassen. Sie helfen Ihnen, Ihre Lungenfunktion zu erhalten und zu verbessern.

Suchen Sie sich für die folgenden Atemübungen einen Ort, an dem Sie ungestört sind. Planen Sie etwa 20 Minuten ein, denn nach circa 15 Minuten Übungsdauer erfolgen die Anpassungsvorgänge im Körper.

Bauchatmung

Bei der Bauchatmung handelt es sich um die ganz natürliche, angeborene Form der Atmung. Sie erfolgt tief in den Bauchraum und ist auf jeden Fall die gesündeste Atmung. Hauptakteur der Bauchatmung ist das Zwerchfell *(siehe Seite 48–49)*. Von Geburt an atmen alle Babys in ihren Bauch. Leider geben die meisten Menschen diese ruhige, tiefe Atmung im Laufe ihres Lebens auf und gehen zur Brustatmung über *(siehe Kasten Seite 150)*. Diese Entwicklung wird unterstützt durch Schönheitsideale (flacher Bauch), die dazu führen, dass wir unseren Bauch permanent einziehen und flach atmen, aber auch durch unsere mehrheitlich ungesunde Körperhaltung (Sitzen mit gekrümm-

Brustatmung

Bei der Brustatmung arbeitet insbesondere die **Zwischenrippenmuskulatur.** Der Brustraum wird größer. Dies erfolgt durch ein Aufrichten (Rotation) der Rippen. So gewinnen die beiden Lungenflügel zusätzlich Platz, um sich auszudehnen und **Luft aufzunehmen.**

tem Oberkörper). All das behindert das Zwerchfell in seiner Beweglichkeit erheblich. Die Bauchatmung lässt sich am besten im Liegen, aufrecht sitzend oder im Stehen üben.

Atemwahrnehmung

1. Für Ihre Übungen zur Atemwahrnehmung suchen Sie sich zunächst einen ruhigen Platz, an dem Sie sich völlig ungestört auf Ihre Atmung konzentrieren können.
2. Achten Sie außerdem darauf, jeden Atemzug vollständig auszuführen. Das bedeutet: Sie atmen immer bis zum Ende ein und anschließend wieder komplett aus. Nur dann nutzen Sie die Atemkapazität, die Ihnen durch Ihren Körper vorgegeben ist, vollständig aus. Machen Sie nach jedem Atemzyklus (Einatmen und Ausatmen) jeweils eine kleine Pause: Halten Sie kurz inne und verharren Sie für einen Augenblick in der Atemstille.
3. Wenn Ihnen dies gelingt, versuchen Sie den Weg, den Ihr Atem nimmt, zu spüren. Hebt und senkt sich eher Ihr Brustkorb (Brustatmung)? Oder wölbt sich bei der Einatmung Ihr Bauch vor und wird in der Ausatmung wieder flach (Bauchatmung)? Mit etwas Übung können Sie bald bewusst steuern, welche Atmung zum Einsatz kommen soll.

Mithilfe einer bewussten und intensiven Atmung werden Sie zur Ruhe kommen und Entspannung finden, denn durch gezielte Atemtechniken können Sie Ihre Atmung effektiver gestalten und Ihr vegetatives Nervensystem (*siehe Seite 80–85*) positiv beeinflussen. Indem Sie effizienter atmen, erreichen Sie außerdem eine erhöhte Sauerstoffaufnahme und optimieren immunologische Abläufe in Ihrem Körper.

Drehdehnung in Rückenlage

Diese Übung optimiert die Beweglichkeit des Brustkorbs, der Lungenmuskulatur und der Rippen. Mit ihrer Hilfe können Sie die Flankenatmung erlernen und spüren. Sie können die Übung auf dem Fußboden (auf einem Teppich oder einer Gymnastikunterlage) oder im Bett liegend machen.

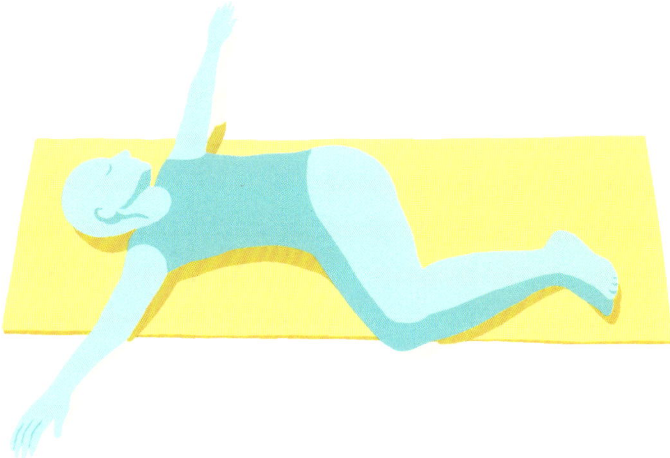

1. Legen Sie sich auf den Rücken. Strecken Sie beide Arme auf Schulterhöhe neben sich aus, wobei die Handflächen zum Boden zeigen.
2. Ziehen Sie beide Beine an, also die Fersen Richtung Po, bis Ihre Knie einen 90-Grad-Winkel bilden. Die Füße stehen dicht beieinander flach auf dem Boden, die Knöchel berühren sich.
3. Mit der Ausatmung die Knie langsam, nicht ruckartig und nur so weit, wie es Ihnen möglich ist, nach rechts absenken. Die Knie können den Boden berühren, müssen es aber nicht. Atmen Sie entspannt ein und aus.
4. Bewegen Sie den Oberkörper ein wenig nach links, sodass Sie in der sogenannten C- oder Halbmondposition liegen. Wenn Sie die Position verstärken wollen, können Sie zusätzlich den rechten Arm nach oben in Verlängerung des Körpers ausstrecken.
5. Der Schultergürtel bleibt die ganze Zeit fest auf dem Boden liegen. Ihre ausgebreiteten Arme sorgen für Stabilität. Bleiben Sie etwa zehn Atemzüge lang in dieser gedrehten Dehnung. Atmen Sie ruhig und tief in diese Dehnung hinein. Achten Sie vor allem darauf, dass sich die Rippen im Bereich der rechten Flanke beim Einatmen auseinanderbewegen. Sie können dieses Auseinanderbewegen der Rippen besser spüren, wenn Sie die linke Hand auf Ihre rechte Seite legen.

6. Lösen Sie die Haltung langsam auf und wiederholen Sie die Drehdehnung auf der linken Seite.

Prinzipiell können Sie die Übung auch mit ausgestreckten Beinen ausführen. Diese liegen dann in C-Form zur gleichen Seite wie der Oberkörper etwas auswärts der Mitte. Probieren Sie aus, welche Position für Sie am effektivsten und angenehmsten ist.

Genüsslich gähnen

Kinder machen es ganz intuitiv: gähnen. Leider wird es uns abtrainiert, weil es sich »nicht gehört«, dabei sorgt diese Form der Vollatmung für eine gehörige Portion Sauerstoff in den Lungen und entspannt ungemein. Egal ob im Sitzen, im Liegen oder im Stehen – gähnen Sie genussvoll mit weit geöffnetem Mund. Den Gähnimpuls, der sich unweigerlich einstellen wird, nicht unterdrücken, sondern ausgiebig auskosten. Noch effektiver und entspannender ist die Wirkung, wenn Sie sich dabei dehnen und strecken.

Dosierte Lippenbremse im Kutschersitz

Mithilfe der sogenannten Lippenbremse (siehe Schritt 2 unten) wird dafür gesorgt, dass die Luft aus den Lungen nicht so schnell ausströmt, sodass der Druck nur langsam sinkt. Auf diese Weise fallen die Lungenbläschen und die kleinen Bronchien nicht so rasch zusammen. Die Lippenbremse hilft auch gegen Reizhusten und bei Atemnot. Sie verbessert zudem die Sauerstoffaufnahme der Lunge, weil nach jedem Atemzug etwas mehr Luft in der Lunge verbleibt als normalerweise und so noch mehr Sauerstoff ins Blut aufgenommen werden kann. Wem die Lippenbremse nicht gelingt, der kann sich helfen, indem er sich zwei Finger mit ganz geringem Abstand vor die Lippen hält und gegen diesen Widerstand ausatmet.

1. Setzen Sie sich für den Kutschersitz *(siehe Seite 154)* mit schulterbreit geöffneten Beinen auf einen Stuhl. Legen Sie nun beide Ellbogen auf den Knien ab, wodurch das Gewicht Ihres Oberkörpers entspannt auf den Ellbogen ruht.
2. Für die Lippenbremse liegen Ober- und Unterlippe während der Ausatmung locker aufeinander, sodass die Luft gegen diesen leichten Widerstand verlangsamt ausströmt.

3. Atmen Sie nun durch die Nase bis tief in den Bauchraum ein. Halten Sie die Luft kurz dort und atmen Sie dann mit der Lippenbremse die gesamte wieder aus.
4. Wiederholen Sie diese Atmung so lange, wie es Ihnen angenehm ist.

Wechselatmung (Atementspannung)

Die Übungen der Yoga-Atmung Pranayama sind eine jahrtausendealte indische Atemtechnik, die dazu dient, die Lebensenergie (Prana) zu kontrollieren, um den Körper und den Geist zu beruhigen und das Wohlbefinden zu verbessern. Dieser »ruhige Fluss der Atmung« hilft tatsächlich dabei, Stress und Anspannung zu reduzieren.

1. Kommen Sie in einen bequemen Sitz Ihrer Wahl und schließen Sie entspannt beide Augen.
2. Verschließen Sie nun Ihr rechtes Nasenloch mit dem Daumen Ihrer rechten Hand und atmen Sie dann langsam über das linke Nasenloch ein und wieder aus.
3. Anschließend verschließen Sie mit dem Ringfinger und dem kleinen Finger Ihr linkes Nasenloch und atmen langsam über das rechte Nasenloch ein und wieder aus.
4. Atmen Sie auf diese Weise fünf Minuten lang ruhig und entspannt weiter. Immer im Wechsel zwischen rechtem und linkem Nasenloch. Spüren Sie dem Gefühl der Entspannung nach, das sich nun in Ihnen ausbreitet.

Hustentechniken bei Reizhusten

Technik 1: Statt dem Hustenreflex nachzugeben, hauchen Sie die Atemluft durch den offenen Mund aus. Dadurch wird Sekret mobilisiert.

Technik 2: Die sogenannte PEP-Atmung (englisch: Positiv Exspiratory Pressure) bedeutet, mit erhöhtem Ausatemdruck, also gegen einen erhöhten Druck oder Widerstand, auszuatmen. Machen Sie dazu eine hohle Hand und halten Sie sich diese vor den Mund. Husten Sie dann in die hohle Hand. Sie werden feststellen, dass der Hustenreiz abnimmt. Der Grund: Die kleinen Atemwege fallen auf diese Weise nicht so schnell zusammen.

KÖRPERHALTUNGEN, DIE DIE ATMUNG ERLEICHTERN

Sollte es zu Atemnot kommen, haben Sie über verschiedene Körperhaltungen die Möglichkeit, sich Erleichterung zu verschaffen. Üben Sie diese Haltungen ein, damit Sie sie im Notfall und je nach Situation oder Gegebenheit ganz intuitiv einnehmen können. In diesen Haltungen versuchen Sie dann ganz ruhig, langsam und tief ein- und wieder auszuatmen.

Kutschersitz Setzen Sie sich mit schulterbreit geöffneten Beinen auf einen Stuhl. Legen Sie nun beide Ellbogen auf den Knien ab, wodurch das Gewicht Ihres Oberkörpers entspannt auf den Ellbogen ruht.

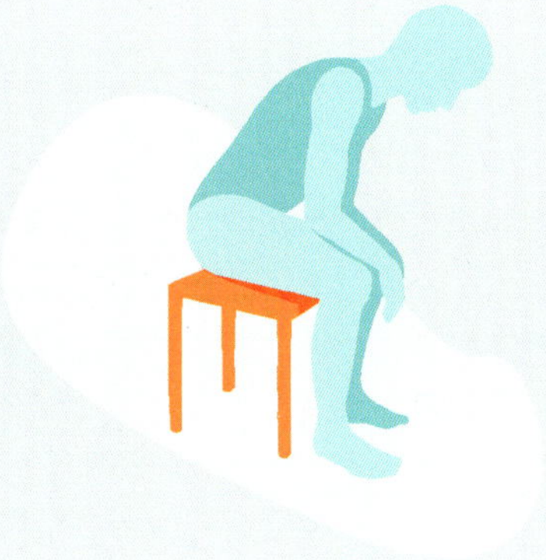

Paschasitz Kommen Sie in einem Sessel mit hoher Rückenlehne und Armlehnen zum Sitzen und stellen Sie Ihre Beine auf. Lehnen Sie Kopf und Rücken genüsslich an. Legen Sie Ihre Unterarme entspannt auf den Armlehnen ab.

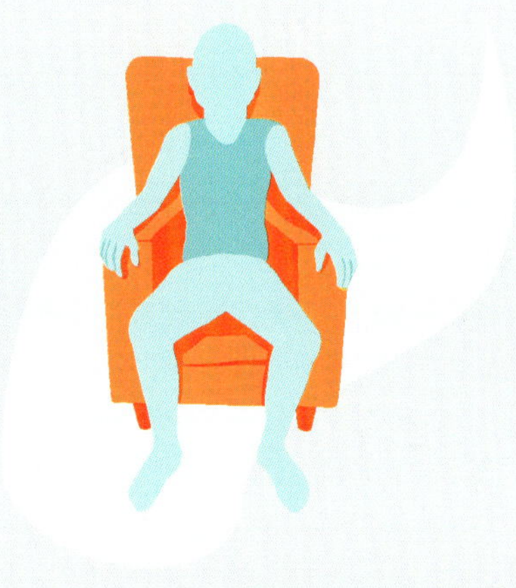

Ruhe und Entspannung finden

Bei Entspannungstechniken wie etwa bei Achtsamkeits- und Meditationsübungen stellt der Atem eine Art Anker dar: Wenn es Ihnen gelingt, sich auf Ihren Atem zu konzentrieren, können Sie in einen Zustand größter Ruhe und Entspannung finden und sogar das Gedankenkarussell zum Stillstand bringen.

Stuhlstütze Setzen Sie sich verkehrt herum und breitbeinig auf einen Stuhl, sodass Sie Ihre Unterarme auf der Rückenlehne bequem ablegen können. Die Ellbogen sollten möglichst über den Schultern zum Liegen kommen. Beugen Sie sich nach vorne und legen Sie Ihren Kopf entspannt auf den Unterarmen ab.

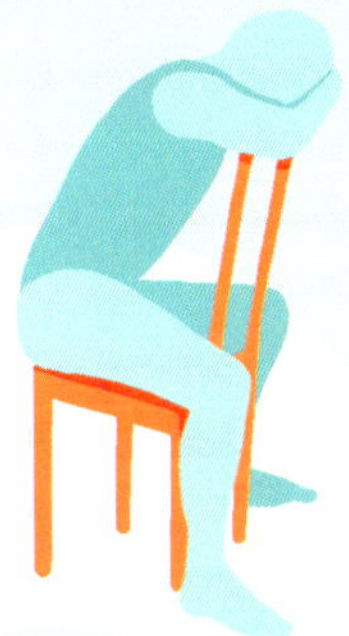

Wandstellung Stellen Sie sich in Schrittstellung vor eine Wand. Die Zehenspitzen und das Knie des vorderen Beins können dabei leicht die Wand berühren. Verschränken Sie beide Arme und lehnen Sie sie erhoben an die Wand, sodass Sie Ihre Stirn auf den Unterarmen ablegen können.

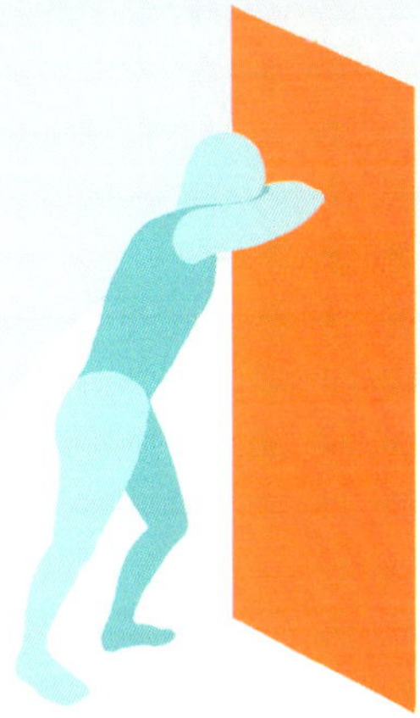

Torwartstellung Stellen Sie sich mit leicht gegrätschten und angewinkelten Beinen hin. Neigen Sie sich nach vorne und stützen Sie sich mit beiden Händen auf den Oberschenkeln oberhalb der Knie ab. Beide Ellbogen sind leicht gebeugt, die Finger zeigen nach innen.

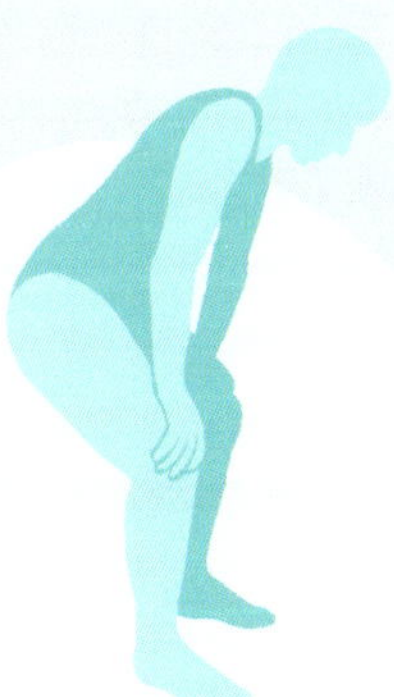

Atmen ist leben

Im Schnitt atmen wir täglich 10 000 bis 20 000 Liter Luft ein und wieder aus: pro Atemzug einen halben Liter ein und ebenso viel wieder aus. Wenn Sie extratief einatmen, können es bis zu fünf Liter pro Atemzug sein. Tiefenatmung erhöht also das Lungenvolumen und damit auch die Sauerstoffversorgung.

LONG-COVID-BETROFFENE UNTERSTÜTZEN SICH GEGENSEITIG

NAKOS, eine nationale Kontakt- und Informationsstelle zur Anregung und Unterstützung von Selbsthilfegruppen, ist die Adresse, wenn Sie eine Corona-Selbsthilfegruppe in Ihrer Nähe in Deutschland, Österreich oder der Schweiz suchen.

Selbsthilfe leistet im Rahmen von Long Covid Unglaubliches. Betroffene sind es gewesen, die Informationen zum Krankheitsbild in den sozialen Netzwerken geteilt haben. Millionen Nutzer weltweit beschrieben und beschreiben ihre Beschwerden, sodass sich relativ schnell – auch außerhalb von klinischen Studien – ein Bild von Long Covid ergab, das sich aus den sich wiederholenden Schilderungen von Betroffenen speist. Betroffene sind es auch, die Initiativen gründen und dadurch eine starke gemeinsame Stimme haben. In einer nie da gewesenen Geschwindigkeit wird klar, was die Besonderheiten der Beschwerden bei Long Covid sind und welche Gemeinsamkeiten mit anderen postviralen Krankheitsbildern es gibt. Die schiere Zahl von Betroffenen weltweit unterstreicht, wie dringend Investitionen in die Forschung und den Aufbau von Versorgungsstrukturen sind.

Austausch und Verständnis

In Deutschland hat sich im Mai 2020 die Betroffeneninitiative »Long COVID Deutschland« als digitale Selbsthilfegruppe gegründet *(siehe Seite 12)*. Hier tauschen sich bis heute Betroffene aus, finden Beratung und Einordnung ihrer Probleme, die im direkten Zusammenhang mit der Erkrankung stehen – aber auch aller Probleme, die sich indirekt daraus ergeben. »Was kann ich tun, um meine Beschwerden zu lindern?«, »Was ist die Ursache für diese seltsamen Probleme?«, »Welche Therapien könnten hilfreich sein?«, »In welcher Rehaklinik haben andere gute Erfahrungen gemacht?« Diese und ähnliche Fragen werden von anderen, schon länger betroffenen Menschen beantwortet. So schließt die Gruppe die Lücken an Expertise, die bei Ärzten, Therapeuten und Arbeitgebern teilweise noch immer bestehen. Nicht zuletzt und besonders wichtig: Betroffene finden hier ein offenes Ohr und Verständnis. Verständnis, für das es in einem überlasteten Gesundheitssystem oft keine Zeit gibt. Ein System, in dem Konzepte für die Versorgung der Long-Covid-Patienten bisher fehlen.

Politisch aktiv und relevant

Neben dem Austausch innerhalb der geschlossenen Facebook-Gruppe entstand mit Beginn 2021 ein politisches Engagement. So war und ist »Long COVID Deutschland« beratend auf Bundes- und Landesebene tätig und kann damit die Sichtweise und Bedürfnisse von Betroffenen in politische Entscheidungsprozesse einbringen.

STURZPROPHYLAXE

Übungen zur Verbesserung des körperlichen und seelischen Gleichgewichts

Bei den folgenden Übungen geht es um die Stärkung und Unterstützung von Gleichgewicht, Koordination und kognitiven Funktionen. Und auch wenn sie unspektakulär erscheinen, sind sie doch hochwirksam. Die nachfolgend vorgestellten Gleichgewichtsübungen wurden von Dorothea Beigel entwickelt, die sich schwerpunktmäßig mit der körperlichen, seelischen und geistigen Gesundheitsförderung bei Demenz beschäftigt.

Der Verlust des körperlichen Gleichgewichts verringert nicht nur die Stand-, Gang- und Bewegungssicherheit, er führt auch zu Verarbeitungsschwierigkeiten der Hör- und Sehwahrnehmung. Innere Unruhe, das Gefühl, sich selbst nicht zu spüren, oder Erschöpfung sind nicht selten. Räumliche Orientierungsschwierigkeiten oder das Empfinden von scheinbarem »Taumeln«, wie »auf Watte zu gehen«, wie »alkoholisiert zu sein«,[3] beeinflussen außerdem die innere Selbstsicherheit und das Vertrauen in den eigenen Körper. Kein Wunder, steht das Gleichgewichtssystem doch in enger Verbindung mit dem Kleinhirn und dem Hirnstamm. Zudem besteht eine enge Vernetzung des Seh-, Höhr-, Tast- und Gleichgewichtssinns mit feinmotorischen Bewegungen und mit der Atmung.

Die täglichen Übungen werden bewusst langsam ausgeführt.

Mithilfe von bewusst langsam ausgeführten, sensomotorisch-kognitiven Aktivitäten kann es Patienten gelingen, ihre Selbstwirksamkeit, ihre Selbstständigkeit und das Selbstvertrauen zu erhalten beziehungsweise wiederzugewinnen.

Die auf den Seiten 158 und 159 vorgestellten Gleichgewichtsübungen sind kleinschrittig aufeinander aufgebaut – sie orientieren sich an der menschlichen Wahrnehmungs- und Bewegungsentwicklung. Die Durchführung der Übungen ist im Liegen, im Sitzen, im Stehen oder in Bewegung möglich.

Übung

Gleichgewichtsübungen

Alle Übungsanleitungen wurden mit freundlicher Genehmigung des Verlags »modernes lernen«, Dortmund, zur Verfügung gestellt und beruhen auf wissenschaftlichen Erkenntnissen und langjährigen praktischen Erfahrungen. Sie unterstützen sowohl die körperliche Leistungsfähigkeit als auch das seelische Wohlbefinden. Darüber hinaus regen sie die Gehirntätigkeit an und aktivieren Aufmerksamkeits- und Konzentrationsvermögen.[4] Führen Sie die Übungen einmal am Tag über sechs bis zehn Wochen lang aus – Sie werden eine Verbesserung im Bereich Koordination und Gleichgewicht feststellen.

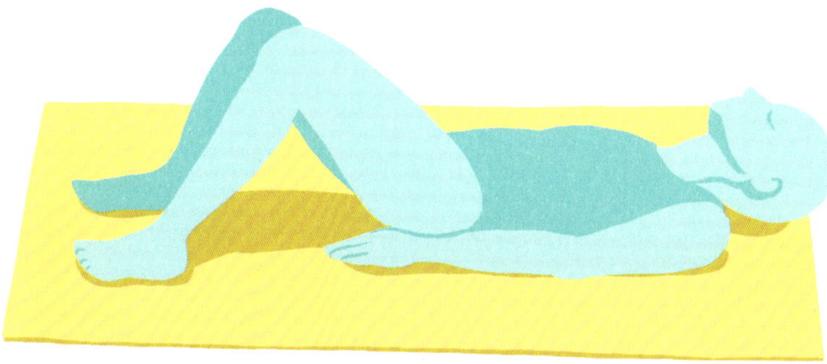

Gleichgewichtsübung im Liegen

1. Legen Sie sich entspannt auf den Rücken. Die Halswirbelsäule bleibt in Verlängerung der Wirbelsäule. Das Kinn ist leicht zur Brust geneigt, Ihr Blick zur Decke gerichtet. Ihre Beine können Sie nach Belieben anwinkeln oder lang ausstrecken.
2. Bewegen Sie nun Ihr Kinn betont langsam und behutsam in Richtung Decke.
3. Halten Sie inne und verharren Sie für einige Sekunden in dieser Stellung.
4. Dann bewegen Sie Ihr Kinn wieder sehr langsam in Richtung Brustbein. Der Kopf wird dabei nicht angehoben.
5. Halten Sie auch hier wieder inne und verharren Sie für einige Sekunden in dieser Stellung.
6. Anschließend bewegen Sie Ihren Kopf wieder zurück in die Ausgangsposition (siehe Schritt 1).

Gleichgewichtsübung im Sitzen

1. Setzen Sie sich aufrecht auf einen Drehstuhl. Ihre Augen können Sie wahlweise offen halten oder schließen.
2. Drehen Sie sich nun mit dem Drehstuhl betont langsam eine Vierteldrehung (90 Grad) nach rechts.
3. Halten Sie inne und verharren Sie für einige Sekunden in dieser Position.
4. Drehen Sie sich nun wieder betont langsam mit dem Drehstuhl zurück in die Ausgangsposition.
5. Halten Sie auch hier wieder inne und verharren Sie für einige Sekunden in dieser Position.
6. Wenn Sie die Übung beendet haben, bleiben Sie bitte noch einen Moment sitzen, ehe Sie aufstehen.

Tipp: Nach einigen Tagen des Übens können Sie den Radius der Drehung weiter erhöhen.

Gleichgewichtsübung im Stehen

1. Sie stehen aufrecht, die Beine sind hüftbreit geöffnet, Ihr Kopf ist mittig, Sie schauen mit geöffneten Augen geradeaus.
2. Strecken Sie nun Ihren rechten Arm locker nach vorne aus, sodass die Handfläche noch oben zeigt. Den Arm nicht durchstrecken. Legen Sie Ihren linken Arm gleichzeitig locker auf dem linken Oberschenkel ab.
3. Drehen Sie nun den ausgestreckten Arm, Kopf und Rumpf betont langsam nach rechts – aber nur so weit, wie es für Sie angenehm ist. Schauen Sie währenddessen in Ihre rechte Handfläche.
4. Halten Sie inne und verharren Sie für einige Sekunden in dieser Position.
5. Drehen Sie sich nun wieder betont langsam in Ihre Ausgangsposition zurück, senken Sie den rechten Arm und legen Sie ihn auf dem rechten Oberschenkel ab.

Diese Übungen erfordern keinen großen zeitlichen Aufwand. Zudem bedeuten sie weder eine körperliche noch eine mentale Herausforderung, sodass Sie sie unabhängig von Ihrer Tagesform ausführen können – ideal also für Long-Covid-Patienten. Wenn Sie die Gleichgewichtsübungen regelmäßig ausführen, werden Sie spürbare Veränderungen bemerken.

HILFE FÜR DIE PSYCHE

Lernen, mit Veränderungen des seelischen Gleichgewichts umzugehen

---

Beitrag von Dipl.-Psych. Susanne Wirtz

Lassen Sie sich helfen, wenn Sie bemerken, dass Ihre körperlichen Symptome Sie seelisch beziehungsweise psychisch belasten. Die kognitive Verhaltenstherapie kennt Methoden, die Ihnen helfen werden, wieder positiv nach vorne zu schauen.

Vorab sei gesagt: Long Covid entsteht als direkte Folge einer körperlichen Erkrankung: Covid-19. Die zugrunde liegende Krankheitsursache ist eine Ansteckung mit dem SARS-CoV-2-Virus. Daher ist Long Covid grundsätzlich eines: eine körperliche Erkrankung. Sowohl die ursächliche Behandlung (Bekämpfung der zugrunde liegenden Virusinfektion) als auch die symptomatische Behandlung, also die Behandlung der verschiedenen körperlichen Symptome, gehören in die Hände von Medizinern. Eine ambulante Psychotherapie bei Long Covid ist daher ausschließlich als ergänzende Behandlung anzusehen. Sie kann die Erkrankung zwar nicht heilen, aber sie kann helfen, mit den körperlichen, psychischen und psychosozialen Veränderungen umzugehen, die mit dieser Erkrankung einhergehen.

Für mich stellt eine begleitende psychotherapeutische Behandlung einen wichtigen Baustein innerhalb der Therapieangebote für Menschen mit Long Covid dar. Die Erkrankung ist von wiederkehrenden Verschlechterungen geprägt, die alle Betroffenen über Monate immer wieder vor neue Herausforderungen stellen. Dazu kommt die fehlende Akzeptanz des Krankheitsbilds in der Öffentlichkeit, aber auch bei Ärzten, Kollegen und Freunden. Das führt dazu, dass man sich mit seinen Einschränkungen, Ängsten und Problemen oft alleingelassen fühlt. Man kann und will sich selbst nicht mehr jammern hören und spielt »Normalität«, um Diskussionen zu vermeiden.

Eine Psychotherapie bietet die ideale Möglichkeit, um sich selbst in der Problematik einzuordnen und um zu verhindern, dass negative Bewertungen der Situation überhandnehmen und Alltag und Handlungsfähigkeit dominieren. Natürlich kann die Psychotherapie die körperliche Erkrankung nicht heilen. Sie ist aber ein Ort, der Wege zu ihrer Bewältigung aufzeigen kann. Im Zusammenhang mit den psychischen und psychosozialen Folgen von Long Covid werden nachfolgend die Möglichkeiten der kognitiven Verhaltenstherapie und von EMDR *(siehe Seite 172–173)*, einer Technik aus der Psychotraumatherapie, vorgestellt.

Ziel einer ambulanten Psychotherapie bei Long Covid kann es sein, den seelischen Leidensdruck durch die körperliche Erkrankung zu reduzieren, den körperbezogenen Kontrollverlust zu verringern, verloren gegangenes Vertrauen in die Funktionsfähigkeit des Körpers wieder aufzubauen und dadurch die subjektive Handlungsfähigkeit im eigenen Leben wiederzugewinnen. Eventuell können im Rahmen einer ambulanten Psychotherapie auch Wege gefunden werden, mit veränderten Tätigkeitsinhalten und passenden Strategien die Arbeitsfähigkeit wiederzuerlangen. Voraussetzung für die Durchführung einer ambulanten Psychotherapie ist das Vorliegen einer

Die psychiatrische Diagnose

Ambulante Psychotherapie (zu Lasten der gesetzlichen oder privaten Krankenkassen) dürfen in Deutschland **zwei Berufsgruppen** durchführen: Ärzte und Psychologen. Diese benötigen dafür neben dem Studienabschluss in Humanmedizin oder Psychologie eine mehrjährige psychotherapeutische Ausbildung – daher wird zwischen ärztlichen und psychologischen Psychotherapeuten unterschieden. Genau wie bei jeder ärztlichen wird auch zu Beginn einer psychotherapeutischen Behandlung eine Diagnose gestellt, die sogenannte psychiatrische Diagnose. Sie kann **ohne jegliche körperliche Erkrankung** vorliegen, etwa bei **Angststörungen** und **Depressionen.** Jedoch kann auch jemand mit einer körperlichen Erkrankung zusätzlich an einer psychischen (seelischen) Erkrankung leiden, zum Beispiel ausgelöst durch die veränderte Lebenssituation.

psychiatrischen Diagnose *(siehe Kasten Seite 161)*. Ziel der Verhaltenstherapie ist es, die psychische Störung zu beheben und den damit verbundenen Leidensdruck durch bewusstes (gelingendes) Handeln und selbst gesteuertes (hilfreiches) Denken abzubauen.

Selbstwirksamkeit erleben, Resilienz entwickeln

Grundlage der Verhaltenstherapie ist die Annahme, dass Menschen einen Großteil ihres Verhaltens im Laufe ihres Lebens erlernt haben. Das Verhalten eines Menschen hat also eine individuelle Lerngeschichte, die in der Kindheit beginnt und sich lebenslang fortsetzt. Eine weitere Grundannahme der Verhaltenstherapie ist, dass Belohnung, die auf ein bestimmtes Verhalten folgt, den Aufbau, also das Lernen dieses Verhaltens, fördert. Folgt auf ein Verhalten dagegen immer wieder Bestrafung oder hat das Verhalten negative Konsequenzen, führt dies dazu, dass es weniger oder gar nicht mehr gezeigt wird (operante Konditionierung). Zeigt also ein Kind überwiegend Verhaltensweisen, die im Elternhaus und auch von seinem sozialen Umfeld belohnt werden oder angenehme Konsequenzen nach sich ziehen, hat es größere Chancen, sich positiv zu entwickeln und psychisch gesund zu bleiben, als ein Kind, das in seinem Verhalten nicht bestärkt wird.

Doch angepasstes Verhalten und Belohnung allein reichen noch nicht. Eine weitere Voraussetzung für eine psychisch gesunde Entwicklung ist, dass die engsten Bezugspersonen – die Eltern oder andere emotional verbundene Personen – Interesse an der Entwicklung des Kindes haben: es bei der Bewältigung von schwierigen Situationen unterstützen – wie etwa bei der Lösung von zwischenmenschlichen Konflikten – und ihm zugleich ermöglichen, eigene Erfahrungen zu machen und selbstständig zu werden. So lernt der Mensch Selbstwirksamkeit. Er macht also die sehr wichtige Erfahrung, dass er selbst etwas bewirken kann.

Ein Mensch, der sich auf diese Weise entwickeln durfte, wird sehr wahrscheinlich eine hohe Resilienz entwickeln. Das heißt, er besitzt eine hohe Widerstandsfähigkeit gegenüber auftretenden Belastungen und Schwierigkeiten. Wer über Resilienz verfügt, geht davon aus, dass er stets einen Weg finden wird, um auftretende Probleme zu bewältigen. Diese innere Sicherheit beruht darauf, dass er gelernt hat, dass Pläne, die er macht, und Ideen, die er entwickelt, auch zu den jeweils gewünschten Zielen geführt haben – selbst wenn manchmal Umwege nötig waren. Diese innere Sicherheit führt zu seelischer Ausgeglichenheit.

Doch wie kann es gelingen, negative Gedanken und die ihnen nachfolgenden belastenden Gefühle zu verändern? Oder anders gefragt: Wie schafft man es selbst, hilfreich zu denken? Ob Gedanken, die Ihnen durch den Kopf gehen, dazu führen, dass Sie sich besser oder schlechter fühlen, hängt davon ab, ob Sie diese Gedanken für »wahr« oder »real« halten, also von Ihrer eigenen subjektiven Bewertung.

Gelingt es Ihnen, einen beunruhigenden Gedanken dadurch abzuschwächen, dass Sie ausreichend viele plausible »Belege« für seine Unrichtigkeit finden, werden Sie sich besser fühlen.

Positive Gedanken etablieren

Eine in der Psychologie lange bekannte Tatsache ist, dass sich Gefühle nicht direkt beeinflussen lassen. Versuchen Sie einmal, Angst wegzubekommen. Die gute Nachricht aber ist: Gefühle lassen sich indirekt beeinflussen – über Gedanken und über positive Körperempfindungen. Dadurch verschwinden belastende Gefühle zwar nicht immer vollständig, denn oft sind sie ja auch weiterhin begründbar, aber sie fühlen sich weniger belastend an. Und das ist doch eine ganze Menge!

Nehmen wir an, Sie erfahren Folgendes: »Coronaviren wurden von Virologen schon lange vor dem Auftreten von SARS-CoV-2 erforscht. Eine Welt ohne Coronaviren wird es nicht geben. Mittlerweile gilt es als erwiesen, dass man sich mehrfach mit Coronaviren infizieren kann. Die Frage, wie schwerwiegend die körperlichen (und seelischen) Auswirkungen sein können, wenn bereits vor einer weiteren Coronainfektion Long Covid vorliegt, kann noch nicht abschließend beantwortet werden.«

- Sie können jetzt **negative Gedanken** entwickeln: »Bei dem Pech, das ich jetzt schon mit Long Covid habe, werde ich mich sicher noch mal mit Coronaviren infizieren. Womöglich wird dann alles noch viel schlimmer. Vielleicht lande ich im Rollstuhl.« Wenn Sie diese Gedanken als »wahr« bewerten, werden Sie wahrscheinlich Angst bekommen und Ihre Hilflosigkeit wird sich verstärken.

- Sie können aber auch **positiv denken und hilfreiche Schlüsse** aus dieser Information ziehen: »Wenn ich mich erneut mit Coronaviren infiziere, ist mein Körper sicher schon bestens darauf vorbereitet. Schließlich habe ich die Infektion ja schon einmal überstanden. Vielleicht verbessert sich sogar meine Long-Covid-Symptomatik dadurch, dass der Körper sich nochmals mit den Viren auseinandersetzen muss.« Wenn Sie diese Gedanken als »wahr« bewerten, sehen Sie einer erneuten Coronainfektion wahrscheinlich gelassen und wenig ängstlich entgegen.

Der »Trick« besteht also darin, dass Sie sich bewusst machen, dass Sie die Wahl haben, wie Sie denken: positiv oder negativ – optimistisch oder pessimistisch. Wenn Sie sich bewusst dafür entscheiden, hilfreich und positiv zu denken, und diese Gedanken zudem als »möglicherweise wahr« bewerten, werden Sie sich viel besser fühlen, als wenn Sie sich immer wieder darauf einlassen, negativen Gedanken nachzuhängen.

Ihr Körper reagiert darauf, wie Sie denken

Was Sie denken, wirkt sich nicht nur auf Ihre Stimmungslage, sondern auch auf Ihren Körper aus *(siehe Seite 124–125)*. Wenn Sie einen hilfreichen Gedanken im Kopf haben, den Sie für wahr halten und positiv bewerten, wird sich vielleicht ein Gefühl der Erleichterung oder der Zuversicht in Ihnen einstellen. Möglicherweise nehmen Sie dieses auch körperlich wahr: als befreiendes Gefühl in Ihrem Brustkorb, oder weil Ihr Kopf jetzt leichter und klarer ist, oder aber weil Sie jetzt viel aufrechter dasitzen.

Diese Erkenntnis können Sie sich zunutze machen, um zu erreichen, dass es Ihnen körperlich besser geht und Sie sich besser fühlen. Wenn Sie die Übung »Wie Ihre Gedanken Ihre Gefühle und Ihren Körper beeinflussen« auf der folgenden Seite machen, werden Sie bewusst wahrnehmen, wie Ihr Denken nahezu automatisch Gefühle und körperliche Reaktionen auslöst. Die Gleichung ist verblüffend einfach:

- **Negative Gedanken** führen zu negativen Gefühlen und belastenden Körperreaktionen.
- **Positive Gedanken** führen zu positiven Gefühlen und angenehmen Körperreaktionen.

Es liegt in der Natur der meisten Menschen, dass sie ihren Fokus verstärkt auf das Negative legen. Das hat wahrscheinlich entwicklungsgeschichtliche Ursachen: Immer mit dem Schlimmsten zu rechnen hat unseren steinzeitlichen Vorfahren sicherlich häufig das Leben gerettet – und somit der Menschheit das Überleben bis heute.

Wie Ihre Gedanken Ihre Gefühle und Ihren Körper beeinflussen

Übung

Setzen Sie sich für diese Übung[5] bequem hin, sodass Sie länger verweilen und nachdenken können:

1. Überlegen Sie, welcher negative Gedanke Sie belasten könnte und Sie erst recht beunruhigen würde, wenn er tatsächlich wahr wäre – was Sie aber nicht überprüfen können, da es sich nur um einen Gedanken und nicht um eine bewiesene Tatsache handelt. Zum Beispiel: »Ich werde bestimmt krank« oder »Die Zukunft bringt nichts Gutes«.
2. Überlegen Sie sich nun einen »alternativen«, positiven Gedanken, also einen Gedanken, der dem negativen widerspricht. Zum Beispiel: »Ich werde gesund bleiben« oder »In einigen Jahren werden wir viel mehr Zeit füreinander und unsere Hobbys haben« Dieser positive Gedanke kann genauso wahr sein wie der negative.
3. Kehren Sie zurück zu Ihrem negativen Gedanken. Denken Sie sich richtig hinein. Finden Sie Argumente dafür, warum dieser Gedanke Ihrer Ansicht nach wahr ist beziehungsweise wahr sein könnte: Das Ergebnis ist eine belastende Gedankenkette.
4. Spüren Sie nun in sich hinein: Welche Gefühle hat diese negative Gedankenkette in Ihnen ausgelöst? Bei belastenden Gedankenketten sind dies oft Traurigkeit, Unsicherheit, Angst, Hilflosigkeit, häufig auch Ärger, Wut oder Frust …
5. Wenn Sie diese belastenden Gefühle zulassen und dann Ihre Aufmerksamkeit auf Ihren Körper richten, bemerken Sie wahrscheinlich eine direkte körperliche Reaktion. Vielleicht werden Sie unruhig, wollen aufstehen und etwas anderes tun, um sich abzulenken. Oder Ihr Körper wird ganz schwer, sodass Sie nicht gut hochkommen. Oder Sie bekommen einen Kloß im Hals oder Ihr Magen zieht sich zusammen. Vielleicht bekommen Sie Kopf- oder Rückenschmerzen …
6. Beenden Sie die Übung, indem Sie sich den alternativen, positiven Gedanken aus Schritt 2 in Erinnerung rufen. Denken Sie sich in diesen hilfreichen Gedanken jetzt ebenfalls ganz intensiv hinein. Spüren Sie die entlastenden Gefühle und die angenehmen körperlichen Reaktionen, die sich dabei einstellen. Eventuell verändern Sie Ihre Sitzposition, sodass Sie die Entspannung und innere Ruhe, die sich in Ihrem Körper ausbreitet, besser wahrnehmen können. Vielleicht empfinden Sie Erleichterung, Zuversicht, Hoffnung, Freude oder Gelassenheit …

Übung

Ressourcenspaziergang: Belastende Symptome reduzieren, Ressourcen aktivieren

Wie gut es einem Menschen gelingt, mit Belastungen umzugehen, hängt entscheidend davon ab, ob er in der Lage ist, auf ganz individuelle Ressourcen zurückzugreifen. Je besser dies gelingt, desto besser, das heißt psychisch gesünder, wird er Krisen überwinden.

Als Ressourcen – man könnte auch sagen Kraftquellen – bezeichnet man in der Psychologie sowohl die Fähigkeit, für sich selbst hilfreich zu handeln (Handlungskompetenzen), als auch innere Regulationsfähigkeiten. Unter der inneren Regulationsfähigkeit wiederum versteht man die Fähigkeit zur Selbststeuerung, also die Fähigkeit, ein positives Gleichgewicht zwischen den Gedanken, den mit ihnen verbundenen Gefühlen und den Reaktionen des Körpers herzustellen. Selbststeuerung können Sie trainieren, indem Sie lernen:

- Ihre Gedanken zu kontrollieren,
- sich hilfreiche und positive Gedanken zu machen statt belastende.

Auf diese Weise werden Sie erleben, wie sich negative Gefühle in positive wandeln, was sich unmittelbar positiv auf Ihren Körper auswirkt. Hilfreich ist hierbei, wenn Sie sich an Situationen erinnern, in denen Sie schon einmal erlebt haben, wie sich ein belastendes in ein positives Gefühl gewandelt hat – oder in denen von Anfang an ein positives Gefühl vorherrschte.

Übung: Eigene Ressourcen und Kraftquellen finden

1. Suchen Sie zunächst aus der Symptomliste *(siehe folgende Seite)* ein Symptom heraus, das beschreibt, wie Sie sich gerade fühlen. Dieses Symptom nennen Sie »Mein Symptom«.
2. Stellen Sie sich anschließend zu Ihrer individuellen Belastung die Frage: »Mit welcher Fähigkeit oder mit welchem Gefühl ginge es mir besser?« oder »Was brauche ich, damit es mir besser geht?« Wichtig ist, dass Sie die gewünschte Fähigkeit beziehungsweise das Gefühl schon einmal hatten. Diese Fähigkeit oder Kraftquelle nennen Sie »Meine Ressource«.

SYMPTOM- UND RESSOURCENLISTE

Markieren Sie alle Symptome, die Sie belasten. Markieren Sie anschließend die Ressourcen, von denen Sie denken, dass es hilfreich wäre, sie zu haben. Wenn Sie die Ressourcen ausgewählt haben, haben Sie bereits eine Vorstellung davon entwickelt, dass es Ihnen besser gehen würde, wenn Sie in der Lage wären, statt der Symptome Ihre Ressourcen zu spüren.

Symptome	Ressourcen/Fähigkeiten/Kraftquellen/Gefühle
Angst, Panik	Mut, Zuversicht, innere Gelassenheit
Anspannung	Fähigkeit zur Selbstberuhigung
Ärger, Wut	Gelassenheit
Einsamkeit	Gewissheit, gemocht und geliebt zu werden
Erschöpfung	Tatendrang, Stärke, Kraft, Flow-Erleben
Gefühl, krank zu sein, nicht »heil« zu sein	Das Kranksein akzeptieren, »gesund« sein
Gefühl, ungerecht behandelt zu werden	Gelassenheit, Zuversicht
Hadern mit dem eigenen Schicksal	Akzeptanz, Zuversicht
Hilflosigkeit, Ausgeliefertsein	Zuversicht, Selbstwirksamkeit
Hoffnungslosigkeit	Hoffnung, Zuversicht, Handlungsfähigkeit
Kontrollverlust	Kontrolle über etwas haben
Krank sein	Das Kranksein akzeptieren, »gesund« sein
Langeweile	Kreativität, Aktivität, Ideenreichtum
Mir selbst nicht helfen können	Selbstvertrauen, anderen vertrauen
Misstrauen haben	Vertrauen können
Müdigkeit	Wachsein, Elan, Power, Frische, Schwung
Pessimismus	Optimismus
Rastlosigkeit	Ruhe
Schuldgefühle	Sich selbst verzeihen können
Schwäche	Stärke, Kraft
Stimmungsschwankungen	Ausgeglichenheit, Zuversicht, innere Ruhe
Stress	Ausgeglichenheit, Entspannung
Todesangst	Sicherheit/Dankbarkeit überlebt zu haben
Trauer (nach Todesfall)	Sich geborgen fühlen, Akzeptanz, Verbindung
Ungeduld	Geduld, Durchhaltevermögen
Unruhe	Innere Ruhe
Versagen	Etwas wiedergutmachen können, Selbstvertrauen
Unzufriedenheit	Zufriedenheit, Stolz

Übung

Selbstbeobachtung: Belastende Symptome entkräften

Lernen Sie, wie Sie Ihre individuellen Ressourcen oder Kraftquellen selbst aktivieren können.[6] Um eine Ressource zu aktivieren, ist es hilfreich, sie auf drei Ebenen zu spüren: auf der Ebene Ihrer Gedanken, Ihrer Gefühle und Ihres Körpers. Auf diese Weise kann die Ressource wirksam werden und ihre innere Schutzfunktion entfalten. Versuchen Sie dann, Ihre ganz eigene Ressource oder Kraftquelle mit einem positiven, hilfreichen Gedanken über sich, mit einem oder mehreren guten Gefühlen und mit einer positiven eigenen Körperempfindung in eine »innere gute Verbindung« zu bringen. Nehmen Sie sich für diese Übung mindestens 20 bis 30 Minuten Zeit.

Schritt 1: Dem Symptom eine Ressource zuordnen

1. **Belastendes Symptom:** Was ist für Sie das Belastendste in Bezug auf Ihre überstandene Covid-19-Erkrankung? Mit welchem störenden Symptom leben Sie derzeit? ______________________________

   ____

2. **Einstufung:** Stufen Sie die aktuelle Belastung durch das Symptom auf einer Skala von 0 bis 10 ein (0 = keine Belastung, 10 = sehr hohe Belastung).

   ____

   ____

3. **Belastender Gedanke (negative Selbstüberzeugung):** Welche Gedanken lösen dieses Symptom bei Ihnen aus? Was denken Sie dann Negatives/Belastendes über sich selbst? »Ich bin …«; »Ich fühle mich …«; »Ich müsste/könnte/hätte/sollte …« oder Ähnliches: ______________________________

   ____

   ____

4. **Hilfreicher Gedanke über sich selbst (positive Selbstüberzeugung):** Wie würden Sie stattdessen lieber positiv über sich denken, können es aber derzeit nicht? »Ich bin …«; »Ich kann …«; »Ich darf …«; »Ich habe …«; »Ich werde …« oder Ähnliches: ______________________________

   ____

   ____

5. **Ressource/Kraftquelle:** Über welche Fähigkeit oder Ressource müssten Sie verfügen, um positiv über sich denken zu können? Vielleicht finden Sie in der Ressourcenliste *(siehe Seite 167)* Anregungen. _____
____

6. **Positive Gefühle:** Wie würde es sich anfühlen, wenn Sie diese Gefühle hätten? ____
____

7. **Ressourcenerinnerung:** In welcher Situation Ihres Lebens oder in welcher Phase – vor Covid-19 – konnten Sie schon einmal genauso positiv/hilfreich über sich denken (Punkt 4)? Suchen Sie dazu eine Erinnerung aus Ihrem Leben, in der Sie den hilfreichen Satz über sich selbst sagen konnten (Punkt 4) und in der Sie gleichzeitig die Fähigkeit (Punkt 5) und die dazugehörigen Gefühle (Punkt 6) hatten. ______
____
____
____

Diese Erinnerung ist Ihre ganz individuelle Ressourcenerinnerung für das in Punkt 1 genannte belastende Hauptsymptom!

8. »**Innerer Filmausschnitt**«: Stellen Sie sich nun vor, Sie schauen sich einen Film über diese Zeit Ihres Lebens an, also die Zeit der Ressourcenerinnerung. Halten Sie den Film genau an der Stelle an, an der Sie Ihre Kraftquelle oder Ihre Fähigkeit (Punkt 5 und 6) ganz deutlich spüren. Genau da, wo Sie Ihren inneren Film anhalten, ist Ihr »innerer Filmausschnitt«.

9. **Positive körperliche Reaktion:** Wenn Sie sich an Ihre Ressourcensituation und speziell an Ihren »inneren Filmausschnitt« zurückerinnern: Wie fühlt sich das jetzt gerade körperlich an? An welcher Stelle Ihres Körpers bemerken Sie eine positive Reaktion? ________________
____
____

Übung

Schritt 2: Ressourcenspaziergang

1. Stellen Sie sich bequem hin und vergegenwärtigen Sie sich Ihre Ressourcenerinnerung (Schritt 1, Punkt 7), Ihren »inneren Filmausschnitt« (Schritt 1, Punkt 8), Ihren hilfreichen Gedanken (Schritt 1, Punkt 4), das dazugehörige positive Gefühl (Schritt 1, Punkt 6) und Ihre positive körperliche Reaktion (Schritt 1, Punkt 9).

2. Nun stellen Sie sich Folgendes vor: Sie gehen in der freien Natur langsam einen Weg entlang, den Sie gut kennen. Nichts und niemand stört Sie. Die Situation ist sehr angenehm. Sie laufen locker, nicht zu schnell, Sie müssen sich nicht anstrengen, es ist weder zu warm noch zu kalt. Bewegen Sie Ihre Füße dabei langsam auf der Stelle, so als würden Sie tatsächlich spazieren gehen.

3. Denken Sie dabei an Ihre Ressourcensituation, an den hilfreichen Gedanken über sich, an die guten Gefühle, die damit verbunden sind, und spüren Sie, wo genau sich das in Ihrem Körper angenehm und gut anfühlt.

4. Laufen Sie nun etwa drei bis fünf Minuten weiter gedanklich auf der Stelle und bleiben Sie auf dieser Ebene Ihrer Gedanken, Ihrer Gefühle und Ihrer Körperempfindungen.

Jetzt ist Ihre individuelle Ressource in Ihrer Erinnerung auf allen drei Ebenen aktiviert: auf der Ebene der Gedanken, der Gefühle und des Körpers.

Schritt 3: Nach dem Ressourcenspaziergang

1. Stellen Sie sich nun vor, dass Sie an einem Aussichtspunkt angekommen sind, von dem aus Sie einen wunderbaren Blick über ein schönes Tal haben. Sie stehen entspannt dort oben oder Sie sitzen auf einer Bank und genießen den Ausblick.

2. Denken Sie jetzt an das belastende Symptom, mit dem Sie leben. ______
   ____
   ____

3. Denken Sie dann an Ihre Fähigkeit aus der Ressourcenerinnerung und fühlen Sie sich intensiv in diese hinein.

4. Stufen Sie anschließend die aktuelle Belastung durch das Symptom auf einer Skala von 0 bis 10 ein (0 = keine Belastung, 10 = sehr hohe Belastung). ____

Die meisten Menschen stellen eine deutliche Verbesserung fest, wenn sie nach der Aktivierung ihrer Ressource, also nach dem Ressourcenspaziergang, an ihr belastendes Symptom zurückdenken. Die Belastung durch das Symptom wird als geringer wahrgenommen. Das Leben mit der Einschränkung fühlt sich leichter an.

Suchen Sie für jedes Ihrer Symptome eine entsprechende individuelle Ressource (Schritt 1) und machen Sie den Ressourcenspaziergang (Schritt 2). Auf diese Weise können Sie nach und nach Ihren Leidensdruck reduzieren (Schritt 3). Sie können jedem Symptom, unter dem Sie leiden, eine oder auch mehrere Ressourcen zuordnen, um Kraftquellen zu aktivieren.

- Wenn Sie das belastende Symptom spüren, erinnern Sie sich an die entsprechende Ressourcensituation, in der Sie sich viel besser gefühlt haben, nach dem Motto: »Ich habe die Wahl und kann mich entscheiden. Ich werde einen Weg finden, um mich jetzt so wie in meiner Ressourcensituation zu fühlen.« Auf diese Weise machen Sie Ihrem Gehirn ein Angebot, wie es trotz der aktuellen Belastung nach der Covid-19-Erkrankung optimistischer und positiver »denken« kann.

- Wenn Sie sich innerlich intensiv auf die drei Ebenen der erinnerten Fähigkeit einlassen (hilfreicher Gedanke über sich, angenehme Gefühle und Körperempfindungen in der Ressourcensituation), werden Sie sich bereits nach wenigen Minuten besser fühlen. Was ist passiert? Das belastende Symptom hat Sie weniger stark im Griff und Sie selbst haben dadurch mehr Kontrolle über Ihr körperliches und seelisches Wohlbefinden. Je zuverlässiger und schneller es Ihnen gelingt, Ihre individuellen Ressourcen gedanklich, emotional und zugleich körperlich zu aktivieren, desto besser, stärker und zuversichtlicher werden Sie sich fühlen – auch wenn die Long-Covid-Symptomatik noch anhält.

EMDR aktiviert mentale Selbstheilungskräfte

EMDR ist die Abkürzung für Eye Movement Desensitization and Reprocessing (übersetzt: Desensibilisierung und Nachbearbeitung bei Augenbewegung). Entwickelt wurde dieses psychotherapeutische Verfahren von der US-amerikanischen Psychologin Francine Shapiro in den 1980er-Jahren zur Behandlung von Traumata und Angststörungen. Seit 1991 wird die Methode in Deutschland angewendet, 2006 wurde sie wissenschaftlich anerkannt.[7] Es konnte nachgewiesen werden, dass Menschen, die unter Posttraumatischen Belastungsstörungen leiden, nach nur wenigen EMDR-Behandlungen eine deutliche Entlastung erleben. Die Erfolgsquote liegt bei 80 Prozent.

EMDR im Rahmen einer ambulanten Verhaltenstherapie auch bei Long-Covid-Patienten anzuwenden ist deshalb erfolgversprechend, weil die Erkrankung zu wiederkehrender Frustration bei der täglichen Lebensgestaltung führt und die Betroffenen durch das Erleben autonomer Dysfunktion *(siehe Seite 67)* auch ständig belastet sind. Viele Patienten berichten, dass sie während einer EMDR-Sitzung genau in dem Moment körperlich eine innere Beruhigung empfinden, in dem sie eigenständig gedanklich eine Lösung für ihre individuelle Belastung gefunden haben. EMDR hat nachweisbare Effekte auf unser vegetatives Nervensystem und kann durch die Stärkung des Parasympathikus regulierend in die autonome Dysfunktion eingreifen.[8]

Die Anwendung von EMDR bei körperlichen Erkrankungen wurde bislang noch kaum systematisch erforscht. Es gibt jedoch Veröffentlichungen zur Behandlung von Schmerzen mit EMDR.[9] Es ist wissenschaftlich belegt, dass sich positive Veränderungen von Gedanken und damit verbundene Gefühle bei korrekter Anwendung der EMDR-Methode sehr zuverlässig einstellen. Auch die zu Beginn einer EMDR-Konfrontation von den Betroffenen aufgeführten belastenden körperlichen Symptome bessern sich häufig deutlich oder verschwinden vollständig.

In einer EMDR-Sitzung findet unter psychotherapeutischer Anleitung eine imaginative Konfrontation mit einer belastenden Erinnerung statt. Gleichzeitig erfolgt eine Stimulation beider Körper- und Hirnhälften (bilateral): Der Patient vergegenwärtigt sich zunächst die belastende Situation, inklusive der Gefühle, der Gedanken und der negativen körperlichen Auswirkungen, und entwickelt anschließend ein hilfreiches Gefühl, das sich auf die Gedanken und körperlichen Reaktionen positiv auswirkt. Die bilaterale Stimulation erfolgt durch die Therapeutin oder den Therapeuten, die/der eine Hand vor dem Gesicht des Patienten hin- und herbewegt, während dieser mit den Augen den Fingern der Hand folgt. Die systematisch durchgeführten beidseitigen Augenbewegungen führen zu einer psychischen Desensibilisierung, also einer Abschwächung von Angstreaktionsgewohnheiten. Eine EMDR-Behandlung sollte nur von ärztlichen oder psychologischen Psychotherapeutinnen oder -therapeuten durchgeführt werden, die zusätzlich eine qualifizierte EMDR-Ausbildung absolviert haben *(siehe Seite 212).*

Wie es mir ging

EMDR hat mir neue Perspektiven eröffnet

So zufällig, wie ich zur Psychotherapie kam, so positiv sind für mich die Erfahrungen, die ich mit ihr gemacht habe. Im Nachhinein kann ich sagen, dass bereits die erste Sitzung den Wendepunkt im Hinblick auf meine Krankheitsakzeptanz und -bewältigung brachte. Sie fand knapp sechs Monate nach meiner Akuterkrankung statt: Sechs Monate, in denen ich vergeblich versucht hatte, die für mich verträgliche Dosis Sport zu finden. Eine Zeit, in der ich Pacing nicht ein einziges Mal wirklich umgesetzt hatte, mit dem Ergebnis, dass ich eines Großteils meiner Handlungsfähigkeit beraubt war. Ich war überzeugt, dass sich Bewegung nur dann lohnt, wenn sie erschöpfend ist und körperliche Grenzen aufzeigt. Konnte es tatsächlich erfüllend sein, nach einem kurzen Spaziergang auf ein Tässchen Kaffee einzukehren? Das würde bedeuten, dem Sport für immer zu entsagen. Genau diese Frage war Grundlage für die Konfrontation in der ersten EMDR-Sitzung. Vorausgegangen war eine Symptomverschlechterung über mehrere Tage als Folge einer dreistündigen Wanderung. Ziel der Konfrontation war es, die mangelnde Belastbarkeit nicht mehr negativ zu bewerten, sondern durch eine geänderte Sichtweise als gegeben annehmen zu können. Auf der Grundlage der gewonnenen Akzeptanz sollte ich meine Handlungsfähigkeit wiedererlangen. Die Lösung wird nicht von außen vorgegeben, sondern entsteht aufgrund individueller Ressourcen, die auf früheren positiven Erfahrungen beruhen. Konkret entstand während der EMDR-Sitzung ein Bild in mir: Ich sah mich mit Rotwein und Baguette beim Picknick. Dieses Bild löste zusätzlich zur mentalen Entspannung ein körperliches Wohlbefinden in mir aus. Heute kann ich im Tal sitzen und die Berge bewundern, ohne den Drang zu verspüren, jeden Tag einen Gipfel besteigen zu müssen.

GEHIRNTRAINING

Kognitive Fähigkeiten trainieren – Apps können helfen

Wie geht man mit neurologischen Einschränkungen um? Kann man sie beeinflussen? Beginnen wir gleich mit der guten Nachricht. Ja, man kann die Symptome beeinflussen und abmildern.

Auch hier greift das individuelle Aktivitätsmanagement Pacing *(siehe Seite 130–139)*. Der Grund ist eigentlich logisch: Je weniger der Körper physisch an seine Leistungsgrenzen gerät, desto mehr Energie bleibt dem Gehirn, um kognitive Leistungen zu erbringen. Wenn wir müde sind oder erschöpft, denken wir langsamer, dann verschwimmen die kleinen Buchstaben in der Zeitung oder auf dem Computerbildschirm und wir empfinden laute Musik als anstrengend. Wird eine Situation als Stress erlebt, verschlimmern sich die kognitiven Symptome. Was also können Sie tun?

Bei Tätigkeiten, die viel Aufmerksamkeit und Konzentration erfordern, ist es hilfreich, sie mit anderen, weniger anspruchsvollen Routinetätigkeiten abzuwechseln. Auf diese Weise kann sich das Gehirn erholen. Diese Erkenntnis sollten Sie nutzen, um Ihren Arbeitsplatz entsprechend umzugestalten und Ihre Arbeitsabläufe und -inhalte neu zu strukturieren.

Mithilfe entsprechender Trainingsmethoden ist es nachweislich möglich, kognitive Leistungen zu verbessern. Besonders gut lassen sich das verbale Erinnerungsvermögen, die Aufmerksamkeitsspanne, das Arbeitsgedächtnis sowie die Lernfähigkeit beeinflussen. Gerade die Qualitäten also, die bei Long Covid häufig betroffen sind. Kognitive Defizite – insbesondere in jüngeren Jahren – können ernsthafte Nebenwirkungen wie depressive Krankheitsbilder haben. Aber auch diese können durch die Optimierung der kognitiven Fähigkeiten abgemildert werden.

Mittlerweile gibt es einige sehr empfehlenswerte und gut gemachte Apps, die Long-Covid-Betroffenen helfen, ihre kognitiven Fähigkeiten zu verbessern. Das Training ist selbstständig zu Hause möglich. Es erfordert keine Präsenstermine, die für Betroffene oft schwer einzuhalten sind (mangelnde Mobilität, Überforderung allein durch die Wegstrecke). Sie können trainie-

Wie es mir ging

Stellen Sie Ihre Arbeitsweise um

Als Ärztin habe ich in meiner Sprechstunde Kontakt zu Patienten, die ihre Beschwerden schildern: Ich muss sie verstehen und ihre Beschwerden einordnen, Symptome müssen erklärt, Untersuchungsgänge und Behandlungspläne festgelegt, Termine vereinbart werden. Eine Situation, die mich innerhalb kurzer Zeit sehr erschöpft. Ich habe Angst, dass ich wichtige Inhalte vergesse. Ich kann diese Überforderung abmildern, indem ich ex-trem langsam agiere, ganz ruhig, einen Schritt nach dem anderen erledige. So gelingt es mir, meine Fehlerquote zu reduzieren. Ganz anders erlebe ich die Situation, nachdem der Patient den Raum verlassen hat und ich den Arztbrief erstelle. Dabei handelt es sich ebenfalls um eine kognitive Leistung, die mich persönlich aber überhaupt nicht anstrengt. Vielleicht gibt es auch in Ihrem Job Arbeiten, bei denen sich Ihr Gehirn erholen kann. Diese helfen, Überlastungen vorzubeugen. Versuchen Sie, Tätigkeiten, die Sie überlasten, zu vermeiden. Mir ist bewusst, dass dies im Berufsalltag nicht immer einfach ist. Nichtbetroffene Kollegen oder Arbeitgeber können sich verständlicherweise schlecht in diese Problematik hineinversetzen. Andererseits hat niemand etwas davon, wenn Sie durch die fehlende Anpassung Ihres Tätigkeitsprofils auffallen, weil sich Ihre Symptome verschlimmern.

ren, wann immer Sie sich fit fühlen. Also dann, wenn Ihre Aufmerksamkeit ausreicht, um sich kognitiv beanspruchen zu können. Und wenn es nur zehn Minuten sind, dann sind es eben nur zehn Minuten. Die Apps bieten in der Regel Übungsprogramme verschiedener Schwierigkeitsgrade, sodass man Überforderungen vermeiden kann. Sie können insbesondere Inhalte üben, die Ihnen schwerfallen. Mit der Zeit und mit zunehmender Übungsdauer werden Sie eine Steigerung Ihrer kognitiven Leistungen feststellen. Eine gute Möglichkeit für ein gezieltes Training bietet die Gehirnjogging-App von NeuroNation *(siehe Seite 213)*. Für den Herbst 2022 ist die Zulassung als DIGA (Digitale Gesundheitsanwendung) zu erwarten, sodass die Kosten von den Krankenkassen übernommen werden.

AKUPUNKTUR

Feinste Nadelstiche wirken positiv auf den Energiefluss

Die Akupunktur ist eine uralte fernöstliche Heilmethode und Bestandteil der Traditionellen Chinesischen Medizin (TCM). Sie wird in China seit mehreren tausend Jahren praktiziert und ist in den vergangenen 50 Jahren zum festen Bestandteil von Heilbehandlungen in China, aber auch weltweit geworden.

Die Wiederentdeckung der Akupunktur im modernen China ist von Mao Tse-tung (von 1949 bis zu seinem Tod 1976 Staatspräsident der Volksrepublik China) mit angestoßen worden. Bereits 1956 hatte der österreichische Professor Dr. Johannes Bischko (1922–2004) mit der Gründung der »Wiener Schule der Akupunktur« die Therapieform nach Europa gebracht. Doch erst nachdem der amerikanische Präsident Richard Nixon (1913–1994) die fernöstliche Heilmethode bei seinem China-Besuch 1972 kennengelernt hatte, konnte sich die Akupunktur zunächst in den USA und dann auch international als seriöse Therapiemethode etablieren.

Die Lebensenergie Qi

Der Akupunktur liegt die Annahme zugrunde, dass die Lebensenergie Qi entlang bestimmter Körperbahnen (Meridiane) durch uns strömt. Auf diesen Meridianen befinden sich gut 350 Punkte, deren gezielte Reizung durch Nadeln, Druck (Akupressur) oder Wärme dazu führen kann, den Fluss des Qi, der Lebensenergie, zu beeinflussen. Nach der Vorstellung der Traditionellen Chinesischen Medizin ist diese Lebensenergie von der Harmonie unseres Körpers mit seiner Umgebung abhängig, aber auch von der Harmonie der inneren Organe untereinander. Diese Wechselwirkung basiert auf der Lehre von den fünf Elementen – Holz, Feuer, Erde, Metall und Wasser – sowie Yin und Yang: Die Eigenschaften der fünf Elemente werden auf die Funktionen unseres Körpers übertragen. Yin und Yang entsprechen den entgegengesetzten Kräften, die sich aufeinander beziehen.

Die Vorstellung von der Lebensenergie Qi ist im Verständnis der Traditionellen Chinesischen Medizin von zentraler Bedeutung. Ziel der TCM ist die Kräftigung und Harmonisierung des Qi-Flusses. Dazu dienen neben der Akupunktur auch die Pflanzenmedizin, spezielle Diäten oder Ernährungslehren, Bewegungstherapien wie Tai-Chi und Qigong sowie Massagen. Im westlichen Verständnis sind die Ziele eines ausgeglichenen Qi mit dem Begriff der Homöostase gleichzusetzen *(siehe Seite 116)*. Auch hier geht es um die Ausgewogenheit innerer körperlicher Prozesse. Störungen im Gleichgewicht dieser Abläufe können zur Schwächung des Qi beziehungsweise zur gestörten Homöostase führen und Krankheitssymptome auslösen. Der Streit, ob die von vielen Patienten beschriebenen positiven Wirkungen der Akupunktur wissenschaftlich nachweisbar sind, dauert an. Dennoch wird sie erfolgreich bei verschiedenen Erkrankungen eingesetzt, vor allem zur Behandlung von Schmerzzuständen und funktionellen Störungen.

Akupunktur ist bei Schmerzen und funktionellen Störungen besonders wirkungsvoll.

Akupunktur zur Behandlung von Long Covid

Zu den typischen Beschwerden, bei denen sich die Akupunktur als hilfreich erwiesen hat und die auch bei Long Covid auftreten, gehören:

- chronische Schmerzen,
- Reizhusten und Atemnot,
- Schlaf- und Konzentrationsstörungen,
- Durchblutungsstörungen,
- Störungen des Immunsystems (inklusive Allergien),
- Verdauungsstörungen.

Weil die Akupunktur Einfluss auf unser vegetatives Nervensystem hat, kann sie die Schlafqualität, die Durchblutung oder auch immunologische Abläufe verbessern. Ebenfalls auf das vegetative Nervensystem wirken andere TCM-Therapien wie Atem-, Konzentrations- und Meditationsübungen. Zahlreiche Symptome, die Folge der autonomen Dysfunktion sind, können daher mit ihrer Hilfe positiv beeinflusst werden. Soll die Akupunktur beruhigend wirken, bleiben die Nadeln bis zu einer Stunde gesetzt. Bei akuten Beschwerden kann täglich akupunktiert werden, bei chronischen Erkrankungen einmal pro Woche. Nach etwa zehn Behandlungen tritt meist eine Besserung ein.

KRYOTHERAPIE, BLUTWÄSCHE UND CO.

Weitere Therapieansätze, die Symptome lindern können

Nachfolgend werden einige Therapien vorgestellt, die bei einer bestehenden Long-Covid-Erkrankung zum Einsatz kommen können. Prinzipiell sind Therapien, die Symptome lindern, von solchen zu unterscheiden, die eine Erkrankung grundsätzlich behandeln sollen und damit zu einer Heilung führen können.

Die Verfahren werden in alphabetischer Reihenfolge besprochen. Eine Wertung einzelner Therapieansätze wird nicht vorgenommen, da die Studienlage bisher keine endgültige Aussage darüber zulässt, welche Therapie für welchen Patienten geeignet sein kann. Dazu fehlt eine exaktere Definition von Long Covid beziehungsweise eine Einteilung in Untergruppen. Es ist wahrscheinlich, dass verschiedene Krankheitsmechanismen unterschiedliche Therapien erfordern werden. Teilweise werden bestimmte Therapieansätze aktuell auf ihre Wirksamkeit innerhalb von Studien geprüft.

Antihistaminika

Mastzellen spielen im Rahmen anhaltender Immunreaktionen eine zentrale Rolle (*siehe Seite 96–97*). Über die Histaminausschüttung unterhalten sie im Körper entzündliche Prozesse. Ein therapeutischer Ansatz ist daher, die Signalkaskade herabzusetzen oder ganz zu verhindern. Dabei kommen Antihistaminika (H1- und H2-Blockade) sowie mastzellenstabilisierende Medikamente zum Einsatz. Dem Antihistaminikum Famotidin unterstellt man zudem eine antivirale Wirkung.

Eine histaminarme Ernährung kann zusätzlich unterstützend wirken: Meiden Sie also Alkohol, Fleisch (vor allem Salami, geräucherten und gepökelten Schinken, Wurst), Fisch (eingelegt und geräuchert) und Käse (darunter Camembert, Cheddar, Emmentaler, Gouda, Parmesan). Reichlich Histamin ist auch in Tomaten oder Spinat enthalten. Im Internet finden Sie hilfreiche Listen mit histaminarmen Nahrungsmitteln.

Aphereseverfahren

Das Wort Apherese stammt aus dem Griechischen und bedeutet Wegnehmen oder Reinigung. Unter diesem Begriff werden Verfahren zusammengefasst, die unser Blut von krankheitsverursachenden Stoffen reinigen (Blutwäsche). Dabei handelt es sich um eine Behandlung, die außerhalb des Körpers stattfindet und bei der durch den Einsatz spezieller Filter die Entfernung ausgewählter Substanzen aus dem Blut vorgenommen wird. Man ist daher in der Lage, je nach Krankheitsmechanismus das geeignete Aphereseverfahren auszu-wählen und einzusetzen. Im Rahmen der Behandlung von Long Covid und ME/CFS werden aktuell zwei Verfahren propagiert und eingesetzt: die H.E.L.P.-Apherese und die Immunadsorption.

➤ H.E.L.P.-Apherese

H.E.L.P. steht für Heparin-induzierte (durch den Zusatz von Heparin), extrakorporale (außerhalb des Körpers) LDL(Lipoprotein)-Präzipitation (Ausfällung). Das Verfahren ist seit über 30 Jahren in Deutschland verfügbar und wird jährlich bei etwa 3000 Patienten eingesetzt, die an fortgeschrittenen Erkrankungen des Herz-Kreislauf-Systems (Arterienverkalkung, Fettstoffwechselstörungen) leiden.

Während eines dreistündigen Behandlungszyklus werden durch eine mechanische Reinigung Gerinnungsfaktoren und Entzündungsmediatoren aus dem Blut entfernt. Dadurch wird der Sauerstoffaustausch erleichtert und die Durchblutung der Organe verbessert. Kleine Blutgerinnsel können durch hohe Heparindosen aufgelöst werden. Zudem werden LDL-Cholesterin und der Eiweißstoff Lipoprotein(a) – kurz Lp(a) – reduziert, sodass die Gefäßfunktion verbessert wird. Diese Blutfette spielen bei der Entstehung der Arterienverkalkung eine Rolle. Aktuell wird eine Behandlung pro Woche empfohlen, bis eine Besserung der Beschwerden eintritt.

➤ Immunadsorption

Die immunspezifische Immunglobulin-Apherese beruht auf der Entfernung von Antikörpern und Immunkomplexen, darunter auch Autoantikörpern.

Daher wurde sie bisher vor allem bei chronischen Formen entzündlicher Autoimmunerkrankungen eingesetzt. Beispiele dafür sind die Multiple Sklerose, das Guillain-Barré-Syndrom oder die dilatative Kardiomyopathie. Bei der Immunadsorption handelt es sich ebenfalls um eine Blutwäsche. Die Anwendung erfolgt an mehreren aufeinanderfolgenden Tagen.

DNA-Aptamer BC 007

Der Wirkstoff BC 007 des Berliner Start-ups Berlin Cures ist ein Medikament, das sich im Zulassungsverfahren zur Behandlung der schweren Herzinsuffizienz befindet. Es bindet Autoantikörper und verhindert so ihre schädigende Wirkung. Die betreffenden Autoantikörper binden an sogenannte G-Protein-gekoppelte Rezeptoren. Über diese Rezeptoren wird unter anderem die Wirkung unseres vegetativen Nervensystems auf die Gefäßweite vermittelt (G-Protein-gekoppelte Rezeptoren für Adrenalin und Acetylcholin). Durch die Wirkung der Autoantikörper kommt es zu Störungen der Gefäßregulation. Die betreffenden Autoantikörper standen schon vor Covid-19 im Fokus der Forschung, weil sie eine Rolle bei der Entwicklung des grauen Stars (Glaukom) spielen, bei dem die Augendurchblutung beeinträchtigt ist. Nachdem auch bei Long-Covid-Patienten eine Durchblutungsstörung des Augenhintergrunds als Ausdruck der Mikrozirkulationsstörung aufgefallen war *(siehe Seite 90–92)*, hatte man bei vier Patienten einen individuellen Heilversuch unternommen. Aktuell ist es Ziel, das Medikament in einer multizentrischen Studie zuzulassen. Bislang kann BC 007 also noch nicht verschrieben werden.

Gerinnungshemmende Medikamente

Covid-19 und Long Covid gehen mit einer erhöhten Gerinnungsfähigkeit des Bluts einher *(siehe Seite 62–65)*. Daher können gerinnungshemmende Substanzen die negativen Effekte einer verstärkten Gerinnselbildung herabsetzen. Es kommen verschiedene Medikamente zum Einsatz, die Wirkungen auf die Blutgerinnung haben – einzeln oder in Kombination: darunter Acetylsalicylsäure (ASS), die verhindert, dass sich Blutplättchen aneinanderlegen und verklumpen. Die Wirkung von Clopidogrel zielt ebenfalls darauf zu verhindern, dass Blutplättchen verklumpen. Heparin und blutgerinnungshemmende Substanzen in Tablettenform (direkte orale Antikoagulanzien kurz DOAKs wie Pradaxa®, Eliquis®, Xarelto®) greifen ebenfalls in Abläufe der Blutgerinnung ein und verhindern die Gerinnselbildung. Sie wirken im Gegensatz zu ASS und Clopidogrel nicht im Bereich der Blutzellen, sondern im Blutplasma (den flüssigen Blutbestandteilen; dort entsteht als Endprodukt der Blutgerinnung Fibrin).

Allerdings gilt es Folgendes unbedingt zu berücksichtigen: Medikamente, die die Gerinnungsfähigkeit des Bluts herabsetzen, führen zwangsläufig auch zu einem erhöhten Risiko für Blutungen. Daher sind Nutzen und Risiko gegeneinander abzuwägen und die genannten Medikamente nur nach individueller Risikoabwägung einzusetzen.

Hyperbare Sauerstofftherapie (HBOT)

Bei dieser Therapiemethode aus der Tauchmedizin handelt es sich um eine Sauerstoff-Überdrucktherapie, die in einer Druckkammer durchgeführt wird. Sie beruht auf den physikalischen Kräften von reinem Sauerstoff, der mit Überdruck zugeführt wird. Ergebnis ist die Erhöhung der im Blut gelösten Sauerstoffmenge. Bisherige Anwendungen sind beispielsweise Tinnitus, Wundheilungsstörungen bei Durchblutungsstörungen (Diabetes mellitus), Migräne, Schwindel und chronisch entzündliche Darmerkrankungen. Die Anwendung, bei der Sauerstoff über eine Maske eingeatmet wird, erfolgt täglich über einen Zeitraum von etwa 2,5 Stunden. Wie lange sie erfolgen muss, ist vom individuellen Beschwerdeverlauf abhängig. Manchmal sind mehrere Wochen notwendig.

Therapeutische Impfung

Nachdem einige Betroffene über ein Verschwinden ihrer Long-Covid-Symptome nach erfolgter Covid-19-Impfung berichtet hatten, versuchte man, diesen Effekt innerhalb größerer Studien nachzuweisen. Zusammenfassend lässt sich heute sagen, dass nicht alle Patienten von der Impfung profitieren. Etwa die Hälfte der Betroffenen bemerkten nach der Impfung keine Veränderung ihres Zustands. Unter den übrigen 50 Prozent gibt es Menschen, die profitieren, und andere, die eine Verschlechterung ihrer Symptomatik erleben. Diese beiden Gruppen sind in etwa gleich groß. Dies ist ein weiteres Indiz dafür, dass wir es unter dem Sammelbegriff Long Covid mit verschiedenen Patientengruppen zu tun haben. Je nach Gruppe gibt es wahrscheinlich verschiedene Ursachen für die anhaltenden Erkrankungen, die unterschiedlich behandelt werden müssen.

Ivabradin

Für Patienten, die unter einer autonomen Dysregulation mit Herzrasen (Tachykardie) oder inadäquatem Herzfrequenzanstieg bei Belastung oder Lagewechsel leiden, kann die Therapie mit frequenzsenkenden Medikamenten zu einer Linderung der Beschwerden führen.[10] Ivabradin hat dabei gegenüber Betablockern den Vorteil, dass es keinen Effekt auf den ohnehin oft niedrigen Blutdruck hat. Es wirkt ausschließlich auf die Herzfrequenz, senkt den Noradrenalinspiegel und mindert somit die Auswirkungen der Dysautonomie. Ivabradin ist verordnungspflichtig.

Kryotherapie

Die Ganzkörperkältetherapie (GKKT) oder auch Kryotherapie ist ein Verfahren der physikalischen Therapie. Bereits im 18. und 19. Jahrhundert wurden therapeutische Kälteanwendungen genutzt, um beispielsweise Amputationen schmerzarm durchführen zu können, aber auch, um Gewebeschwellungen und Entzündungen nach Operationen einzudämmen. Dem bayrischen Priester Sebastian Kneipp (1821–1897) verdanken wir erste ausführliche Beschreibungen von Kaltwasseranwendungen. In Japan wurde 1980 die GKKT zur Behandlung von rheumatoider Arthritis eingeführt. 1984 wurde das erste Gerät zur GKKT außerhalb Japans in Betrieb genommen.

In den vergangenen Jahrzehnten etablierte sich die Methode unter anderem zur Behandlung von chronisch-entzündlichen Gelenkerkrankungen, chronischen Schmerzsyndromen, Störungen des vegetativen Nervensystems (Schlafstörungen, Ermüdungserscheinungen) und Immunreaktionsstörungen (Autoimmunität, stressbedingte Veränderungen).

Bei der Ganzkörperkältetherapie wird der Körper maximal drei Minuten lang einer auf minus 110 °C abgekühlten Umgebungsluft ausgesetzt. Diese eisige Temperatur kann technisch durch elektrische Kühlung oder stickstoffbasierte Systeme erreicht werden. Stickstoffbasierte Systeme haben den Vorteil, dass der Kopf des Patienten bei der Behandlung außerhalb der Kältezone verbleibt und dadurch keine kalte Luft eingeatmet werden muss.

Nahrungsergänzungsmittel und Co.

Es gibt immer wieder Berichte von Betroffenen darüber, dass bestimmte Nahrungsergänzungsmittel ihnen geholfen und zu einer Linderung ihrer Beschwerden geführt hätten. Die Studienlage zu diesem Thema ist nicht einheitlich. Generell ist eine ausgewogene, kohlenhydratarme Ernährung mit ausreichend viel Eiweiß (1 Gramm pro Kilogramm Körpergewicht) und gesunden Omega-3-Fettsäuren (zum Beispiel aus Walnüssen oder Pflanzenölen) zu empfehlen. Trinken Sie ausreichend viel Wasser. Im Rahmen der Erkrankung treten bei vielen Betroffenen neue, bisher nicht gekannte Nahrungsmittelunverträglichkeiten oder Allergien auf. Dies können beispielsweise Intoleranzen gegenüber Milchzucker, Fruktose, Gluten oder Histamin sein, aber auch Allergien auf Weizen oder Milch.

Hat die Blutuntersuchung einen Mangel an bestimmten Nährstoffen ergeben, kann dieser durch Nahrungsergänzungsmittel oder eine Ernährungsumstellung behoben werden. Setzen Sie vor allem auf eine antientzündliche Ernährung mit viel Gemüse und zuckerarmem Obst. Es gibt eine Reihe von Nahrungsergänzungsmitteln, die den Heilungsprozess unterstützen sollen. Diese wirken teilweise positiv auf den Energiestoffwechsel unserer Zellen, teilweise besitzen sie immunmodulatorische Eigenschaften, darunter B-Vitamine (besonders bei veganer, vegetarischer oder einseitiger Ernährung), Vitamin D und essenzielle Spurenelemente wie Eisen (Ferritin < 30), Folsäure, Selen (falls vermindert) und Zink. Bei Geruchsstörungen können Zink und B-Vitamine helfen. Wenn Sie unter einem Reizdarm leiden, sollten Sie Laktose, Fruktose und Zucker sowie histaminreiche Nahrungsmittel meiden.

Es gibt Nahrunsergänzungsmittel, die Heilungsprozesse unterstützen können.

Den Energiestoffwechsel beeinflussen unter anderem Stoffe wie Ribose, Coenzym Q10, NADH, B-Vitamine, Carnitin und Arginin. Auch Magnesium, Eisen, Omega-3-Fettsäuren sowie Antioxidantien wie Vitamin C und E, Zink und Selen können zum Einsatz kommen.

Probiotika

Das Mikrobiom umfasst Milliarden von Mikroorganismen (Bakterien, Viren und so weiter), die unseren Darm, unsere Haut und unsere Schleimhäute besiedeln. Diese sogenannte Standortflora macht es krank machenden Erregern schwer, den Körper zu schädigen. Mit anderen Worten: Das Mikrobiom schützt unseren Körper vor Eindringlingen. Die Darmbakterien beispielsweise helfen nicht nur bei der Verdauung, sondern spielen auch eine Rolle bei der Abwehr von Krankheitserregern und der Ausbildung unseres Immunsystems. Störungen dieses Systems fördern die Entstehung chronischer Erkrankungen wie etwa Diabetes mellitus oder chronisch entzündliche Darmerkrankungen. Es gibt Hinweise darauf, dass eine Stabilisierung des Mikrobioms auch bei Long Covid positive Effekte auf die Symptomatik haben könnte. Probiotika, also lebende biologisch erwünschte Bakterien, finden sich in fermentierten Lebensmitteln wie Brottrunk, Miso und Sauerkraut sowie in probiotischem Joghurt und in Nahrungsergänzungsmitteln. Häufig enthalten die Präparate Bifido- und Laktobakterien. Verabreicht werden Probiotika zunächst über vier Wochen. Bei einer Einnahme über einen längeren Zeitraum empfiehlt es sich, verschiedene Präparate zu verwenden, die jeweils unterschiedliche Bakterienkulturen enthalten. Prinzipiell werden Probiotika besser vertragen, wenn die Dosis innerhalb der ersten Tage langsam bis zur vollen Dosis gesteigert wird.

Geruchs- und Geschmackstraining

Wenn Sie kaum noch etwas riechen oder schmecken können, ist es wichtig, die dafür zuständigen Sinne zu trainieren. Selbst dann, wenn Sie unter einem völligen Verlust dieser Sinneswahrnehmungen leiden. **Ihr Gehirn hat ein Gedächtnis für Sinnesreize.** Wenn Sie die Verbindungen zwischen Nase und Gehirn weiter trainieren, können Sie Ihrem Gehirn helfen, olfaktorische Reize schneller wieder normal wahrzunehmen. **Markante Düfte** wie Zitrus, Eukalyptus, Limette, Minze, Nelke, Rose und Zimt sind für ein Riechtraining besonders gut geeignet.

Suchen Sie sich zunächst drei bis vier markante Düfte aus. Trainieren Sie Ihren Geruchssinn zweimal täglich, indem Sie jeweils 15 Sekunden lang an jedem Duft riechen. **Verknüpfen Sie diese Düfte gedanklich mit Bildern** (etwa Eukalyptus = Koala oder Zitrus = Zitrone). Damit helfen Sie Ihrem Gehirn, Assoziationen herzustellen und mit den Düften zu verknüpfen. Später können Sie mit fünf und mehr Düften üben. Anfangs werden Sie, bevor Sie die Geruchsprobe nehmen, wissen, um welchen Duft es sich handelt. Eventuell werden Sie zunächst gar nichts riechen oder den Duft nur so gerade eben erahnen. Mit der Zeit jedoch werden Sie in der Wahrnehmung der Gerüche sicherer werden. Bald wird es Ihnen möglich sein, die Düfte auch »blind« zu erkennen.

ENTSPANNUNGS-TECHNIKEN

Den Parasympathikus »einschalten« und dem Sympathikus eine Pause gönnen

Entspannungstechniken können zu einer deutlichen Linderung der Beschwerden beitragen, die bei Long Covid, ME/CFS und einer Belastungsintoleranz eine zentrale Rolle spielen. Auf den folgenden Seiten werden die geeignetsten Methoden vorgestellt.

Besonders bei Symptomen, die von einer Beeinträchtigung des vegetativen Nervensystems herrühren, und hier vor allem bei Beschwerden, bei denen die Überaktivität des Sympathikus von entscheidender Bedeutung ist, sind Entspannungstechniken ideale Ansatzpunkte, weil sie die Aktivität des vegetativen Nervensystems direkt beeinflussen. Letztlich entsteht die Fehlsteuerung des vegetativen Nervensystems aufgrund anhaltender Krankheitsprozesse, sie trägt jedoch auch dazu bei, diese Prozesse zu unterhalten *(siehe Seite 67)*. Eine der effektivsten Methoden, um den Sympathikus zu beruhigen, ist die Atemtherapie *(siehe Seite 148–155)*. Darüber hinaus gibt es aber noch weitere Entspannungstechniken wie autogenes Training, Biofeedback, Body Scan, Progressive Muskelrelaxation nach Jacobson, reflektorische Atemtherapie und Yoga. Diese beruhen zu einem gewissen Teil ebenfalls auf einer bewussten Wahrnehmung der Atmung und der damit verbundenen Wirkungen auf das vegetative Nervensystem: Sie stärken den Parasympathikus und können dadurch den Herzschlag verlangsamen, den Blutdruck senken, die Schlafqualität verbessern und das Immunsystem positiv beeinflussen. Die nachfolgend vorgestellten Techniken finden seit Langem Anwendung in der Therapie psychischer und körperlicher Erkrankungen. Sie sorgen nachweislich dafür, dass die Bildung von aktivierenden Hormonen beziehungsweise Stresshormonen (Adrenalin, Cortisol, Dopamin, Glutamat, Histamin, Noradrenalin) heruntergefahren wird.

Wählen Sie eine Entspannungsmethode aus, mit der Sie sich wohlfühlen. Bei bestehender Belastungsintoleranz sollte eine Einheit nur 20 bis maximal 30 Minuten dauern. Auch wenn die Übungen körperlich zunächst wenig anstrengend sind, können Einheiten von 45 bis 90 Minuten dazu führen, dass Sie Ihre Möglichkeiten und Grenzen überschreiten. Finden Sie Ihr individuelles Maß. Beachten Sie Ihre eigenen Grenzen. Falls Sie im Fitnessstudio an Übungsstunden teilnehmen: Übertreiben Sie nicht. Gerade der Gruppenzwang kann schnell zu Überlastungen führen.

Autogenes Training

Das autogene Training wurde 1932 von dem deutschen Neurologen Johannes Heinrich Schultz (1884–1970) entwickelt. Bei dieser Therapieform gelangen Sie durch eine Art Selbsthypnose beziehungsweise durch gedankliche Selbstbeeinflussung in einen Zustand der Tiefenentspannung. Die eigene Vorstellungskraft wird also dazu genutzt, um auf verschiedenen Wegen in die Entspannung zu kommen, beispielsweise durch Sätze wie: »Dein rechter Arm ist ganz schwer«, »Dein Herz schlägt ruhig und gleichmäßig« oder »Deine Stirn ist kühl« und so weiter.

Vorteil: Autogenes Training ist leicht zu erlernen und kann mit etwas Übung selbstständig und überall durchgeführt werden.

Wirkung: Autogenes Training aktiviert den Parasympathikus und verlangsamt dadurch den Herzschlag, sorgt für eine langsame und gleichmäßige Atmung und entspannt die Muskulatur.

Angebote: Autogenes Training wird von Volkshochschulen und Krankenkassen, aber auch von Psychotherapeuten und manchen Ärzten angeboten. Bei YouTube und im App-Store finden Sie viele Anleitungen.

Biofeedback-Methoden

Wissen Sie eigentlich, wie es sich anfühlt, wenn Sie entspannt sind? Bei Biofeedback-Verfahren geht es darum, Prozesse bewusst und erkennbar wahrzunehmen, die unwillentlich in unserem Körper ablaufen. Dazu gehören beispielsweise der Herzschlag, der Blutdruck, die Atmung oder die Tätigkeit der Schweißdrüsen. Diese Prozesse werden vom vegetativen Nervensystem gesteuert und laufen ohne unsere aktive Mitwirkung ab. Wir haben aber dennoch die Möglichkeit, sie in gewissem Maße zu beeinflussen – zum Beispiel mit Entspannungsübungen. Biofeedback-Verfahren ermöglichen es, diese Einflussnahme sichtbar zu machen. Mithilfe von Sensoren wird etwa der Puls beziehungsweise die Anzahl der Herzschläge gemessen und Sie können augenblicklich erkennen, dass Ihr Herz bei ruhiger, tiefer Atmung langsamer schlägt.

Vorteil: Sie erleben die Effektivität einer Übung direkt und werden motiviert, weiterhin regelmäßig zu üben.

Angebote: Es gibt kleine mobile Herz-Biofeedbackgeräte *(siehe Seite 213)*, die über Sensoren die Muskelspannung, den Puls oder die Schweißsekretion messen. Aber auch in ambulanten und stationären Reha-Einrichtungen werden Biofeedbackgeräte eingesetzt.

MBSR, Achtsamkeit und Body Scan

Der US-amerikanische Molekularbiologe und Mediziner Jon Kabat-Zinn hat sich seit Ende der 1960er-Jahre intensiv mit Meditation beschäftigt und gilt als Vater des Achtsamkeitstrainings. Ihn interessierte die Meditation der buddhistischen Traditionen als Methode, um mit Stress, Angst und Krankheiten besser umgehen zu können. Achtsamkeitsmeditation steht im Zentrum des von ihm Ende der 1970er-Jahre entwickelten MBSR-Programms. MBSR steht für Mindfulness-Based Stress Reduction und beinhaltet Übungen zur Stressreduktion durch Achtsamkeit.

Die Achtsamkeit (Mindfulness) bezieht sich auf das Hier und Jetzt: In JEDEM Augenblick findet das Leben statt, sind wir Menschen verbunden mit der Welt. Jon Kabat-Zinn selbst sagt: »Achtsamkeit ist kein Modetrend, sondern eine Lebenseinstellung. Achtsamkeit ist die Kunst, sich durch Meditation ganz im Hier und Jetzt zu befinden. Die Kunst, bewusst zu leben.«[11]

Der Body Scan ist eine von Jon Kabat-Zinn entwickelte Meditationsübung, bei der Sie auf Ihren Atem achten und in Gedanken durch Ihren Körper wandern, um zu erspüren, wo es schmerzt oder wobei Sie sich wohlfühlen. Durch diese intensive Körperwahrnehmung und das innerliche Abtasten (Scannen) des eigenen Körpers erfahren Sie Entspannung.

Vorteil: Bereits mit fünf bis zehn Minuten täglichen Übens kann sich eine regenerierende, beruhigende und heilende Wirkung entfalten. Wichtig ist es, Body Scan oder Achtsamkeit regelmäßig zu praktizieren.

Wirkung: Bringt Ruhe in den Alltag und wirkt positiv auf das vegetative Nervensystem. Hilft besser mit Stress, Ängsten und negativen Gefühlen umzugehen und wieder Lebensfreude zurückzugewinnen.

Angebote: Unter dem Stichwort MBSR kombiniert mit Ihrem Wohnort finden Sie im Internet Angebote in Ihrer Nähe. Bei YouTube und im AppStore gibt es viele Anleitungen.

Progressive Muskelrelaxation nach Jacobson

Psychische Belastungen und Stress führen zu einer erhöhten Muskelanspannung. Auf der Grundlage dieser Beobachtung entwickelte der US-amerikanische Arzt Edmund Jacobson (1888–1983) in den 1920er-Jahren eine heute weltweit anerkannte Entspannungstechnik – die Progressive Muskelrelaxation, kurz PMR. Seine Methode beruht auf dem Wechsel zwischen muskulärer An- und Entspannung: Zunächst werden bestimmte Muskelgruppen bewusst und kräftig angespannt und dann ganz plötzlich gelockert beziehungsweise entspannt. Die Anspannung der Muskulatur aktiviert zunächst den Sympathikus, die darauffolgende bewusste Entspannung hingegen den Parasympathikus. Der Zusatz »progressiv« zielt darauf ab, dass die gesamte Skelettmuskulatur nach dieser Methode Schritt für Schritt entspannt wird, sodass Körper und Geist während einer Sitzung zur Ruhe kommen. Das Interessante: Nicht nur die Muskulatur, die wir willentlich ansteuern können, entspannt sich, sondern auch die autonome Muskulatur, wie die der Gefäße und des Magen-Darm-Trakts. Während einer PMR-Sitzung (etwa 20 bis 30 Minuten) werden nacheinander 17 Muskelgruppen »angesteuert« und jeweils in fünf Schritten »behandelt«:

- Hineinspüren in eine bestimmte Muskelgruppe,
- Anspannen dieser Muskelgruppe,
- Spannung-Halten für sieben bis zehn Sekunden und gleichzeitiges Visualisieren dieser Muskelgruppe,
- Loslassen dieser Muskelgruppe,
- Nachspüren für 30 Sekunden. Wahrnehmen dieser Muskelgruppe, ohne eine Bewertung vorzunehmen.

Vorteil: Mit der leicht zu erlernenden Methode der Progressiven Muskelrelaxation gelingt es schnell und effektiv, den Körper zu entspannen und innere Ruhe zu finden.
Wirkung: PMR wirkt sich auf das gesamte vegetative Nervensystem positiv aus. Unter anderem werden Gedächtnis- und Konzentrationsfähigkeit sowie die körperliche Wahrnehmung verbessert. Auch positive körperliche Zustände werden durch PMR intensiver wahrgenommen, was die Lebensqualität steigern kann.
Angebote: Unter dem Stichwort »Progressive Muskelentspannung« können Sie bei YouTube und im App-Store zahlreiche geführte Entspannungsübungen finden.

Reflektorische Atemtherapie

Seit Jahrtausenden beschäftigen sich spirituelle Praktiken aus Asien mit der Kunst der Atmung – etwa Qigong (China), die Zen-Meditation (Japan) oder Yoga (Indien). Die normalerweise unbewusst und automatisch ablaufende Atmung wird bei diesen Praktiken bewusst beeinflusst, mit dem Ziel, den Geist und den Körper zu beruhigen und die Gesundheit zu fördern.

Die reflektorische Atemtherapie wurde in den 1970er-Jahren als Konzept der Physiotherapie etabliert und arbeitet mit Atemübungen, die überwiegend aus dem Yoga stammen. Als Begründerin gilt die Physiotherapeutin Liselotte Brüne (1916–2016), welche die von dem Arzt und Klinikgründer Johannes Ludwig Schmitt (1896–1963) entwickelte Atemmassage zu einer eigenständigen Behandlungsmethode weiterentwickelt hat. Im Mittelpunkt der reflektorischen Atemtherapie steht das Zwerchfell. Wärmeanwendungen (durch Auflegen heißer Kompressen), manuelle Behandlung (durch intensive Grifftechniken, die Verspannungen der Muskulatur auflösen, durch die Mobilisation von Zwerchfell und Wirbelsäule und den Einfluss auf Reflexzonen, Faszien und Meridiane) und therapeutische Übungen helfen, den Atem unwillkürlich zu regulieren und somit Einfluss auf verschiedene Körperfunktionen zu nehmen.[12] Das Konzept beinhaltet also neben der direkten Behandlung des Zwerchfells durch den Therapeuten auch Atemtechniken *(siehe Seite 148–155).*

Bewusste Atmung, Wärme und manuelle Eingriffe führen zu Tiefenentspannung.

Vorteil: Eine geführte medizinische Atemtherapie mit gleichzeitiger Atemmassage und Atemgymnastik.

Wirkung: Die Wärme entspannt, die manuelle Behandlung sorgt für eine nachhaltige Vertiefung und Erweiterung der Atemräume; die ruhigen und tiefen Atemzüge unterstützen die Selbstheilungskräfte des Körpers, entspannen und aktivieren den Parasympathikus.

Angebote: Reflektorische Atemtherapie wird von spezialisierten Physiotherapeuten angeboten. Anerkannte Therapeutinnen und Therapeuten finden Sie über den Berufsverband *(siehe Seite 212).*

Yoga

Entspannung, Achtsamkeit und Wohlbefinden können Sie auch durch Yoga erreichen. Diese jahrtausendealte indische Philosophie umfasst Körperübungen (Asanas), Meditation und Atemübungen (Pranayama), die durch

Prozesse der Bewusstwerdung und Selbsterkenntnis sowie des Selbststudiums (Sadhyaya) ergänzt werden. Der Siegeszug des Yoga in der westlichen Welt hängt auch mit der starken Ausrichtung auf die Asanas zusammen, die Yoga dazu verholfen haben, in der Fitnessbranche Fuß zu fassen. Darüber hinaus sind positive Wirkungen auf unsere Gesundheit nachweisbar, die dazu geführt haben, dass Yoga-Kurse von Krankenkassen finanziert werden.

Im Falle von Long Covid sollte der Schwerpunkt auf Atem- und Meditationsübungen liegen. Gegebenenfalls können kurze dynamische Körperübungen mit ins Programm aufgenommen werden. Vorsicht bei Asanas, die mit statischen Halteübungen verbunden sind. Während lang anhaltenden statischen Belastungen kommt es zu einem Sauerstoffmangel in der belasteten Muskulatur. Dieser kann Symptome auslösen oder verstärken. Prinzipiell günstiger sind dynamische Bewegungen von kurzer Dauer.

Vorteil: Eine erfahrene Yogalehrerin oder ein -lehrer kann gemeinsam mit Ihnen individuell auf Ihre Bedürfnisse zugeschnittene Yogaübungen zusammenstellen und mit Ihnen trainieren. Später können Sie diese Abfolgen auch allein zu Hause ausführen.

Wirkung: Durch die sinnvolle Anpassung der Yogaübungen an Ihren individuellen Gesundheitszustand und Ihre Bedürfnisse kann Yoga seine volle Wirkung entfalten, ohne Sie und Ihren Körper zu überfordern. Mit Vini Yoga können Sie Stress abbauen, Ihre Körperwahrnehmung optimieren, Ihren Atem lenken, energetische Blockaden beseitigen und vieles mehr.

Angebote: Yoga wird in speziellen Yoga-Schulen, aber auch in vielen Fitnessstudios und sogar in Volkshochulen angeboten. Gesundheitlich vorbelastete Menschen sollten gezielt nach Lehrerinnen oder Lehrern Ausschau halten, die Vini-Yoga anbieten. Diese sehr sanfte Form des Yoga wurde von dem indischen Yogalehrer und Ayurvedaarzt Kishnamacharya (1888–1989) aus dem Hata-Yoga entwickelt und bezeichnet einen Yoga-Stil, der sich nach den individuellen Bedürfnissen und Fähigkeiten der Praktizierenden ausrichtet *(siehe Seite 212)*.

Zehn goldene Regeln für das Üben bei Belastungsintoleranz

1. Führen Sie ein Symptomtagebuch, um Ihre individuelle Belastungsgrenze zu finden.
2. Antizipieren Sie die Auswirkung einer Belastung, also schätzen Sie aufgrund Ihrer Erfahrungen vorab ein, was Sie sich zumuten können und was Sie lieber bleiben lassen sollten.
3. Die Belastung für Ihren Körper ergibt sich immer aus der Summe Ihrer beruflich und sozial erforderlichen geistigen und körperlichen Anstrengungen: Wenn Ihr Job Sie bereits an Ihre Grenzen gebracht hat, verzichten Sie an diesem Tag auf zusätzliche körperliche Aktivitäten. Andernfalls könnte das Zuviel an Belastung einen Crash auslösen.
4. Kurze Übungseinheiten sind besser verträglich als stundenlanges Trainieren und daher zu bevorzugen.
5. Kurze dynamische Belastungen lösen seltener Crashs aus als längere statische.
6. Überfordern Sie sich nicht: Beenden Sie eine Übung, wenn Sie merken, dass sie heute zu viel für Sie ist. Lassen Sie sich nicht von anderen mitreißen, zum Beispiel im Fitnessstudio.
7. Wenn während der Übung Symptome wie Schwindel, Kopf- oder Muskelschmerzen auftreten, brechen Sie sie augenblicklich ab.
8. Überschreiten Sie Ihren anaeroben Schwellenwert nur kurzzeitig, aber besser gar nicht *(siehe Seite 144)*.
9. Steigern Sie Ihre Belastung ausschließlich dann, wenn Sie absolut frei von Symptomen sind.
10. Beherzigen Sie alles, was Sie über Pacing wissen *(siehe Seite 130–139)*.

4

UND WIE GEHT'S WEITER?

Über die ambulanten Rehabilitationsmöglichkeiten haben Sie im dritten Kapitel bereits alles erfahren. Doch welche Möglichkeiten der stationären Rehabilitation gibt es bei Long Covid? Hier finden Sie alle Informationen gebündelt und auf den Punkt gebracht. Auch dass es noch viele Lücken in der Versorgung gibt, wird nicht verschwiegen. Wie geht es weiter, wenn Sie nicht wieder richtig gesund werden und Ihren Job nicht mehr machen können? Alles, was Sie wissen sollten, lesen Sie auf den folgenden Seiten.

IN DIE REHA MIT LONG COVID?

Stationäre Rehabilitationsangebote und ihre möglichen Grenzen

»Soll ich eine Reha antreten?«, »Bringt mir das überhaupt was?«, »Ist die Reha-Klinik in der Lage, auf meine Bedürfnisse einzugehen?«, »Ist mir mit klassischen Reha-Maßnahmen geholfen?« Diese und ähnliche Fragen bewegen viele Menschen, die von Long Covid betroffen sind.

Grundsätzlich ist eine stationäre Rehabilitationsmaßnahme für Long-Covid-Betroffene ein sinnvoller Baustein innerhalb der möglichen Versorgungsangebote. Vor allem Patienten nach einem schweren Akutverlauf, die mit anhaltenden Organschäden zu kämpfen haben, profitieren von etablierten Rehabilitationskonzepten. Durch die Anwendungen und Therapien werden sie schrittweise eine Steigerung ihrer körperlichen Leistungsfähigkeit bemerken können.

Wenn es um vormals völlig gesunde Menschen geht, die einen »milden« Covid-19-Krankheitsverlauf erlebten, dann aber anhaltende gesundheitliche Probleme entwickeln, muss man differenzieren. Wer unter anhaltender Atemnot ohne sonstige Symptome einer postviralen Fatigue leidet, wird von intensivierten Atemtherapien, Bewegungsangeboten und anderen traditionellen Therapiebausteinen, wie sie klassischerweise in vielen Reha-Kliniken auf dem Programm stehen, durchaus profitieren.

Ganz anders ist die Situation der Menschen, die durch die klassischen Symptome einer postviralen Fatigue mit kognitiven Defiziten, Belastungsintoleranz oder autonomer Dysfunktion eingeschränkt sind. Hier fehlen aktuell flächendeckend Konzepte, die den in dieser Form betroffenen Patienten gerecht werden. Das liegt einerseits an strukturellen Gegebenheiten, andererseits an der fehlenden Expertise zum klinischen Bild postinfektiöser Erkrankungen. Es ist zu hoffen, dass sich diese Situation aufgrund der Coronapandemie in naher Zukunft ändern wird.

Rehabilitationseinrichtungen sind inhaltlich Fachgebieten zugeordnet. An den typischen Beschwerden und Einschränkungen des jeweiligen Fachgebiets orientieren sich die Therapiekonzepte und -angebote der Kliniken. Für Long Covid kommen pneumologische, kardiologische, neurologische und psychosomatische Reha-Kliniken infrage. Wird eine Reha beantragt, muss anhand eines Hauptsymptoms beziehungsweise der vordergründigen Einschränkung eine Zuordnung zu einem dieser Fachgebiete erfolgen. Anschließend wird die passende Reha-Klinik ausgewählt. Long Covid ist in diesem Zusammenhang keine Hauptdiagnose, da es keine Zuordnung zu einem der genannten Fachgebiete erlaubt.

Zielsetzung einer Rehabilitationsmaßnahme im Sinne der Kostenträger ist die Verhinderung von andauernder Arbeitsunfähigkeit und Pflegebedürftigkeit sowie damit verbundener Rentenansprüche. Ein Krankheitsbild wie Long Covid, das so viele unterschiedliche Organsysteme betreffen kann, benötigt idealerweise einen interdisziplinären Therapieansatz, also ein eng verzahntes Zusammenarbeiten verschiedener Fachdisziplinen. Da die Angebote der Reha-Kliniken hierzulande fachgebietsbezogen sind, ist dieser enge Austausch nicht ohne Weiteres möglich. In der Regel werden fachspezifische Therapien durch psychotherapeutische Unterstützungsangebote ergänzt, dazu kommen Entspannungs- und Bewegungsangebote. In den klassischen Rehabilitationskonzepten spielen Sport- und Bewegungstherapien eine zentrale Rolle. Die positiven Effekte von dosierter Bewegung sind hinlänglich bekannt und vielfach belegt *(siehe Seite 116–117)*. Daher sind sie unabhängig vom Fachgebiet Bestandteil nahezu jeder Rehabilitationsmaßnahme.

Wichtig für Betroffene mit Belastungsintoleranz

Für die Gruppe der Long-Covid-Betroffenen, die unter einer Belastungsintoleranz leiden, können klassische Anwendungen wie Sport- und Bewegungstherapien fatale Auswirkungen haben. Für diese Patienten müssen alternative Konzepte entwickelt werden. Entscheidend für die richtige Zuweisung zu geeigneten Konzepten ist der Nachweis beziehungsweise Ausschluss der Belastungsintoleranz. Dieser entscheidet darüber, ob aktivierende Therapien möglich sind oder nicht. Für Sie persönlich ist es daher wichtig, die Belastungsintoleranz als Phänomen zu kennen und mit diesem Wissen Therapieangebote während einer Reha-Maßnahme mitzusteuern. Meines Erachtens gehört ein etablierter Fragebogen zur Belastungsintoleranz in jedes Anamnesegespräch vor dem Beginn einer Reha-Maßnahme.

Therapeutische Angebote, die bei einer Belastungsintoleranz zu einer Besserung der Beschwerden beitragen können, sind:

- Atemtherapie und Gesangstherapie,
- Bewegungstherapien (unter Einhaltung der Pacing-Regeln), Schwerpunkt Gleichgewicht, Koordination, Mobilisation des Brustkorbs,
- Ergotherapie mit Riechtraining,
- Erlernen von Entspannungstechniken (autogenes Training, Biofeedback, MBSR, Progressive Muskelrelaxation nach Jacobson, reflektorische Atemtherapie, Yoga),
- Logopädie,
- psychotherapeutische Gesprächsangebote inklusive kognitiver Verhaltenstherapie,
- Anleitung zum Selbstmanagement (Stichwort Pacing),
- sozialmedizinische Beratung.

Überfordern Sie sich nicht

Insgesamt ist es wichtig, dass die Maßnahmen in ihrer Gesamtheit nicht zu einer Überforderung führen. Der sehnliche Wunsch eines Patienten, zur alten Leistungsfähigkeit zurückzukehren, kann dazu führen, dass eine Rehabilitationsmaßnahme den gegenteiligen Effekt hat. Die Verlockung, jedes Angebot zu nutzen, um keine Chance zur Genesung auszulassen, bedeutet möglicherweise bereits ein Zuviel. Es ist daher entscheidend, zunächst die eigenen Grenzen kennenzulernen, um sich dann sicher innerhalb dieser zu bewegen *(siehe Seite 130–144)*. Eine Steigerung der Aktivität sollte immer nur dann erfolgen, wenn man absolut beschwerdefrei ist.

Grenzen stationärer Rehabilitationsangebote

Ob eine stationäre Rehabilitationsmaßnahme und die Aufnahme in einer entsprechenden Klinik bewilligt werden kann, ist vom Grad der Mobilität und Selbstversorgungsfähigkeit des Patienten abhängig. Der Barthel-Index *(siehe Seite 213)* ist ein etabliertes Bewertungsverfahren (Fragebogen), um systematisch zu erfassen, wie pflegebedürftig ein Mensch ist, beziehungsweise wie selbstständig er folgende Verrichtungen ausüben kann: An- und Auskleiden, Baden, Bett-(Roll)-Stuhl-Transfer, Essen, Gehen (Rollstuhlfahren) in der Ebene, Toilettenbenutzung, Treppensteigen, Stuhlkontrolle, Urin-

kontrolle und Waschen. Abhängig davon, ob die betroffene Person in der Lage ist, diese Tätigkeiten allein oder mit Hilfe auszuführen, werden Punkte vergeben. Allerdings lässt der Index keine Aussage über die geistigen und kognitiven Fähigkeiten eines Menschen zu – also ob er beispielsweise komplexe Tätigkeiten ausführen kann. Außerdem ist das Krankheitsbild bei Long Covid und ME/CFS dadurch gekennzeichnet, dass Alltagsfähigkeiten in einem stark schwankendem Ausmaß beeinträchtigt sind.
Der Fragebogen bildet aber nur den Zustand zum Zeitpunkt der Erfassung ab.

> Nur wer sich weitgehend selbst versorgen kann, ist rehafähig.

Voraussetzung für die Inanspruchnahme einer stationären Rehabilitationsmaßnahme ist in aller Regel ein Barthel-Index von 70. Das entspricht einem Zustand, in dem sich ein Mensch weitestgehend selbstständig versorgen und an Therapieangeboten teilnehmen kann. Patienten, die dazu nicht in der Lage sind, weil ihre Mobilität eingeschränkt ist oder sie Hilfe bei der Körperpflege benötigen, gelten als »nicht rehafähig«. Für diese Patienten besteht daher eine Versorgungslücke. Reha-Kliniken sind aufgrund mangelnder Finanzierung personell nicht so ausgestattet, dass sie eine intensive Pflege und Betreuung gewährleisten können.

Wie könnte man dieses Problem lösen?

Im Rahmen neurologischer Früh-Rehabilitationskonzepte[1] bestehen Möglichkeiten, auch Patienten zu versorgen, die einen erhöhten Betreuungsaufwand benötigen. Es gibt dort nach der Akutbehandlung stufenförmig aufgebaute Therapiekonzepte, die mit sehr intensiver medizinischer und pflegerischer Betreuung beginnen und dann die allmähliche Entwicklung von Alltagskompetenzen zum Ziel haben. Dadurch kann eine verbesserte Teilhabe am Alltags- und Sozialleben oder eine Einschränkung der Pflegebedürftigkeit erreicht werden. Eine Anlehnung an dieses Konzept würde eine Lösung für alle von Long Covid Betroffenen unabhängig vom Schweregrad der Erkrankung darstellen. ME/CFS als neurologisch verortetes Krankheitsbild sollte unbedingt in den Katalog der neurologischen Rehabilitation aufgenommen werden, was eine bessere Versorgung schwer Erkrankter ermöglichen würde. Zudem müssten Kliniken räumlich (ruhige Einzelzimmer mit Verdunkelungsmöglichkeiten) so ausgestattet werden, dass sie die fachgerechte Versorgung schwer an ME/CFS erkrankter Patienten ermöglichen können. Aktuell gibt es keinerlei Angebote für diese Patienten.

SOZIALMEDIZINISCHE FRAGEN

Long Covid und die Folgen für das weitere Leben

Wie funktioniert die Wiedereingliederung nach langer Krankheit oder bei chronischen Erkrankungen? Was ist zu tun, wenn Sie Ihren bisherigen Beruf nicht mehr ausüben können? Wer kann bei Long Covid auf eine Anerkennung als Berufskrankheit oder Arbeitsunfall hoffen? Was bedeutet Erwerbsminderung? Wer zahlt was? Einige der wichtigsten Fragen werden hier beantwortet.

Immer dann, wenn Sie aufgrund einer Erkrankung medizinische Leistungen in Anspruch nehmen müssen, stellt sich die Frage nach dem Kostenträger: Wer zahlt die Akutbehandlung, wer die Rehabilitation – und wer ist für eventuelle Rentenzahlungen durch eine Erwerbsminderung zuständig? Innerhalb des Sozialversicherungssystems der Bundesrepublik Deutschland tragen diese Kosten entweder die gesetzliche Krankenversicherung (GKV), eine private Krankenversicherung (PKV) oder der Rentenversicherungsträger, ein berufsständiges Versorgungswerk oder eine Berufsgenossenschaft (BG) und die Pflegeversicherung.

Die Kostenträger

Die gesetzliche Krankenversicherung GKV ist die zentrale Säule unseres Sozialversicherungssystems. Leistungen der GKV unterliegen staatlichen Regularien hinsichtlich ihrer Aufgaben und Leistungserbringung.[2] Die Leistungen der verschiedenen »Gesetzlichen« unterscheiden sich daher grundsätzlich nicht. Teilweise werden Mehrleistungen oder Wahltarife angeboten, für die gesonderte Beiträge erhoben werden. Aktuell sind etwa 90 Prozent der Bevölkerung hierzulande gesetzlich versichert.

Die gesetzlichen Krankenversicherungen finanzieren sich nach dem Solidarprinzip: Jede versicherte Person hat den gleichen Leistungsanspruch.

Die Versicherungsbeiträge bemessen sich am Einkommen. Stand 1. Januar 2022 gab es in Deutschland 97 Krankenkassen: 72 Betriebskrankenkassen, elf Allgemeine Ortskrankenkassen, sechs Innungskrankenkassen und sechs Ersatzkassen, die Sozialversicherung für Landwirtschaft, Forsten und Gartenbau sowie die Deutsche Rentenversicherung Knappschaft-Bahn-See. Die meisten Bundesbürger (75 Prozent) sind bei den Allgemeinen Ortskrankenkassen oder Ersatzkassen versichert. Im Fall einer Erkrankung umfassen die Leistungen der gesetzlichen Krankenversicherungen alle medizinischen Maßnahmen, die zur Diagnostik und Therapie dieser Erkrankung notwendig sind. Der Umfang der abrechenbaren Maßnahmen wird durch den gemeinsamen Bundesausschuss der Krankenkassen (G-BA) festgelegt. Neben der ärztlichen Behandlung umfasst der Maßnahmenkatalog Leistungen für Arzneimittel, Leistungen zur medizinischen Rehabilitation ebenso wie Leistungen im Rahmen von Belastungserprobungen und Wiedereingliederungen. Auch Krankengeldzahlungen sind Leistung der GKV.

- **Private Krankenversicherungen** unterliegen nicht der staatlichen Regulierung, sondern handeln nach privatwirtschaftlichen Gesichtspunkten. Hinsichtlich der Beitragsbemessung agieren sie nach dem Äquivalenzprinzip: Beiträge werden unabhängig vom Einkommen nach einer Risikoeinschätzung bemessen. Daher sind diese Leistungen vom einzelnen Versicherer und der individuellen Versicherungspolice abhängig.

- **Rentenversicherungen** gewähren neben der Zahlung von Altersrenten auch Renten wegen Erwerbsminderungen sowie Leistungen der medizinischen und beruflichen Rehabilitation. Prinzipiell geht es dabei um Leistungen zum Erhalt der Erwerbsfähigkeit. Träger der gesetzlichen Rentenversicherung sind die Deutsche Rentenversicherung Bund (Berlin), die Deutsche Rentenversicherung Knappschaft-Bahn-See (Bochum) sowie Regionalträger der Deutschen Rentenversicherung.

- **Berufsständige Versorgungswerke** bilden für kammerfähige freie Berufe (Ärzte, Apotheker, Architekten, Notare, Rechtsanwälte, Steuerberater, Ingenieure, Wirtschaftsprüfer, Psychotherapeuten) die Pflichtversicherung adäquat zur gesetzlichen Rentenversicherung. Das bedeutet, sie sind Kostenträger für Rehabilitationsmaßnahmen, wenn die Erkrankung nicht als Berufserkrankung anerkannt ist. Sobald eine Anerkennung als Berufskrankheit oder Arbeitsunfall vorliegt, ist die Berufsgenossenschaft Kostenträger.

- **Pflegeversicherungen** erbringen im Fall einer Pflegebedürftigkeit die Versicherungsleistung. Im konkreten Fall einer Covid-19-Erkrankung kommen alle oben beschriebenen Kostenträger hinsichtlich einer Leistungserbringung infrage.

Anerkennung von Covid-19 als Berufserkrankung oder Arbeitsunfall

Eine Covid-19-Erkrankung kann prinzipiell einen Versicherungsfall der gesetzlichen Unfallversicherung (Berufsgenossenschaft BG) darstellen. Dabei unterscheidet man zwischen der Anerkennung als Berufserkrankung oder als Arbeitsunfall. Prinzipiell ist beides möglich.

Covid-19 wird dann als Berufserkrankung anerkannt, wenn sich Beschäftigte aus den Bereichen des Gesundheitsdienstes, der Wohlfahrtspflege oder von Laboratorien mit SARS-CoV-2 infizieren und an Covid-19 erkranken. Die Anerkennung der Covid-19-Erkrankung setzt grundsätzlich das Bestehen zumindest milder Symptome voraus. Aber auch wenn erst zeitverzögert Symptome auftreten, ist eine Anerkennung möglich. Grundsätzlich müssen folgende Kriterien erfüllt sein:

- Die Infektion muss durch einen positiven PCR-Test nachgewiesen worden sein.
- Der Kontakt zur infizierten Person muss nachweislich im beruflichen Umfeld stattgefunden haben. Diese Person muss benannt werden können.
- Es müssen relevante Krankheitszeichen bestehen.

Für alle anderen Berufsgruppen gestaltet sich die Anerkennung schwieriger, weil der Beweis für ähnliche hohe Infektionsrisiken wie in den genannten Bereichen in Zweifel gezogen wird. Betroffene müssen nachweisen, dass sie sich im beruflichen Umfeld angesteckt haben. Dies ist nicht immer einfach und zweifelsfrei möglich. Es bedarf der Nennung einer einzigen Indexperson. Der Grund: Die Berufsgenossenschaften benötigen auf der Unfallmeldung den Namen einer einzigen Person, auch wenn potenziell mehrere Menschen als Indexperson infrage kommen. Ein Beweis, dass eine Infektion nicht im häuslichen Umfeld stattgefunden haben kann, muss gegebenenfalls über die Hausärztin oder den Hausarzt, Familienmitglieder oder Mitbewohner erfolgen. Es empfiehlt sich daher, bereits beim Verdacht einer Ansteckung im beruflichen Kontext (für Kinder gilt das Gleiche im schulischen Umfeld) auf einen PCR-Nachweis der Infektion zu drängen. Die Anerkennung wird ansonsten ungleich schwieriger. Das Problem: Im Rahmen restriktiver Teststrategien, hoher Infektionszahlen in der Bevölkerung und inkonsequenter Quarantäne- und Isolationsregeln erfolgt der PCR-Nachweis immer seltener, je länger die Pandemie andauert. Er bleibt aber oft Voraussetzung, um Zugang zu Post-Covid-Ambulanzen zu erhalten und um Leistungen der Sozialversicherungsträger in Anspruch nehmen zu können. Hinsichtlich der Leistungserbringung ist es unerheblich, ob die Erkrankung als Berufskrankheit oder Arbeitsunfall anerkannt wird.

Zu Arbeitsunfällen gehören außerdem Ansteckungen, die auf dem Weg zum Arbeitsplatz (Wegeunfall) passiert sind, zum Beispiel in Fahrgemeinschaften oder in öffentlichen Verkehrsmitteln. Prinzipiell muss die Infektion Folge der versicherten Tätigkeit sein. Achtung: Auch in diesen Fällen muss die Indexperson der Ansteckung benannt werden können.

Wer ist zuständig?

Für Angehörige öffentlicher Träger ist dies die regionale Unfallkasse, für kirchliche oder private Träger ist es die Berufsgenossenschaft *(siehe DGUV, Seite 212)* und für Gesundheitsdienst und Wohlfahrtspflege die Berufsgenossenschaft für Gesundheitsdienst und Wohlfahrtspflege BGW *(siehe Seite 212)*. Die Meldung beim zuständigen Kostenträger erfolgt in der Regel über die Ärztin oder den Arzt oder den Arbeitgeber. Sie können die Erkrankung aber auch selbst anzeigen. Die Erfahrung zeigt, dass Anträge, die von Ärzten und Arbeitgebern gestellt werden, unkomplizierter behandelt werden. Die Leistungen der Berufsgenossenschaften entsprechen prinzipiell zunächst denen der gesetzlichen Krankenversicherungen und orientieren sich an deren Leistungskatalogen. Im Allgemeinen erfolgen ihre Leistungen aber in weiterem Umfang.

Gesetzliche Absicherung bei Arbeitsunfähigkeit

So sieht die gesetzliche Absicherung im Fall einer Arbeitsunfähigkeit von gesetzlich versicherten Arbeitnehmern aus:

- In den ersten sechs Wochen erhalten Sie Ihr gewohntes Entgelt von Ihrem Arbeitgeber. Ab der siebten Woche erhalten Sie Krankengeld von Ihrer zuständigen Krankenkasse *(siehe Seite 213)*. Dieses bemisst sich an Ihrem regelmäßigen Bruttoentgelt (Entgelt vor jeglicher Form von Abzügen). Es beträgt 70 Prozent von diesem, höchstens aber 90 Prozent Ihres letzten Nettoeinkommens. Das Krankengeld ist nach oben begrenzt. Die Leistungsbemessungsgrenze liegt bei 4827,50 Euro im Monat (Stand 2022). Damit beläuft sich das Höchstkrankengeld im Jahr 2022 auf 112,88 Euro pro Kalendertag.

➤ Die Krankengeldzahlung ist auf 78 Wochen innerhalb von drei Jahren aufgrund derselben Erkrankung begrenzt. Die ersten sechs Wochen der Lohnfortzahlung im Krankheitsfall werden mitgerechnet.

➤ Auch dann, wenn die Unfallkassen Kostenträger sind, zahlt Ihre Krankenkasse Ihr Krankengeld. Diese ist erstens »vorleistungspflichtig« bis zur Anerkennung der Erkrankung als Berufskrankheit. Und zweitens nutzt man hier Synergien, sodass auch nach der Anerkennung die Krankenkasse weiter die Stelle ist, die das Krankengeld auszahlt.

➤ Die Krankengeldleistung der Unfallkassen heißt Verletztengeld. Es beträgt 80 Prozent des letzten Bruttoeinkommens und hat je nach Unfallversicherungsträger unterschiedliche Bemessungsgrenzen. Der Höchst-betrag ergibt sich aus dem Höchst-Jahresarbeitsverdienst und liegt deutlich über der Höchstgrenze, an der das Krankengeld bemessen wird.

➤ Kranken- und Verletztengeld werden auch während der Phase der beruflichen Wiedereingliederung gezahlt.

➤ Verletztengeld kann prinzipiell auch über den Zeitraum von 78 Wochen gezahlt werden, solange die Erkrankung weiterhin besteht und eine Anerkennung als erwerbsmindernde Erkrankung mit entsprechender Rentenzahlung aussteht und eine positive Genesungstendenz zu verzeichnen ist. Sollte die Zahlung des Verletztengeldes kommentarlos eingestellt werden, hilft Ihnen aktuell leider nur ein Anwalt.

➤ Eine sozialgerichtliche Rechtsprechung mit Anerkennung des Post-Covid-Syndroms (Long Covid) als erwerbsmindernde Diagnose mit daraus resultierenden Rentenansprüchen steht aus. Kostenträger verweisen auf unscharfe oder fehlende Diagnosekriterien und mangelnde Erfahrung mit der Dauer der Erkrankung.

- Bei länger dauernder Arbeitsunfähigkeit aufgrund eines Post-Covid-Syndroms ist es sinnvoll, einen Antrag auf Anerkennung einer Schwerbehinderung beim zuständigen Versorgungsamt zu stellen. Erhält man nach Begutachtung der eingereichten medizinischen Befunde die Anerkennung von einem Grad der Behinderung (GdB) von mindestens 30, ist ein Antrag auf Gleichstellung beim zuständigen Arbeitsamt möglich und zu empfehlen. Erfolgt die Gleichstellung mit behinderten Menschen (mindestens GdB von 50), kommen gesonderte Rechte gegenüber dem Arbeitgeber – den Kündigungsschutz betreffend – zum Tragen. Dieser Kündigungsschutz gilt bereits ab dem Tag der Antragstellung auf Anerkennung einer Schwerbehinderung bis zur endgültigen Feststellung und damit auch im Widerspruchsfall während des laufenden Verfahrens.

Seriöse Beratung zum Thema Krankengeld erhalten Sie bei den Verbraucherzentralen und bei Ihrer Krankenkasse.

- Kurz vor Ablauf von 78 Monaten erhalten Sie ein Schreiben Ihrer Krankenkasse zur sogenannten Aussteuerung. Diese bedeutet das Ende der Krankengeldzahlung. Sie werden darin aufgefordert, sich mit Ihrem zuständigen Arbeitsamt in Verbindung zu setzen.

- Sollten nach Ablauf der 78 Wochen keine Rentenzahlungen erfolgen, kommt die sogenannte Nahtlosigkeitsregelung zum Tragen. Diese bedeutet die Zahlung des »Arbeitslosengeldes bei Arbeitsunfähigkeit«. Dies ist eine besondere Form des Arbeitslosengeldes, in der Ihre Krankenversicherung fortbesteht. Die Beiträge werden von der Agentur für Arbeit entrichtet. Das Arbeitslosengeld wird gezahlt, bis sich Zahlungen im Rahmen der Erwerbsminderung anschließen oder die Arbeitsunfähigkeit beendet wird, weil Sie wieder gesund sind. Sie gelten während dieser Zeit weiter als beschäftigt, ein bestehender Arbeitsvertrag bleibt von dieser »Arbeitslos-Meldung« unberührt. Voraussetzung ist die Erfüllung der üblichen Zugangsvoraussetzungen für das Arbeitslosengeld (Einzahldauer und so weiter). Werden diese Voraussetzungen nicht erfüllt, besteht gegebenenfalls Anspruch auf Arbeitslosengeld 2 (ALG 2) oder Sozialhilfe. Hinweise zu den Voraussetzungen für die Zahlung des Arbeitslosengelds finden Sie auf der Website der Bundesagentur für Arbeit *(siehe Seite 212)*.

- Wenn Ihre Arbeitsunfähigkeit mehr als sechs Wochen innerhalb eines Jahres andauert, ist Ihr Arbeitgeber zu einem BEM-Gespräch verpflichtet. BEM steht für berufliche Eingliederungsmaßnahme. Maßnahmen der medizinischen Rehabilitation und für das Erlangen der Teilhabe am Arbeitsleben werden zielgerichtet gefördert, um langfristige Arbeitsunfähigkeiten zu vermeiden. Unterstützend werden Integrationsämter tätig, wenn die Anerkennung einer Schwerbehinderung oder eine Gleichstellung vorliegt. So wären die Anpassung des Arbeitsumfeldes oder eine Anpassung der Arbeitszeiten (Schichtdienste) mögliche Maßnahmen zur Wiedereingliederung. Die gesetzliche Rentenversicherung ist Ansprechpartner für Leistungen zur Teilhabe am Arbeitsleben (ehemals »Berufsfördernde Leistungen«) sowie für Leistungen zur medizinischen Rehabilitation. Leistungsträger für die begleitenden Hilfen im Arbeitsleben sind die Integrationsämter.[3]

- Wenn Sie in einem Angestelltenverhältnis tätig sind, ist es sinnvoll, Kontakt mit der Schwerbehindertenvertretung Ihres Unternehmens aufzunehmen. Dort werden Sie hinsichtlich Ihrer Rechte und der Formalitäten beraten. Ab dem Zeitpunkt, zu dem Sie einen Antrag auf Schwerbehinderung stellen, finden BEM-Gespräche unter Beteiligung der Schwerbehindertenvertretung statt.

Wo Sie Beratung finden können

Aktuell besteht in sozialrechtlichen Fragen noch immer große Unsicherheit bei Betroffenen und Beratern von Kranken-, Unfall- und Rentenkassen. Die Aussagen, die getroffen werden, sind uneinheitlich und vom Berater abhängig, was zur Verunsicherung aller Parteien beiträgt. Die Kostenträger sind in ihren Strukturen aufgrund der hohen Zahl an Anträgen zu Arbeits-, Erwerbs- oder Berufsunfähigkeiten überfordert, was Verzögerungen bei der Bearbeitung zur Folge hat. Diese Situation führt bei vielen Betroffenen zu existenziellen Engpässen. Es bleibt zu hoffen, dass es in absehbarer Zeit zur Anerkennung des Post-Covid-Syndroms (Long Covid) als erwerbsmindernde Diagnose kommt. Bis dahin ist es sinnvoll, sich beraten zu lassen.

Der Sozialverband VdK Deutschland bietet Beratung zu sozialrechtlichen Fragen an *(siehe Seite 212)*. Die Inanspruchnahme von Leistungen ist allerdings abhängig vom Datum des Beitritts. Es ist daher sinnvoll, sich frühzeitig Zugang zu den Angeboten zu sichern.

Eine weitere Anlaufstelle ist die Ergänzende unabhängige Teilhabeberatung EUTB, die Menschen mit bestehender oder drohender Behinderung deutschlandweit zu Fragen der Rehabilitation und Teilhabe unterstützt *(siehe Seite 212)*.

Regionale Selbsthilfegruppen können dabei helfen, länderspezifische und Angebote vor Ort für Menschen zu finden, die unter Long Covid leiden. Einen Link zur Liste aller Corona-Selbsthilfegruppen in Deutschland, Österreich und der Schweiz finden Sie im Anhang *(siehe Seite 213)*.

Die Europäische Agentur für Sicherheit und Gesundheitsschutz am Arbeitsplatz hat EU-Leitfäden veröffentlicht, die, getrennt für Beschäftigte und Führungskräfte, Anleitung bieten, wie eine Wiederaufnahme der beruflichen Tätigkeit gelingen kann und auf welche Besonderheiten zu achten ist *(siehe Seite 213)*.

Arbeitsunfähigkeit – berufliche Leistungsunfähigkeit

Wenn es den Betroffenen nicht möglich ist, ihrer gewohnten beruflichen Tätigkeit nachzugehen, sind sie **arbeitsunfähig erkrankt.** Die Arbeitsunfähigkeit wird durch einen Haus- oder Facharzt festgestellt.

Eine weitaus gravierendere Einschränkung ist es, keine berufliche Leistungsfähigkeit mehr zu haben, denn dies bedeutet, dass Erkrankte zum Zeitpunkt der Beurteilung nicht mehr in der Lage sind, irgendeine berufliche Tätigkeit auszuüben **(Erwerbsunfähigkeit).** Eine solche Entscheidung begründet einen Rentenanspruch und erfolgt frühestens nach Ablauf des Bezugs von Krankengeld, also nach 78 Wochen Erkrankungsdauer aufgrund derselben medizinischen Diagnose. Da die Entscheidung einer beruflichen Leistungsunfähigkeit eine große Tragweite hat und gegebenenfalls in die Erwerbsminderungsrente führt, wenn das gesetzliche Rentenalter noch nicht erreicht ist, gehen dieser Entscheidung umfangreiche ärztliche und/oder psychotherapeutische Behandlungsbemühungen ambulanter und häufig auch stationärer Art voraus.

NACHWORT

Während der Recherche zu diesem Buch habe ich viel gelernt. Gerade Long Covid und ME/CFS kann man tatsächlich nur verstehen, wenn man eine rein symptombezogene Denkweise aufgibt. Wir wissen bereits viel darüber, welche Schäden SARS-CoV-2 im Körper hinterlässt. Auch das Bild über die Ursachen wird konkreter. Grundlagenforschung und Therapiestudien sind jedoch von öffentlicher Finanzierung abhängig. Long Covid droht für viele Betroffene in einer langen, manchmal lebenslänglichen Abhängigkeit und Behinderung zu enden. Das wird unsere Sozialsysteme enorm belasten. Wir müssen die Menschen für dieses Thema sensibilisieren, doch gute gesundheitliche Aufklärung und Kommunikation sind leider selten. Dabei sind sie die Grundlage jeder Prävention. Sie sind Voraussetzung dafür, dass die Menschen die erforderlichen Maßnahmen verstehen und mittragen und gesundheitliche Empfehlungen nicht als aufgezwungen, sondern als richtigen Weg begreifen, der im Konsens erarbeitet wurde. Eigenverantwortung kann nur von aufgeklärten Menschen gelebt werden.

DANK

Dieses Buch war nur möglich durch den Austausch mit Betroffenen. Sein Nutzen wäre begrenzt, würde es allein auf meiner Geschichte beruhen. So ist Grundlage aller Schilderungen einerseits der enge Austausch mit Betroffenen, andererseits die Möglichkeit, über soziale Medien den Zugang zu einer Fülle an Informationen zu erhalten. Mein erster Dank gilt meinem Bruder Christian, der mich ermutigt hat, mit meiner Geschichte an die Öffentlichkeit zu gehen, und der mich auf diesem Weg bis heute begleitet. »Long COVID Deutschland« danke ich dafür, dass ich Teil des Teams sein darf. Viele Strukturen bestanden bereits, bevor ich zu euch stieß. Ich verneige mich tief vor dem, was dort von Betroffenen für Betroffene erreicht und geleistet wird. Auch der Austausch mit Kollegen ist unendlich bereichernd. So ist der regelmäßige Diskurs Grundlage dafür, dass ich mir eine Meinung bilden kann.
Der letzte Satz soll Janette Schroeder gehören. Ohne dich, Janette, würde es dieses Buch nicht geben (oder es wäre ein heilloses Chaos). Ich danke dir für deine endlose Geduld und jede Anregung. Es war mir eine Ehre!

REGISTER

QUELLENNACHWEIS

Kapitel 1 Was ist Long Covid?

1 https://mobile.twitter.com/elisaperego78/status/1263172084055838721

2 Rajan, Slina et al.: *In the wake of the pandemic. Preparing for Long COVID.* Policy Brief 39, https://apps.who.int/iris/bitstream/handle/10665/339629/Policy-brief-39-1997-8073-eng.pdf; deutsche Zusammenfassung: https://sciencetaskforce.ch/wp-content/uploads/2020/11/Moegliche_Langzeitfolgen_einer_Sars-Cov-2-Infektion.pdf

3 *Long COVID: Der lange Schatten von COVID-19.* Dtsch. Aerztebl. 2020; 117(49): A-2416/ B-2036

4 Huang, C. et al.: *6-month consequences of COVID-19 in patients discharged from hospital: a cohort study.* The Lancet, Jan. 8, 2021

5 Hartig, Dr. Frank: *Zielorgan Lunge. Tauchen nach Covid-19-Erkrankung?* WETNOTES Nr. 36, Juni 2020

6 Metzl, Jordan D.: *Exercise After Covid-19? Take It Slow.* The New York Times, Nov. 17, 2020

7 Bagheri, G. et al: *An upper bound on one-to-one exposure to infectious human respiratory particles.* Proceedings of the National Academy of Sciences, Dec. 7, 2021; deutsche Zusammenfassung: *So gut schützen Masken.* Max-Planck-Gesellschaft, Dez. 2, 2021

8 Bagheri, G. et al. (2021)

9 Puhach, O., Adea, K., Hulo, N. et al. *Infectious viral load in unvaccinated and vaccinated individuals infected with ancestral, Delta or Omicron SARS-CoV-2. Nature Medicine,* April 08, 2022

10 Su, Y.; Yuan, D.; Chen, D.G. et al.: *Multiple early factors anticipate post-acute COVID-19 sequelae.* Cell, Jan. 24, 2022

11 Schlenger, Ralf L.: SARS-CoV-2: *Was Superspreader auszeichnet.* Dtsch. Aerztebl. 2021; 118(11): A-572 / B-481

12 *Corona-Datenspende-App 2.0,* Robert-Koch-Institut, www.rki.de

13 Möhner, M.; Wolik, A.: *Berufs- und branchenbezogene Analyse des COVID-19-Risikos in Deutschland.* ASU Zeitschrift für medizinische Prävention, 01-2021 und Wachtler, B.; Neuhauser, H.; Haller, S. et al.: *Infektionsrisiko mit SARS-CoV-2 von Beschäftigten in Gesundheitsberufen während der Pandemie.* Dtsch. Aerztebl. 2021; 118: 842-3

Kapitel 2 Der ganze Mensch ist betroffen

1 Patone, M.; Mei, Xue W.; Handunnetthi L. et al.: *Risks of myocarditis, pericarditis, and cardiac arrhythmias associated with COVID-19 vaccination or SARS-CoV-2 infection.* Nature Medicine, 28, 410–422 (2022)

2 Larsen, N. W.; Stiles, L. E.; Shaik R. et al.: *Characterization of Autonomic Symptom Burden in*

Long COVID: A Global Survey of 2,314 Adults. DOI: https://doi.org/10.1101/2022.04.25.22274300

3 Puntmann, V. O.; Carerj, M. L.; Wieters, I. et al.: *Outcomes of Cardiovascular Magnetic Resonance Imaging in Patients Recently Recovered From Coronavirus Disease 2019 (COVID-19).* DOI: 10.1001/jamacardio.2020.3557

4 Grätzel, Ph.: *Herzschäden durch COVID-19 – Grund zur Vorsicht, aber kein Grund zur Panik.* Kardiologie.org, 19.09.2020

5 Russo, A.; Tellone, E.; Barreca, D. et al.: *Implication of COVID-19 on Erythrocytes Functionality: Red Blood Cell Biochemical Implications and Morpho-Functional Aspects.* Int J Mol Sci. 2022, 23(4): 2171. DOI: 10.3390/ijms23042171

6 Kubánková, M.; Hohlberger, B.; Hoffmanns, J. et al.: *Veränderte Blutzellen könnten zu Long Covid führen.* Max-Planck-Gesellschaft, Juni 28, 2021

7 Hennig, T; Prusty, A. B.; Kaufer B. B. et al.: *Selective inhibition of miRNA processing by a herpesvirus-encoded miRNA.* Nature 605, 539–544 (2022)

8 Bungenberg, J.; Humkamp, K., Hohenfeld, C. et al.: *Long COVID-19: Objectifying most self-reported neurological symptoms.* Ann Clin Transl Neurol. 2022 Feb; 9(2): 141–154

9 NeuroNation-Blog: https://blog.neuronation.com/de/schlaf-entgiftet-das-gehirn/

10 www.ukbiobank.ac.uk/explore-your-participation/contribute-further/imaging-study

11 Bungenberg et al., (Feb. 2022)

12 Peter, R. S.; Nieters, A.; Kräusslich, H.-G. et al.: *Prevalence, determinants, and impact on general health and working capacity of post-acute sequelae of COVID-19 six to 12 month after infection: a population-based retrospective cohort study from southern Germany.* medRxiv, 2022, March 15

13 https://www.wsj.com/articles/long-covid-patients-report-vibrations-tremors-my-body-is-moving-inside-its-jolting-11640098486

14 Mombaerts, P.; Rösch, Dr. H.: *SARS-CoV-2 infiziert Stützzellen im Riechepithel von COVID-19-Patienten.* Max-Planck-Gesellschaft, 24 Nov, 2021

15 Hohberger, B.: *Weltweit erster Heilversuch eines Patienten mit Long-COVID-Syndrom an Erlanger Augenklinik erfolgreich durchgeführt.* FAU Friedrich-Alexander-Universität Erlangen-Nürnberg, 2. Juli 2021

16 Rauen, T.; Müller-Keuker, J.: *Sars-CoV-2 geht ins Auge.* Max-Planck-Gesellschaft, 24. März 2022

17 Di Pierro F., Iqtadar S., Khan A., et al. (2021b): *Potential Clinical Benefits of Quercetin in the Early Stage of COVID-19: Results of a Second, Pilot, Randomized, Controlled and Open-Label Clinical Trial.* Int J Gen Med. 2021; 14:2807-2816. 24 Jun, 2021

18 Scheibenbogen et al. (2019): *Chronisches Fatigue-Syndrom/CFS – Praktische Empfehlungen zur Diagnostik und Therapie.* Ärzteblatt Sachsen, 26–30, Sächsische Landesärztekammer, Dresden

19 Deutsche Gesellschaft für ME/CFS e.V. www.mecfs.de/was ist-me-cfs/

20 Scheibenbogen et al. (2019)

21 Kedor, C.; Freitag, H.; Meyer-Arndt, L. A. et al.: *Chronic COVID-19 Syndrome and Chronic Fatigue Syndrome (ME/CFS) following the first pandemic wave in Germany: a first analysis of a prospective observational study.* medRxiv(2021)

22 Lam, M. H. B.; Wing, Y. K.; Yu, M. W. M. et al.: *Mental morbidities and chronic fatigue in severe acute respiratory syndrome survivors: long-term follow-up.* Archives of internal medicine, (2009) 169(22), 2142-2147

23 Renz-Polster, H.; Tremblay, M.-E.; Bienzle, D., et al.: *The Pathobiology of Myalgic Encephalomyelitis/Chronic Fatigue Syndrome: The Case for Neuroglial Failure.* Front. Cell. Neurosci., 09 May, 2022

24 Kanadische Kriterien: https://cfc.charite.de/fileadmin/user_upload/microsites/kompetenzzentren/cfc/Landing_Page/Kanadische_Kriterien_mitAuswertung.pdf

25 van Campen, C.; Verheugt, F. Rowe P. et al.: *Cerebral blood flow is reduced in ME/CFS during head-up tilt testing even in the absence of hypotension or tachycardia: A quantitative, controlled study using Doppler echography.* Clin. Neurophysiol. Pract. 5: 50-8, Feb 8, 2020

26 Handkraftmessung: https://cfc.charite.de/fileadmin/user_upload/microsites/kompetenzzentren/cfc/Landing_Page/Hand_Dynamometer_Test.pdf

27 Jäkel, B.; Kedor, C.; Grabowski, P. et al.: *Hand grip strength and fatigability: correlation with clinical parameters and diagnostic suitability in ME/CFS.* J Transl Med. 2021; 19: 159

28 WHO: ICD-10 Kapitel V (F). Diagnostische Kriterien für Forschung und Praxis. 2004, S. 122.

29 ICD-10: F43.1

30 WHO (2004), S. 121

Kapitel 3
Leben mit Long Covid

1 Stevens, S.; Snell, C.; Stevens, J. et al.: *Cardiopulmonary Exercise Test Metholdology for Assessing Exertion Intolerance in Myalgic Encephalomyelitits/Chronic Fatigue Syndrome.* Front. Pediatr., 218 Sep 4

2 *Positionspapier „Return to sport" während der aktuellen Coronavirus-Pandemi (SARS-CoV-2/ COVID-19)* – Kurzform: https://cdn.dosb.de/user_upload/Leistungssport/Dokumente/Return_to_Sport_SARS-CoV-2_Stellungnahme_DGSP_DOSB_Kurversion_11052020.pdf

3 Beigel, D.: *Traumhafte Bewegungen.* Verlag modernes lernen, Dortmund

4 Studienergebnisse des Projektes vom Hessischen Kultusministerium 2007–2012 https://zfs.bildung.hessen.de/bewegungsfoerdernde_schule/index.html

5 Hautzinger, M.: *Kognitive Verhaltenstherapie bei Depressionen.* Beltz 2021; Wilken, B.: *Methoden der kognitiven Umstrukturierung.* Kohlhammer 2018

6 Shapiro, F.: *EMDR – Grundlagen und Praxis.* Junfemann Verlag 2022; Hofmann, A.: *EMDR: Praxishandbuch zur Behandlung traumatisierter Menschen.* Thieme 2014

7 Tesarz, J.; Seidler, G. H., Eich, W.: *Schmerzen behandeln mit EMDR.* Klett-Cotta 2015, S. 19.

8 Tesarz (2015)

9 Tesarz (2015)

10 Taub, P. R.; Zadourian, A.; Lo, H. C. et al.: *Randomized Trial of Ivabradine in Patients With Hyperadrenergic Postural Orthostatic Tachycardia Syndrome.* JACC Feb 23, 2021; Vazquez J.; *LaFee, S.: Exiting Heart Failure Drug May Treat Potential COVID-19 Long-Hauler Symptom.* Feb 15, 2021

11 https://www.praxisvita.de/jon-kabat-zinn-von-der-wissenschaft-zur-achtsamkeit-14565.html

12 www.reflektorische-atemtherapie.de

Kapitel 4
Und wie geht's weiter?

1 https://www.qualitaetskliniken.de/reha-haeufige-fragen/neurologische-reha/

2 www.vdek.com/vertragspartner/leistungen/krankengeld/_jcr_content/par/download_1474217232/file.res/Gemeinsames_Rundschreiben_03.12.2020.pdf

3 https://www.deutsche-rentenversicherung.de/DRV/DE/Experten/Arbeitgeber-und-Steuerberater/BEM/bem_index.html

ADRESSEN

ATEM – Der Berufsverband e.V.
Möckernstraße 67, 10965 Berlin
www.bvatem.de

AWMF Arbeitsgemeinschaft der Wissenschaftlichen Medizinischen Fachgesellschaft; www.awmf.org

S1-Leitlinie Post-COVID/Long-COVID Download-Link: Langfassung
www.awmf.org/uploads/tx_szleitlinien/020-027l_S1_Post_COVID_Long_COVID_2021-07.pdf

Patientenleitlinie
www.awmf.org/uploads/tx_szleitlinien/020-027p_S1_Post_COVID_Long_COVID_2021-12.pdf

Berufsverband der Yogalehrenden in Deutschland e.V.
Über die Website des BDYoga können Sie gezielt nach Yoglehrenden der verschiedenen Yogastile in Ihrer Nähe suchen. www.yoga.de

BGW Berufsgenossenschaft für Gesundheitsdienst und Wohlfahrtspflege; www.bgw-online.de

Bundesagentur für Arbeit
Informationen zu finanziellen Hilfen, Arbeitslosengeld, Ansprüche, Höhe, Dauer und so weiter
www.arbeitsagentur.de

Bundeszentrale für gesundheitliche Aufklärung BZgA
www.longcovid-info.de

Deutsche Gesellschaft für ME/CFS e.V.
Betroffeneninitiative, die für die Rechte und Bedürfnisse von ME/CFS-Erkrankten eintritt und die wichtige Expertise von Erkrankten und Angehörigen mit der Expertise von erfahrenen Medizinern verbindet. Ziel ist es, eine adäquate medizinische und soziale Versorgung der Betroffenen zu erreichen.
www.mecfs.de

DGUV Deutsche Gesetzliche Unfallversicherung
Hier finden Sie die Adressen der Unfallversicherungsträger (Berufsgenossenschaften und Unfallkassen) der öffentlichen Hand; www.dguv.de

EUTB® Ergänzende unabhängige Teilhabeberatung
Die Ergänzende unabhängige Teilhabeberatung EUTB® unterstützt und berät Menschen mit Behinderung, von Behinderung bedrohte Menschen, aber auch deren Angehörige unentgeltlich bundesweit zu Fragen der Rehabilitation und Teilhabe. www.teilhabeberatung.de

Fatigatio e.V.
Patientenorganisation für Menschen, die an ME/CFS erkrankt sind.
www.fatigatio.de

Long COVID Deutschland
Bundesweite Betroffeneninitiative.
Neben der Arbeit als bundesweite gesundheitspolitische Initiative betreibt das Team von Long COVID Deutschland seit Mai 2020 außerdem die digitale »Long COVID Deutschland Selbsthilfegruppe«. In der Online-Selbsthilfegruppe tauschen sich aktuell rund 6000 Betroffene und Angehörige aus.
www.longcoviddeutschland.org

Long-COVID-Ambulanzen
Auf der Website von Long COVID Deutschland werden sämtliche Long-COVID-Ambulanzen aufgeführt, darunter auch Kinder-Ambulanzen.
www.longcoviddeutschlang.org/ambulanzen/

MCAS Hope e.V.
Interessengemeinschaft, die dafür kämpft, dass MCAS als eigenständige Krankheit anerkannt wird. Plattform für Betroffene und ihre Angehörigen, die Informationen und Unterstützung anbietet. www.mcas-hope.de

MCAS-Fragebogen
www.humangenetics.uni-bonn.de/de/forschung/forschungsprojekte/mastzellerkrankungen/checklistepatientenversion

POTS und andere Dysautonomien e.V.
Plattform von Betroffenen mit dem Ziel, Patienten, Mediziner und Forschende zu vernetzen und das Leben der Betroffenen zu verbessern.
www.pots-dysautonomia.net

Psychotherapie (EMDR)
Fachverband EMDRIA Deutschland e.V.; www.emdria.de

Sozialverband VdK Deutschland e.V.
Der größte Sozialverband Deutschlands bietet seinen Mitgliedern sozialrechtliche Beratung in den Bereichen, Behinderung, Corona, Gesundheit, Pflege, Reha, Rente, Sozialrecht und so weiter. Der Mitgliedsbeitrag ist deutschlandweit nicht einheitlich. www.vdk.de

Verein für Reflektorische Atemtherapie e.V.
Stralauer Platz 32, 10243 Berlin
www.reflektorische-atemtherapie.de

LINKS UND BEZUGSQUELLEN

Barthel-Index
www.thieme.de/statics/dokumente/thieme/final/de/dokumente/tw_pflege/297500101_001_Bartel_Index.pdf

Biofeedback-Gerät Qui
Qui – mobiles Herz-Biofeedbackgerät (inklusive Buch); www.shop-biosign.de

COVID-19-Infektion und Long COVID – EU-Leitfaden
www.osha.europa.eu/sites/default/files/COVID_19_long_COVID_RTW_Guide_workers_DE.pdf

www.osha.europa.eu/de/publications/covid-19-infection-and-long-covid-guide-managers

Krankengeld
www.vdek.com/vertragspartner/leistungen/krankengeld.html

www.tk.de/firmenkunden/service/fachthemen/fachthema-beitraege/aussteuerung-krankengeld-was-arbeitgeber-wissen-muessen-2079102?tkcm=aaus

ME/CFS
publikum.net/me-cfs-wenn-menschen-aus-ihren-leben-verschwinden/

www.dsai.de/fileadmin/user_files/fachartikel/cfs_artikel_behrends_nl24.pdf

www.laborjournal.de/rubric/hintergrund/hg/hg_22_05_02.php

www.frontiersin.org/articles/10.3389/fmed.2022.862953/full?s=09

Selbsthilfegruppen
NAKOS Nationale Kontakt- und Informationsstelle zur Anregung und Unterstützung von Selbsthilfegruppen

www.nakos.de/data/Online-Publikationen/2021/NAKOS-Corona-Selbsthilfegruppen.pdf

Selbsthilfegruppen in Österreich
https://www.longcovidaustria.at

Selbsthilfegruppen in der Schweiz
https://www.long-covid-info.ch

APPS UND BÜCHER

Biofeedback per App
HRV4Biofeedback

Gehirnjogging mit NeuroNation
Gehirn und Gedächtnistraining: Mit dem wissenschaftlichen Gedächtnistraining von NeuroNation machen Sie Ihr Gehirn wirksam fitter. Ob schwächeres Gedächtnis, schwindende Konzentration oder zu langsames Denken – nur wenige Minuten Gehirntraining am Tag lassen Probleme schwinden und stärken Ihre Konzentration und Gedächtnis.

NeuroNation MED Gehirntraining
Medizinisches Gehirntraining im Rahmen einer Studie: Diese App war bei Drucklegung ausschließlich für Studienteilnehmer der Charité zugänglich. Infos und Teilnahmemöglichkeiten:
https://tinyurl.com/charite-nn-med

Beigel, D., Silberzahn, J.: Entdecken Sie Ihr Gleichgewicht. Ü30-Wellness- und Trainingsprogramm. Verlag modernes lernen, Dortmund 2022

Beigel, D.: Entdecken Sie Ihr Gleichgewicht – Bildkarten zur Gesundheitsförderung: Gleichgewichtstraining im Sitzen und Stehen. Verlag modernes lernen, Dortmund 2018

Kabat-Zinn, J.: Achtsamkeit für Anfänger, mit Übungs-CD. Arbor Verlag, 2013

Kabat-Zinn, J.: Gesund durch Meditation. Das große Buch der Selbstheilung mit MBSR. Knaur.Leben, 2019

Kabat-Zinn, J.: Im Alltag Ruhe finden: Meditationen für ein gelassenes Leben. Knaur.Leben, 2019

Kabat-Zinn, J.: Jeder Augenblick kann dein Lehrer sein: Achtsamkeit für den Alltag. Knaur.Leben, 2020

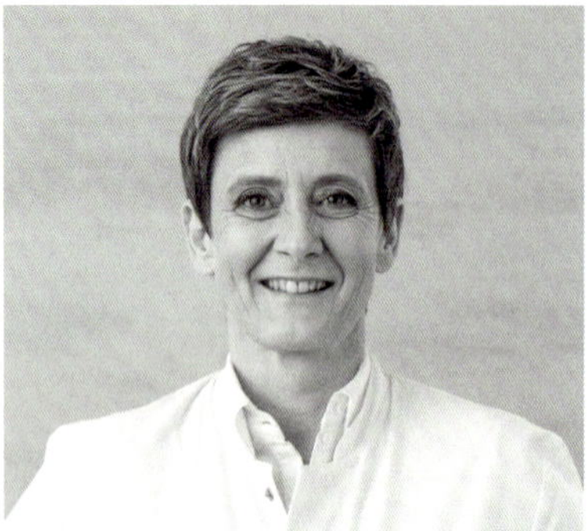

ZUR AUTORIN

Dr. Claudia Ellert ist Fachärztin für Chirurgie und Gefäßchirurgie. 2020 erkrankt sie an Covid-19 und erlebt nach ihrer »Genesung«, dass sie ihren bisherigen beruflichen Anforderungen nicht mehr gewachsen ist. Seither setzt sie sich mit ihrer eigenen Long-Covid-Symptomatik auseinander, entwickelt Reha-Programme und klärt in einem professionellen Netzwerk von Fach- und Hausärzten über Long Covid auf. Außerdem ist sie maßgeblich in der Betroffenenvereinigung »Long COVID Deutschland« aktiv, auf deren Expertise und Erfahrungspool regelmäßig Expertengruppen aus Politik und Gesundheitswesen zurückgreifen.

IMPRESSUM

Hinter jedem tollen Buch steckt ein starkes Team

Projektleitung: *Kathrin Ullerich*
Texte und Redaktion: *Janette Schroeder*
Redaktionelle Mitarbeit: *Susanne Wirtz*
Covergestaltung: *31Media GmbH, Bianca Domula, Katharina Fesl*
Grafische Gestaltung: *31Media GmbH, Stephanie Willing, Katharina Fesl*
Satz: *Anja Dengler, Werkstatt München*
Fotografie: *31Media GmbH, Elias Maria*
Illustrationen: *Pauline Karlson*
Herstellung: *Frank Jansen*
Producing: *Jan Russok*
Druck & Bindung: *optimal media GmbH, Röbel*

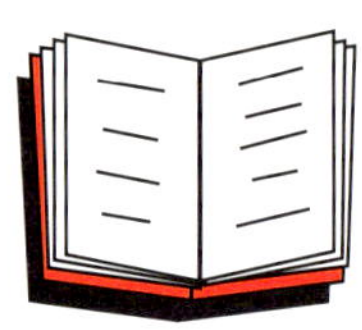

1. Auflage 2022
© 2022 Edel Verlagsgruppe GmbH
Kaiserstraße 14 b
D-80801 München
ISBN: 978-3-96584-261-8

HINWEIS

Die Ratschläge in diesem Buch wurden mit größter Sorgfalt von Autorin und Verlag erarbeitet und geprüft. Eine Garantie kann jedoch nicht übernommen werden. Ebenso ist eine Haftung der Autorin bzw. des Verlags und seiner Beauftragten für Personen-, Sach- oder Vermögensschäden ausgeschlossen. Erkrankungen mit ernstem Hintergrund gehören in ärztliche Behandlung! Bei bereits bestehenden Beschwerden kann das Buch daher keinen fachärztlichen Rat ersetzen.

BILDNACHWEIS

Shutterstock: 136, 137, 145, 146, 147

LIEBE LESER*INNEN

wie schön, dass Sie ein Buch von ZS in den Händen halten. „jetzt leben!“ ist das Motto unseres Verlages. Es steht für Genuss und Inspiration, Unterstützung und Motivation. Ob Kulinarik oder Fitness, Gesundheit oder Lebenshilfe – seit über 30 Jahren bieten wir kompetente Ratgeber für (fast) alle Lebenslagen. Wir lieben Tradition genauso wie Innovation – sie treiben uns an. Unsere Autor*innen sind Menschen, die zu ihrem Thema wirklich etwas zu sagen und zu schreiben haben. Unsere Produkte sind erzählerisch, appetitmachend und als gedruckte Bücher haptisch echte Erlebnisse. Für Sie mit ganz viel Liebe gemacht! Entdecken Sie mehr aus unserer wunderbaren Welt!

UNSER VERLAGSHAUS

Mit Standorten in München, Hamburg und Berlin zählt die Edel Verlagsgruppe zu den größten unabhängigen Buchanbietern Deutschlands. Zur Edel Verlagsgruppe gehört unter anderem ZS mit seinen Lizenzmarken Dr. Oetker Verlag, Kochen & Genießen und Phaidon by ZS.

ZS – Ein Verlag der Edel Verlagsgruppe
www.zsverlag.de
www.facebook.com/zsverlag
www.instagram.com/zsverlag

FÜR DIE UMWELT

ZS unterstützt bei der Produktion dieses Buches das Projekt „Junge Riesen für die nächsten 100 Jahre“ im Naturpark Nossentiner/Schwinzer Heide. Damit wird ein Anteil der unvermeidbaren CO_2-Emissionen im direkten Umfeld des Produktionsstandortes kompensiert.

PARTNER
Naturpark Nossentiner / Schwinzer Heide
www.optimal-media.com/naturschutzprojekt-001

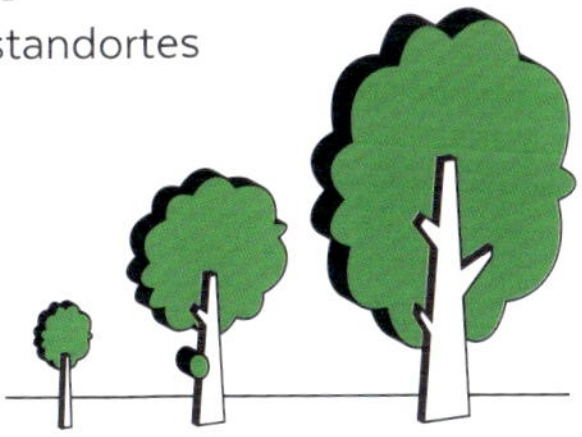

NEWSLETTER

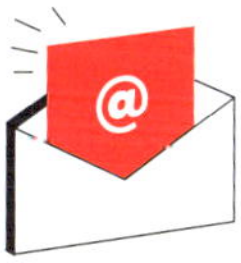

Was koche ich heute Feines? Und wie geht das – schmackhaft und gesund?

Melden Sie sich jetzt zum ZS-Genuss-Service an und verpassen Sie keine kulinarischen und gesundheitlichen Trends mehr.
Wir informieren Sie regelmäßig über unsere Neuerscheinungen, Aktionen oder Gewinnspiele und verraten Ihnen unsere Lieblingsrezepte!

GEWINNEN

Unter allen Neuabonnierenden verlosen wir jeden Monat eine *ZS-Genuss-Box* im Wert von 75,00 €.

Jetzt anmelden unter:
www.zsverlag.de/newsletter

oder den QR Code scannen:

ANMELDEN!